鼻科学与前颅底手术

Rhinology and Anterior Skull Base Surgery

基于案例分析

A Case-based Approach

主编

（英）马里奥斯·斯塔夫拉卡斯
（Marios Stavrakas）

University of Plymouth

University Hospitals Plymouth NHS Trust

Plymouth

UK

（英）希沙姆·S. 哈利勒
（Hisham S. Khalil）

University of Plymouth

University Hospitals Plymouth NHS

Trust - Peninsula Medical School

Plymouth

UK

主译

瞿申红

副主译

张少杰　翁敬锦　韦嘉章

北方联合出版传媒（集团）股份有限公司

辽宁科学技术出版社

·沈　阳·

First published in English under the title
Rhinology and Anterior Skull Base Surgery: A Case-based Approach
edited by Marios Stavrakas and Hisham S. Khalil
Copyright © SPRINGER Nature Switzerland AG, 2021
This edition has been translated and published under licence from
Springer Nature Switzerland AG.

© 2024 辽宁科学技术出版社
著作权合同登记号：第06-2023-149号。

图书在版编目（CIP）数据

鼻科学与前颅底手术：基于案例分析 /（英）马里奥斯·斯塔夫拉卡斯（Marios Stavrakas），（英）希沙姆·S.哈利勒（Hisham S. Khalil）主编；瞿申红主译 . —沈阳：辽宁科学技术出版社，2024.3
ISBN 978-7-5591-3313-7

Ⅰ . ①鼻… Ⅱ . ①马… ②希… ③瞿… Ⅲ . ①鼻科学 ②颅底—内窥镜检—外科手术 Ⅳ . ①R765 ②R651.1

中国国家版本馆CIP数据核字（2023）第217024号

出版发行：辽宁科学技术出版社
　　　　　（地址：沈阳市和平区十一纬路25号　邮编：110003）
印 刷 者：辽宁新华印务有限公司
经 销 者：各地新华书店
幅面尺寸：210 mm × 285 mm
印　　张：23.5
插　　页：4
字　　数：500千字
出版时间：2024年3月第1版
印刷时间：2024年3月第1次印刷
责任编辑：凌　敏
封面设计：刘　彬
版式设计：袁　舒
责任校对：黄跃成

书　　号：ISBN 978-7-5591-3313-7
定　　价：298.00元

投稿热线：024-23284363
邮购热线：024-23284502
邮　　箱：lingmin19@163.com
http://www.lnkj.com.cn

译校者名单

王天生　中南大学湘雅三医院

宋业勋　中南大学湘雅三医院

郜　儒　中南大学湘雅三医院

刘鸿慧　中南大学湘雅三医院

陈　玉　中南大学湘雅三医院

王纤瑶　中南大学湘雅三医院

陈潇雅　中南大学湘雅三医院

余咏梅　昆明医科大学附属第一医院

古庆家　四川省人民医院

叶惠平　贵州省人民医院

陈　怡　贵州省人民医院

易烛光　贵州省人民医院

王　敏　贵州省人民医院

赵　睿　贵州省人民医院

魏　欣　海南省人民医院

覃泰杰　广西贺州市人民医院

瞿申红　广西壮族自治区人民医院

张少杰　广西壮族自治区人民医院

翁敬锦　广西壮族自治区人民医院

李　敏　广西壮族自治区人民医院

韦嘉章　广西壮族自治区人民医院

兰桂萍　广西壮族自治区人民医院

熊伟明　广西壮族自治区人民医院

江　河　广西壮族自治区人民医院

史　敏　广西壮族自治区人民医院

叶林松　广西壮族自治区人民医院

莫锦萱　广西壮族自治区人民医院

唐　杰　广西壮族自治区人民医院

班莫璐　广西壮族自治区人民医院

欧华霜　广西壮族自治区人民医院

王汉伟　广西壮族自治区人民医院

韦云钟　广西壮族自治区人民医院

桂　志　广西壮族自治区人民医院

李春玲　广西壮族自治区人民医院

舒竞铖　广西壮族自治区人民医院

覃　颖　广西壮族自治区人民医院

韩　星　广西壮族自治区人民医院

黄雪颖　广西壮族自治区人民医院

邓伟明　广西壮族自治区人民医院

李圣彬　广西壮族自治区人民医院

王奕峥　广西壮族自治区人民医院

吴　迪　广西壮族自治区人民医院

谢思芳　广西壮族自治区人民医院

郑少川　广西壮族自治区人民医院

董国虎　广西壮族自治区人民医院

陆俏岑　广西壮族自治区人民医院

林钻平　广西壮族自治区人民医院

张　恒　广西壮族自治区人民医院

黄文林　广西壮族自治区人民医院

莫丽萍　广西壮族自治区人民医院

廖培翔　广西壮族自治区人民医院

钟自玲　广西壮族自治区人民医院

程熹乔　广西壮族自治区人民医院

曹子源　广西壮族自治区人民医院

负　露　广西壮族自治区人民医院

译者前言

  我们非常有幸参与了《鼻科学与前颅底手术：基于案例分析》这部著作的翻译工作。

  本书汇聚了 13 家医院 37 位教授临床实践的结晶，每位作者都根据他们的临床和学术经验，为所选病例提供最好的治疗。全书共分为 12 个部分，内容全面且丰富，并配备了大量精美的插图、影像和术中照片，简明深入地展示了鼻科及颅底外科领域大量的临床实践。本书中以案例分析的形式，从鼻科、前颅底和面部整形领域介绍了近 100 个案例。每一个案例章节基本都遵循一个标准格式，包括一个简短的"病例展示"、一个"背景知识"和一个"临床实践"，在"临床实践"中介绍了大量新的技术和术式，最后是一个"总结及作者观点"，可为从事鼻科相关的医师提供有用的参考。

  该著作适合对前颅底、面部整形和鼻科感兴趣的住院规范化培训医师、全科医师、鼻科医师等相关医师阅读，可作为颅底外科和耳鼻喉科医师的参考教科书使用。

  由于译者的水平有限，译著中难免会有不当之处，而未能达到与原著完美契合，敬请广大同仁批评指正。由于中英文词汇表达的差异，直译部分英文单词与中文传统表达习惯不完全符合，故为便于理解而进行了意译，例如：Cacosmia 译为臭味症，在词汇原意的基础上，根据其作为负面的嗅觉倒错特殊类型，我们做了更形象的描述。

  最后要感谢参与本书翻译工作的每一位医师，他们分别来自广西壮族自治区人民医院、中南大学湘雅三医院、昆明医科大学附属第一医院、四川省人民医院、贵州省人民医院、海南省人民医院、广西贺州市人民医院。

原版前言

"生命短暂，医术长久，危象稍纵即逝；经验危险，决策不易。"

——希波克拉底（c. 460 BC—377 BC）

"生命短暂，医术长久，危象稍纵即逝；经验危险，决策不易"出自著名的《希波克拉底誓言》，在几千年后的今天仍具有重要意义。它总结了临床医师在不断更新知识、创新技术、亚专业化和推陈出新外科技术方面所面临的挑战。尽管所有这些进步都令人兴奋，但几个世纪以来，医师们为了给患者提供最好的治疗，在制订医疗决策时仍然利用经验及面对着类似的困境。

鼻科学是耳鼻喉科的一个快速发展的亚专业。鼻科学的发展得益于科技的进步，得益于国际上对各种疾病的病理生理学和遗传学方面的努力，以及与之关系密切的眼科学、神经外科及整形外科等专业的发展。尽管越来越多的高精尖的专业知识已被高等学术中心研究和证实，但其在临床诊治中的应用原则仍需要在各个级别的医疗机构中普及。

《鼻科学与前颅底手术：基于案例分析》这本书是经过编者们的巨大努力和共同协作后"呈现"出来的，旨在以简洁明了的描述方式展示鼻科、前颅底和面部整形等领域的经验。所有作者都试图根据他们的临床和学术经验，为所选病例提供最好的治疗。每一个案例章节都遵循一个标准格式，包括一个简短的"病例展示"、一个"背景知识"和一个"临床实践"，最后是一个"总结及作者观点"。我们希望，所做的这项工作能为所有从事鼻科和耳鼻喉科工作的医师提供有用的参考。

感谢所有为这本书的出版做出贡献、分享经验并提供反馈的医师。另外，要特别感谢 Elaine Leggett 为本书提供精美插图。我们还要感谢 Springer 出色的编辑人员，感谢他们对本项目的持续支持。最后，我们要感谢我们的患者，他们赋予了这本书独特的意义。

Marios Stavrakas

Hisham S. Khalil

致谢

首先我要感谢我的父母 *Dimitrios* 和 *Amalia*，我生命中永远的支持者。没有你们的支持、奉献和无条件的爱，就不会有今天的我。感谢我在英国、希腊和荷兰的老师、学生和患者，是他们让我成为一个更好的医师和自己。我还要特别感谢 *Hisham S. Khalil* 对我的信任，他引领我走进迷人的鼻科学世界。

—*Marios Stavrakas*

我要感谢我的父母 *Sawsan* 和 *Saleh*，我的妻子 *Nehal*，女儿 *Sarah* 和 *Nada*，以及女婿 *Nader Sawsan*，感谢你们在我完成此书期间和其他许多项目过程中对我坚定不移的爱和支持。我要把这本书献给我的患者，是他们给了我为他们服务的特权。最后，还要感谢这次与 *Marios* 的合作。

—*Hisham S. Khalil*

参编者

Bilal Anwar Department of Rhinology/Otolarynogology, Lancashire Teaching Hospitals NHS Foundation Trust, Preston, UK

Mihiar Atfeh ENT Department, University Hospitals Plymouth NHS Trust, Plymouth, UK
Honorary University Fellow, Peninsula Medical School, University of Plymouth, Plymouth, UK

Sarantis Blioskas Otorhinolaryngology, Head & Neck Surgery Department, 424 General Military Hospital, Thessaloniki, Greece

Manuela Cresswell University Hospitals Plymouth NHS Trust, Plymouth, UK

John De Carpentier Department of Rhinology/Otolarynogology, Lancashire Teaching Hospitals NHS Foundation Trust, Preston, UK

Ellie Edlmann University of Plymouth, Plymouth, UK

Ahmed Eweiss Queen's Hospital, Romford, UK

Daniel M. Fountain Department of Neurosurgery, Lancashire Teaching Hospitals NHS Foundation Trust, Preston, UK

Georgios Fyrmpas Department of Otolaryngology Head and Neck Surgery, Papanikolaou Teaching Hospital, Thessaloniki, Greece

Konstantinos Geronatsios ENT–Head and Neck Surgery Consultant, 424 General Military Hospital, Thessaloniki, Greece

Aprajay Golash Department of Neurosurgery, Lancashire Teaching Hospitals NHS Foundation Trust, Preston, UK

Peter Gooderham Endoscopic Skull Base Surgical Unit, Vancouver General Hospital, University of British Columbia, Vancouver, Canada

Samuel Gregson Department of Neuroradiology, Lancashire Teaching Hospitals NHS Foundation Trust, Preston, UK

Manraj K. S. Heran Division of Neuroradiology, Vancouver General Hospital, University of British Columbia, Vancouver, BC, Canada

Arif Janjua Endoscopic Skull Base Surgical Unit, Vancouver General Hospital, University of British Columbia, Vancouver, Canada

Heidi Jones Mid Yorkshire Hospitals NHS Trust, Wakefield, UK

Petros D. Karkos AHEPA University Hospital, Thessaloniki, Greece

Elizabeth Kershaw Mid Yorkshire Hospitals NHS Trust, Wakefield, UK

Hisham S. Khalil ENT Department, University Hospitals Plymouth NHS Trust, Plymouth, UK
Peninsula Medical School, University of Plymouth, Plymouth, UK

Simon Mackie Specialist Registrar in Anaesthesia, Blackburn, UK

Marco Malahias Department of Plastic Surgery, Queen Elizabeth Hospital, University Hospitals Birmingham, Birmingham, UK

Tass Malik Consultant ENT Surgeon, University Hospitals Plymouth NHS Trust, Plymouth, UK

Sachin Mathur Department of Neuroradiology, Lancashire Teaching Hospitals NHS Foundation Trust, Preston, UK

Mohamed Morsy Sheffield Teaching Hospitals NHS Foundation Trust, Sheffield, UK

William Mukonoweshuro University Hospitals Plymouth NHS trust, Plymouth, UK

Samiul Muquit South West Neurosurgery Centre, Derriford Hospital, Blackburn, UK

Yasmine Nunwa GP Trainee, London, UK

Aristotelis Poulios Mid Yorkshire Hospitals NHS Trust, Wakefield, UK

Gareth Roberts Department of Neurosurgery, Lancashire Teaching Hospitals NHS Foundation Trust, Preston, UK

Mohammed Salem University Hospitals Plymouth NHS Trust, Plymouth, UK

Abdulaziz Abushaala Forth Valley Hospital, Larbert, Scotland

Marios Stavrakas University Hospitals Plymouth NHS Trust, Plymouth, UK

Platon Trigkatzis Department of Plastic Surgery, Queen Elizabeth Hospital, University Hospitals Birmingham, Birmingham, UK
Plastic and Reconstructive Surgery, University Hospitals Birmingham, Birmingham, UK
University Hospitals Birmingham, Birmingham, UK

Nikolaos Tsetsos ENT–Head and Neck Surgery Trainee, 424 General Military Hospital, Thessaloniki, Greece

Georgios Vakros Moorfields Eye Hospital, London, UK

Vinay Varadarajan Rhinology & Endoscopic Skull Base Surgery, Vancouver General Hospital/University of British Columbia, Vancouver, BC, Canada
Consultant Otolaryngologist Lancashire Teaching Hospitals/Preston Skull Base Group, Preston, UK
Department of Rhinology/Otolarynogology, Lancashire Teaching Hospitals NHS Foundation Trust, Preston, UK
Rhinology and Endoscopic Skull Base Surgical Unit, Lancashire Teaching Hospitals/Preston Skull Base Group, Preston, UK

Jason Yuen South West Neurosurgery Unit, Derriford Hospital, Plymouth, UK

目录

第一部分：鼻科急症

1 鼻出血的保守治疗

Konstantinos Geronatsios

1.1 病例展示

患者男性，65 岁，因严重鼻出血而于急诊科就诊。该患者一般状况良好，但一看到血就感到焦虑。入院时血压 155/93 mmHg（1 mmHg=133.322 Pa），心率 65 次 /min。实施急救措施的同时，我们通过初步询问了解到他有阵发性心房颤动的病史，长期服用利伐沙班治疗。我们予患者抽静脉血进行化验检查（FBC、凝血功能、G&S 等），并在头灯下用窥鼻器对鼻腔进行检查及鼻腔负压吸引清理（图 1.1）。将鼻腔的血液和陈旧血凝块清理干净。发现原发出血位置是右侧鼻腔 Little 区的一条小动脉。然后我们准备了一块蘸有 1‰肾上腺素和 10% 利多卡因的棉片，并将它置于出血血管的位置上，停滞几分钟，使得出血停止或减弱。同时用 75% 硝酸银棒烧灼出血血管。实验室化验结果回报，结果均在正常范围内。30 min 后，我们再次检查鼻腔，鼻腔中没有血液和凝块。再用直径 4 mm 的 0° 鼻内镜检查了两侧鼻腔，均未发现任何异常。该患者于当天出院。

1.2 背景知识

1.2.1 解剖：病理生理学

鼻腔血管供应丰富，有多条动脉及其分支分布，分支之间有些又互相吻合。主要血管如下：
（1）颈内动脉及其分支（颈内动脉系统）：
  1）筛前动脉。
  2）筛后动脉。
（2）颈外动脉及其分支（颈外动脉系统）：
  1）蝶腭动脉及其分支（主要有两个分支——鼻后中隔动脉和鼻后外侧动脉，也可能存在很多其他分支）。

K. Geronatsios (✉)

ENT–Head and Neck Surgery Consultant, 424

General Military Hospital, Thessaloniki, Greece

© Springer Nature Switzerland AG 2021

M. Stavrakas, H. S Khalil (eds.), *Rhinology and Anterior Skull Base Surgery*,

https://doi.org/10.1007/978–3–030–66865–5_1

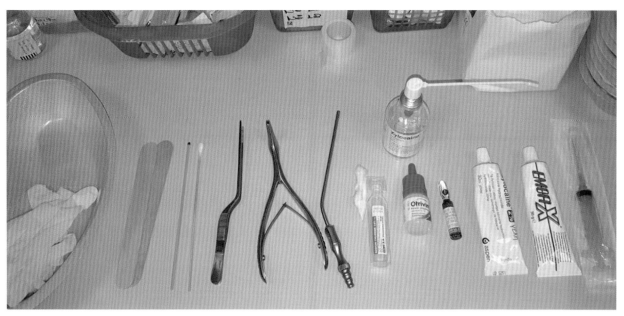

图 1.1 治疗鼻出血的基本设备

2）腭大动脉。

3）面动脉上唇支。

4）上颌动脉眶下支。

5）鼻外侧动脉。

前部鼻出血最常见的部位是 Kiesselbach 丛（或 Little 区），其位于鼻中隔软骨区前部。它由血管吻合成网状，既接收颈内动脉系统供血，也接收颈外动脉系统供血。而后部鼻出血一般较为严重，更难以处理，且出血更多为动脉来源（大多数来源于蝶腭动脉分支）。

1.2.2 病因学

鼻出血的原因多种多样，分为特发性原因、局部性原因和全身性原因。局部创伤、有抠鼻的坏习惯、鼻腔感染、鼻炎、干燥气候和鼻腔异物是最常见的原因。其他可能的原因如下：

- 局部性原因：鼻中隔偏曲、局部炎症、肉毒肿性多血管炎（GPA）、鼻中隔穿孔、化学刺激物、鼻喷雾剂使用不当、鼻窦肿瘤。

- 全身性原因：使用药物（如阿司匹林、氯吡格雷、肝素、香豆素或其他抗凝剂、可卡因、非甾体抗炎药），血质不调，凝血障碍，遗传性出血性毛细血管扩张症（HHT），白血病，动脉硬化，高血压，肝衰竭，血友病，血管性血友病。

1.3 临床实践

1.3.1 诊断

鼻出血的初步诊断很简单，可以见到血液自鼻腔或口内流出，或者两者都有。最重要的是识别明确的出血位置及控制出血。

详细的病史询问非常重要，但有时最好首先考虑可能的血流动力学不稳定和控制显著的出血。我们应该询问患者鼻出血是在什么的条件下开始的、发作的频率，最近有无鼻和鼻窦创伤、鼻内异物史，有无高血压、凝血病和其他出血疾病、肝胆疾病、系统性疾病，当然还有药物的使用情况。

为完成鼻出血的详细诊断，我们必须有合适的耳鼻喉科头灯、吸引器、鼻镜、鼻内镜和合适的镊子等。在清除双侧鼻腔的血块和血液后，我们试图确定出血的来源，但如果同时存在鼻腔后段出血或解剖障碍（如鼻中隔偏曲），定位可能变得困难。蘸有 10% 利多卡因和血管收缩剂（如 1‰肾上腺素、羟甲唑啉滴鼻液、可卡因）棉片的使用有助于我们的诊断，因其可临时控制出血。0° 硬性鼻内镜的使用也会对检查有帮助。

对于严重鼻出血、年龄大、疑似凝血障碍、频繁发作以及服用抗凝剂（尤其是香豆素类药物）的患者，有必要进行实验室化验。化验项目包括全血计数（FBC）、凝血相关检验（通常检查 PT、APTT、INR）、尿素、肌酐、电解质、肝功能、交叉配血，并对特定的适应证进行专项检查。

影像学检查，如鼻窦 CT 扫描，大多适用于外伤、鼻窦炎或可能存在异物的情况。MRI 检查是诊断疑似鼻窦恶性肿瘤或疑似鼻窦炎并发症的"金标准"。除有计划性栓塞外，通常不使用血管造影。

1.3.2 治疗

如上所述，在确定出血区域后，我们的目标是治疗鼻出血，而不仅仅是控制出血。此外，我们应该应用所有 ATLS 原则（ABCDE 方法），稳定患者状态，静脉输液，并在出现大量、严重鼻出血的情况下进行输血。

对于鼻腔前部出血的患者，初步可以直接捏住两侧鼻腔的软骨部分，连续加压 5 ~ 10min 或更长时间。头部应保持抬高，并稍微前倾。避免头部位置过度伸展。

如果直接加压还无法止血，我们可以用蘸有 1‰肾上腺素和 10% 利多卡因的棉片或纱布填塞在出血侧的鼻腔，这样可以控制出血或止血。我们也可以选用羟甲基唑啉、4% 可卡因溶液或氨甲环酸替代肾上腺素。在这些简单的操作后，我们可以制订治疗方案，可以是烧灼或鼻腔填塞。

烧灼是鼻出血的一线治疗方式。硝酸银棒可以用于大多数前鼻腔出血。而电灼术（图 1.2）则可用于前、

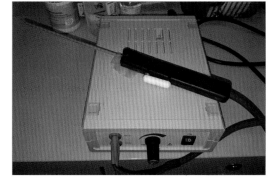

图 1.2 一种用于治疗鼻出血的双极电灼装置

后鼻腔出血。在电灼之前，我们应该用浸有局部麻醉剂的棉片行鼻腔局部麻醉。电灼时应小心操作，尤其是在双侧鼻出血的情况下，以免导致鼻中隔穿孔。

鼻腔填塞可以使用各种各样的材料和纱布。它分为前鼻腔填塞和后鼻腔填塞，后者用于严重的后鼻腔出血或控制不了的前鼻腔出血。对于难以找到鼻出血来源或鼻黏膜弥漫性出血的病例，建议采用鼻腔填塞治疗。填塞材料应在 1~4 天内去除，具体取决于严重程度、基础性疾病和当地医院医师的临床决策。我们还建议，如果填塞物计划放置超过 48 h，应全身使用抗生素，以预防感染并发症，如葡萄球菌中毒性休克综合征（STSS）。

- 前鼻腔填塞：凡士林纱布、BIPP 包、止血敷料、不同尺寸和材料的鼻棉条（含或不含止血剂）、可吸收材料（含或不含止血剂）、可膨胀气囊装置（图 1.3、图 1.4）。为了避免纱布向后脱落，我们应当小心操作，并充分填塞前鼻腔，并对填塞入鼻腔的棉条进行计数。

- 后鼻腔填塞：卷纱布（含或不含止血剂），带前、后球囊和两个袖口的可膨胀装置（图 1.4），Foley 球囊导管（Nr 12 或 Nr 14）。后鼻腔填塞通常与前鼻腔填塞相结合。

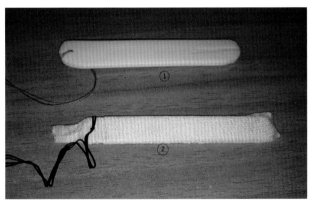
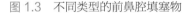
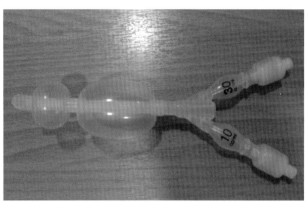

图 1.3 不同类型的前鼻腔填塞物　　　　　图 1.4 带前、后气囊的可膨胀装置，用于前、后鼻腔填塞

对于进行后鼻腔填塞的患者，我们应该谨慎选择，因为它会带来严重不适感，而且可能引起其他严重的并发症，如填塞物的向后脱落（吞咽、吸入）和填塞引起的阻塞性睡眠呼吸暂停。

其他保守性治疗还包括静脉注射或局部使用氨甲环酸、在出血点应用止血药物、鼻中隔缝合和使用各种鼻用软膏。

如果鼻出血难以控制，可以考虑手术干预或介入治疗。

我们概括了我们的治疗策略（图 1.5）。

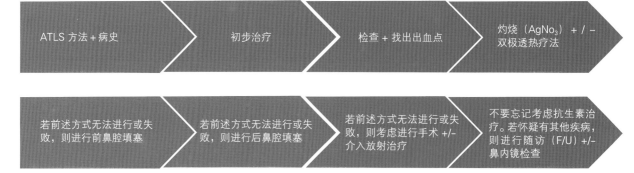

图 1.5　鼻出血的治疗策略

1.3.3　随访

在严重鼻出血发作后的短期（2 周）内，应避免剧烈运动等活动。患者还应避免过度日晒、洗热水澡和面部创伤。不建议患者处于温暖干燥的环境，因其可能会导致鼻出血复发。建议定期用生理盐水冲洗鼻腔，并可结合局部应用抗生素（如杆菌肽）或凡士林软膏进行保湿。

如果怀疑鼻出血可能是因系统性疾病所导致的，应转诊到相应专科进行特定专科实验室检查。

如果我们担心患者可能会鼻出血复发，那应强烈建议患者 2 周后返回诊所进行复查。此时，应进行鼻内镜检查以排除恶性肿瘤或其他疾病。

总结及作者观点：
（1）鼻出血是耳鼻喉科可能会威胁生命的急症。
（2）应该尝试去寻找出血的位置，这样才能进行有效的治疗。
（3）不要忘记在每例鼻出血患者中采用 ATLS 原则（ABCDE 方法），并设法随时提供帮助（如配有训练有素的护士）。
（4）详尽的病史询问（包括药物的使用情况等）至关重要。
（5）治疗目标不只是止血，更应该治疗鼻出血及其病因，这也是为了避免出血再次发生。
（6）应随时准备好可用的设备。
（7）严重鼻出血或双侧鼻出血的烧灼可能会导致鼻中隔穿孔。
（8）前、后鼻腔填塞应小心操作，这样才能既起到止血的作用，又能避免发生严重的并发症。
（9）鼻出血可能是鼻窦恶性肿瘤或系统性疾病的首发症状。

参考文献

[1] Cummings CW. Epistaxis. Otolaryngol Head Neck Surg. 2005;4.

[2] Leader P, Geiger Z. Anatomy, head and neck, sphenopalatine artery. In: StatPearls [Internet]. StatPearls Publishing; 2019.

[3] Fatakia A, Winters R, Amedee RG. Epistaxis: a common problem. Ochsner J. 2010;10(3):176‒178.

[4] Pope LER, Hobbs CGL. Epistaxis: an update on current management. Postgrad Med J. 2005;81(955):309‒314.

[5] Chiu TW, McGarry GW. Prospective clinical study of bleeding sites in idiopathic adult posterior epistaxis. Otolaryngol Neck Surg. 2007;137(3):390‒393.

[6] Newton E, Lasso A, Petrcich W, Kilty SJ. An outcomes analysis of anterior epistaxis management in the emergency department. J Otolaryngol Neck Surg. 2016;45(1):24.

[7] Frazee TA, Hauser MS. Nonsurgical management of epistaxis. J Oral Maxillofac Surg. 2000;58(4):419‒424.

[8] Krempl GA, Noorily AD. Use of oxymetazoline in the management of epistaxis. Ann Otol Rhinol Laryngol. 1995;104(9):704‒706.

[9] Tunkel DE, Anne S, Payne SC, Ishman SL, Rosenfeld RM, Abramson PJ, et al. Clinical practice guideline: nosebleed (epistaxis) executive summary. Otolaryngol Neck Surg. 2020;162(1):8‒25.

[10] Thaha MA, Nilssen ELK, Holland S, Love G, White PS. Routine coagulation screening in the management of emergency admission for epistaxis—is it necessary? J Laryngol Otol. 2000;114(1):38‒40.

[11] Traboulsi H, Alam E, Hadi U. Changing trends in the management of epistaxis. Int J Otolaryngol. 2015;2015:1‒7.

[12] Hilton L, Reuben A. Best evidence topic reports. BET 3: topical intranasal tranexamic acid for spontaneous epistaxis. Emerg Med J. 2014;31(5):436‒437.

[13] Qureishi A, Burton MJ. Interventions for recurrent idiopathic epistaxis (nosebleeds) in children. Cochrane Database Syst Rev. 2012;9.

[14] Viehweg TL, Roberson JB, Hudson JW. Epistaxis: diagnosis and treatment. J Oral Maxillofac Surg. 2006;64:511‒518.

[15] Douglas R, Wormald P-J. Update on epistaxis. Curr Opin Otolaryngol Head Neck Surg. 2007;15(3):180‒183.

[16] Toner JG, Walby AP. Comparison of electro and chemical cautery in the treatment of anterior epistaxis. J Laryngol Otol. 1990;104(8):617‒618.

[17] Mudunuri RKR, Murthy MAN. The treatment of spontaneous epistaxis: conservative vs cautery. J Clin Diagnostic Res. 2012;6(9):1523.

[18] Viducich RA, Blanda MP, Gerson LW. Posterior epistaxis: clinical features and acute complications. Ann Emerg Med. 1995;25(5):592‒596.

[19] Gupta A, Agrawal SR, Sivarajan K, Gupta V. A microbiological study of anterior nasal packs in epistaxis. Indian J Otolaryngol Head Neck Surg. 1999;51(1):42‒46.

[20] Biswas D, Wilson H, Mal R. Use of systemic prophylactic antibiotics with anterior nasal packing in England, UK. Clin Otolaryngol. 2006;31(6):566‒567.

[21] Hull HF, Mann JM, Sands CJ, Gregg SH, Kaufman PW. Toxic shock syndrome related to nasal packing. Arch Otolaryngol. 1983;109(9):624‒626.

[22] Côté D, Barber B, Diamond C, Wright E. FloSeal hemostatic matrix in persistent epistaxis: prospective clinical trial. J Otolaryngol Neck Surg. 2010;39(3).

[23] Cohen JE, Moscovici S, Gomori JM, Eliashar R, Weinberger J, Itshayek E. Selective endovascular embolization for refractory idiopathic epistaxis is a safe and effective therapeutic option: technique, complications, and outcomes. J Clin Neurosci. 2012;19(5):687‒690.

[24] Sylvester MJ, Chung SY, Guinand LA, Govindan A, Baredes S, Eloy JA. Arterial ligation versus embolization in epistaxis management: counterintuitive national trends. Laryngoscope. 2017;127(5):1017‒1020.

（史敏）译

2 鼻出血：手术治疗

Marios Stavrakas

2.1 病例展示

一名 26 岁男性，在练习跑酷运动中因鼻部受伤导致右侧鼻腔严重出血，在医院经急诊科医师进行前鼻腔填塞后仍有活动性出血，后经耳鼻喉医师进行后鼻腔填塞后也依然有活动性出血。患者血红蛋白为 12 g/dL，保持稳定，随后患者接受全麻下鼻部烧灼以及右侧蝶腭动脉和筛前动脉结扎术。在手术处理后，患者经过整夜留观，恢复良好，第 2 天即予以出院，并不再需要随访。

2.2 背景知识

大多数医疗中心对于鼻出血的处理会建议采取循序渐进的方法，难治性病例需要外科方式进行干预，干预的时机和手段是非常重要的。

2.3 临床实践

2.3.1 治疗

遵循循序渐进的原则，手术干预可以是以下其中之一：

（1）全麻下鼻部烧灼术→依据严重程度、患者期望以及器械情况，可在局麻或全麻下进行，使用双极电凝进行止血，但要注意避免过度烧灼，尤其是要避免导致鼻中隔穿孔的情况。

（2）蝶腭动脉结扎术→常用于难治性鼻出血。务必要明确鼻出血侧别，有时需要进行双侧手术，结扎方式可根据操作的便利以及医师习惯，选择使用双极电凝、夹钳、可弯曲激光等。

M. Stavrakas (✉)
University Hospitals Plymouth NHS Trust, Plymouth, UK
e-mail: mstavrakas@doctors.org.uk

© Springer Nature Switzerland AG 2021
M. Stavrakas, H. S Khalil (eds.), *Rhinology and Anterior Skull Base Surgery*,
https://doi.org/10.1007/978-3-030-66865-5_2

在作者所在单位，手术中取出鼻腔填塞材料后，我们用浸有 1∶10 000 肾上腺素的纱布条或棉片预处理鼻腔，在中鼻甲尾端前方约 1cm 的鼻侧壁上掀起黏膜后，我们确认出筛骨嵴的位置，这是它的固定标志。在它后方，我们可以找到蝶腭动脉的多个分支（图 2.1、图 2.2）。我们在低功率下用双极电凝进行凝血，同时烧灼鼻后中隔分支分布区域，即后鼻腔与蝶窦口之间。我们倾向使用可溶解的填塞材料来进行少许填塞。有时需要联合进行鼻中隔成形术或筛前动脉结扎术。

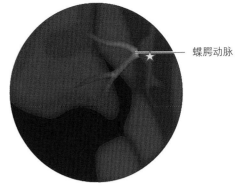

蝶腭动脉

图 2.1　蝶腭动脉及其分支与筛骨嵴（标黄星处）的解剖关系

根据 Swords 等（2017）的研究，文献报道蝶腭动脉结扎术的平均成功率为 88%，颌内动脉结扎的平均成功率为 89%。需要指出的是，所有研究报告均显示手术结扎的成功率要高于鼻腔填塞（87% ~ 90%vs 48% ~ 62%）。

（3）筛前动脉结扎术→外伤性鼻出血常用，它可通过鼻内镜或外入路（Lynch 切口）来完成。在外入路中，动脉定位在泪前嵴后方大约 24 mm 处（"24-12-6"规则）（图 2.3）。作者主张在进行双极烧灼时采用低功率，以避免对邻近结构造成热损伤。

（4）介入放射治疗→栓塞术对具有该项设备的单位来说是一个选择手段。文献报道，大多数医师是通过对颈内、外动脉进行诊断性血管造影来寻找出血或存在潜在风险的出血部位的。从上颌内动脉远端进行微导管置入，然后用一种或多种组合的栓塞材料（聚乙烯醇、明胶海绵、微弹簧圈）进行栓塞。有文献综述报道了可能出现的并发症发生率：短暂性脑缺血发作约 10%，脑卒中 1.1%，组织坏死 0.9%，失明 0.3%。成功率高达 75% ~ 92%，与手术或直接处理效果相当，甚至有时更好。

（5）颌内动脉结扎术。

（6）颈外动脉结扎术→这是只有在其他方法都无法控制出血的情况下最后采取的手段。操作细节上，务必确定发现其至少在颈部有两个分支，才能进行结扎操作，最好是使用丝线进行结扎。

对于遗传性出血性毛细血管扩张症的病例，我们通常的做法是把可降解材料鼻腔填塞作为第一步的保守治疗方法，把 KTP 激光烧灼作为最后的治疗手段。

外科干预选择会由于当地的医疗规范、外科技术水平和是否具备介入放射技术而有所不同。文献显示，早期手术干预可减少住院时间和费用。

Lakhani 等（2013）介绍了一种针对严重鼻出血的评分工具，旨在方便患者选择蝶腭动脉结扎术。所有接受蝶腭动脉结扎术的患者至少符合以下标准之一：

I. 填塞无法控制的持续性鼻腔后部出血。

II. 血红蛋白下降超过 4 g/dL 和 / 或需要进行输血。

III. 在一次入院期间出现 3 次需要重复进行鼻腔填塞的出血。

IV. 因同侧鼻出血而反复住院（最近 3 个月内超过 3 次）。

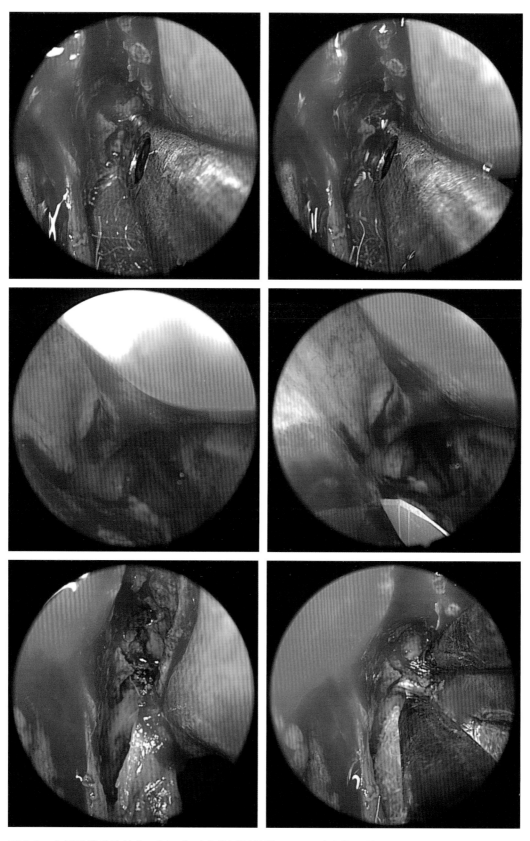

图 2.2 右侧蝶腭动脉结扎，切口位于中鼻甲附着前 1 cm，确定筛骨嵴位置，用双极电凝烧灼蝶腭动脉各分支

图 2.3　筛前动脉切断的替代入路

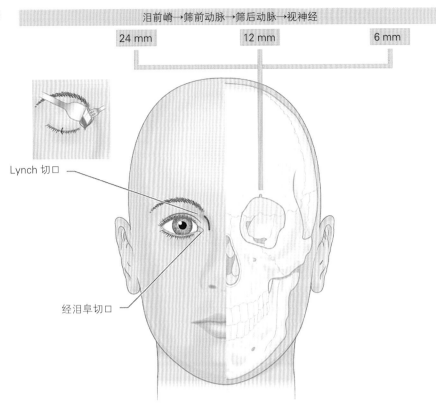

泪前嵴→筛前动脉→筛后动脉→视神经

24 mm　　　　　12 mm　　　　　6 mm

Lynch 切口

经泪阜切口

2.3.2　随访

在我们的经验中，我们会对那些经过半择期手术的难治性鼻出血患者进行随访，当然，这取决于外科医师的经验和当地的医疗规范。术后再发鼻出血可能是由于没有结扎完蝶腭动脉的所有分支，或者未能正确判断出导致出血的责任血管。接受过激光治疗的遗传性出血性毛细血管扩张症患者是需要定期随访和进一步处理的。

总结及作者观点：
（1）鼻出血的治疗推荐采用循序渐进的手段。
（2）全麻下鼻腔烧灼术→蝶腭动脉结扎术 +/− 筛前动脉结扎术→介入放射治疗→颌内动脉结扎术→颈外动脉结扎术。
（3）手术治疗后的顽固性病例应进行详细检查，同时邀请鼻科医师积极参与。

参考文献

[1] Swords C, Patel A, Smith ME, Williams RJ, Kuhn I, Hopkins C. Surgical and interventional radiological management of adult epistaxis: systematic review. J Laryngol Otol. 2017;131(12):1108－1130.

[2] McDermott AM, O'Cathain E, Carey BW, O'Sullivan P, Sheahan P. Sphenopalatine artery ligation for epistaxis: factors influencing outcome and impact of timing of surgery. Otolaryngol Neck Surg. 2016;154(3):547–552.

[3] Lakhani R, Syed I, Qureishi A, Bleach N. The Wexham criteria: defining severe epistaxis to select patients requiring sphenopalatine artery ligation. Eur Arch Oto-Rhino-Laryngol. 2013;270(7):2039–2043.

[4] Karkos PD, Stavrakas M. Flexible laser Sphenopalatine artery ligation: an alternative to the classic approach. Clin Otolaryngol. 2019.

（魏欣）译

3 鼻骨骨折

Marios Stavrakas

3.1 病例展示

一名年轻的业余拳击手在鼻部骨折后被送往急诊科。鼻部肿胀已经开始出现，患者主述有一过性鼻出血、疼痛，以及鼻外形发生改变。急诊科医师根据创伤高级生命支持原则采用了 ABCDE 方法。鼻前镜检查已经排除鼻中隔血肿和活动性出血。在与当值耳鼻喉科专科团队讨论后，建议患者出院并安排 1 周后再住院在全麻下接受手术。

3.2 背景知识

由于位于面部最前端，鼻骨是面部最常见的骨折部位，其主要的损伤原因包括道路交通事故、运动损伤、击打和跌伤等。

3.3 临床实践

3.3.1 诊断

临床检查是处理此类损伤的关键。

鼻骨骨折表现为鼻部疼痛、肿胀、淤血，部分病例可伴鼻出血。其检查包括两个步骤：

(1) 鼻锥体的外部检查（视诊和触诊）：评估鼻锥体的偏斜、肿胀、其他面部损伤以及神经损伤程度。

(2) 鼻腔检查（前鼻镜和 / 或鼻内镜）：评估鼻出血、鼻中隔血肿、鼻中隔偏曲以及黏膜损伤程度。

M. Stavrakas (✉)

University Hospitals Plymouth NHS Trust, Plymouth, UK

e-mail: mstavrakas@doctors.org.uk

© Springer Nature Switzerland AG 2021

M. Stavrakas, H. S Khalil (eds.), *Rhinology and Anterior Skull Base Surgery*,

https://doi.org/10.1007/978-3-030-66865-5_3

由于对鼻骨骨折的诊断和处理作用有限，鼻骨的 X 线检查不作为必检手段。对于复杂的面部骨折，面部骨骼的 CT 扫描可以从影像上提供更多的细节信息。3D 重建可以更好地评估碎片情况和骨骼轮廓。

3.3.2 治疗

手术的时机是另一个重要问题，建议成人在 10 天内完成手术，儿童则是在 7 天内。通常情况下鼻骨骨折应在水肿消退后的 2～3 周处理。这是因为骨痂形成发生在受伤后的 4～5 周。对于受伤后 4～5 周鼻骨已经固定后再就诊的患者，需要进行充分全面的评估，同时要考虑进行鼻中隔成形术。

处理手段也是不同的，从简单的闭合式鼻骨复位，到鼻筛眶复合骨折进行的切开复位内固定的开放式复位，以及鼻中隔的处理。如果鼻外形正常，急性期不需要进行特殊处理。

伤后畸形的发生率取决于诊断和处理的时间。急性期复位失败可由于外伤性肿胀、已经存在的鼻畸形以及隐蔽的鼻中隔损伤所致。如果骨折未经处理，其畸形的发生率为 14%～50%。

儿童患者独特的解剖特点，使他们的治疗策略有所不同。与自己的身体相比，婴儿的颅骨显得更大，因此更易发生颅面损伤。在幼儿期，中面部受到突出的前额和下颌骨保护，使得额眶骨折比中面部骨折更常见。此外，鼻窦气化不全和因恒牙未长出导致的更强壮的上、下颌骨，使得儿童面部骨骼更坚固。由于脂肪垫的缓冲、骨骼柔韧性更好，儿童很少发生骨折移位。

3.3.3 随访

在全麻下进行鼻骨骨折复位手术后，对于术中放置鼻夹板的患者需要在 10 天内进行复查并移除鼻夹板，大多数患者不需要进行额外的评估，但对于延迟（超过 14 天）就诊的患者，需要随访评估并讨论鼻整形手术的可行性。

总结及作者观点：

（1）早期的诊断和处理对于避免鼻畸形非常重要。

（2）X 线检查对于简单鼻骨骨折并不需要，对于面部复合骨折推荐 CT 检查。

（3）干预的时间和方式取决于患者的特点和损伤的类型。

（4）儿童患者需要考虑其独特的解剖特点。

参考文献

[1] Basheeth N, Donnelly M, David S, Munish S. Acute nasal fracture management: a prospec- tive study and literature review. Laryngoscope. 2015;125(12):2677 - 2684.

[2] Totonchi A, Sweeney WM, Gosain AK. Distinguishing anatomic features of pediatric facial trauma. J Craniofac Surg.

2012;23(3):793 - 798.

[3] Hwang K, You SH, Lee HS. Outcome analysis of sports-related multiple facial fractures. J Craniofac Surg. 2009; 20(3):825 - 829.

[4] Boswell KA. Management of facial fractures. Emerg Med Clin North Am. 2013;31(2):539 - 551.

[5] Rohrich RJ, Adams WP Jr. Nasal fracture manage-ment: minimizing secondary nasal deformities. Plast Reconstr Surg. 2000;106(2):266 - 273.

[6] Ridder GJ, Boedeker CC, Fradis M, Schipper J. Technique and timing for closed reduction of iso- lated nasal fractures: a retrospective study. Ear Nose Throat J. 2002;81(1):49 - 54.

[7] Maliniac JW. Rhinoplasty and restoration of facial contour: with special reference to trauma. FA Davis; 1947.

[8] Dickson MG, Sharpe DT. A prospective study of nasal fractures. J Laryngol Otol. 1986;100(5):543 - 552.

[9] Iizuka T, Thoren H, Annino DJ, Hallikainen D, Lindqvist C. Midfacial fractures in pediatric patients: frequency, characteristics, and causes. Arch Otolaryngol Head Neck Surg. 1995;121(12):1366 - 1371.

[10] McGraw BL, Cole RR. Pediatric maxillofacial trauma: age-related variations in injury. Arch Otolaryngol Head Neck Surg. 1990;116(1):41 - 45.

[11] Braun TL, Xue AS, Maricevich RS. Differences in the management of pediatric facial trauma. In: Seminars in plastic surgery; 2017. p. 118 - 122.

（魏欣）译

4　鼻窦炎的眼眶并发症

Hisham S. Khalil，Mihiar Atfeh，Ahmed Eweiss，William Mukonoweshuro

4.1　病例展示

一位 62 岁的男子因严重的右侧颞部头痛于全科医师处就诊，被诊断为颞动脉炎并接受了全身性的激素治疗。5 天后，他就诊于一家三级医疗中心的急诊科，入院时神志不清，并伴严重头痛以及右眼"肿胀"。该患者最初是因疑似颈动脉海绵窦瘘而入住卒中病房。

4.2　临床实践

病史：经仔细询问，患者曾有上呼吸道感染病史，头痛位置较深并牵涉到右侧颞部，除此以外，他平时身体状况良好。2 天前他头痛开始加重并出现视物重影，当他开始每天服用泼尼松龙 60 mg 时，病情变得复杂。

检查：患者体温正常，右侧眼肌麻痹（图 4.1），全血计数显示白细胞计数、C 反应蛋白和血浆黏度轻微升高。患者最初因怀疑颈动脉海绵窦瘘被送入卒中病房，血管增强 CT（图 4.2）显示左侧蝶窦

H. S Khalil (✉)
ENT Department, University Hospitals Plymouth NHS Trust, Plymouth, UK

Peninsula Medical School, University of Plymouth, Plymouth, UK
e-mail: hisham.khalil@nhs.net

M. Atfeh
ENT Department, University Hospitals Plymouth NHS Trust, Plymouth, UK

Honorary University Fellow, Peninsula Medical School, University of Plymouth, Plymouth, UK
e-mail: Mihiar.atfeh@nhs.net

A. Eweiss
Queen's Hospital, Romford, UK

W. Mukonoweshuro
University Hospitals Plymouth NHS trust, Plymouth, UK
e-mail: wmukonoweshuro@nhs.net

© Springer Nature Switzerland AG 2021
M. Stavrakas, H. S Khalil (eds.), *Rhinology and Anterior Skull Base Surgery*,
https://doi.org/10.1007/978-3-030-66865-5_4

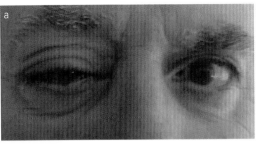
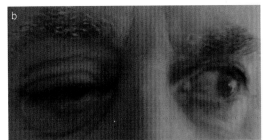
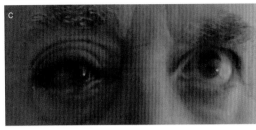

图 4.1　a ~ c. 右侧眼肌麻痹照片（转载自"国家医疗服务基金会大学医院的《眼眶 / 眶周感染处理指南》"）

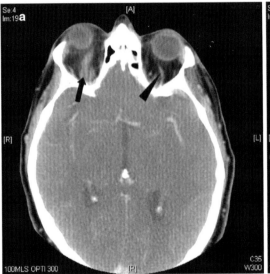
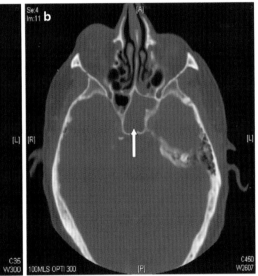
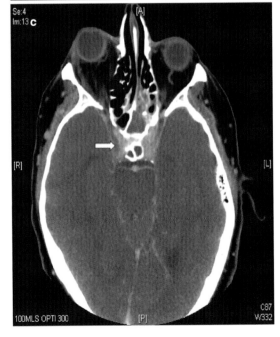

图 4.2　a. 增强 CT 扫描显示增粗的眼上静脉（黑色箭头）。b. CT 扫描显示更大的左侧蝶窦内混浊影（白色箭头）。c. 增强 CT 扫描显示右侧海绵窦充盈缺损（白色箭头）（转载自"国家医疗服务基金会大学医院的《眼眶 / 眶周感染处理指南》"）

混浊、右侧眼上静脉扩张以及右侧海绵窦充盈缺损，没有证据显示存在颈动脉海绵窦瘘。患者被诊断为右侧海绵窦血栓形成合并左侧蝶窦炎而转入耳鼻喉科。

治疗：患者在急诊下进行了双侧经鼻内镜蝶窦开放手术。蝶窦口位于中鼻甲和上鼻甲内侧、后鼻腔上方约1.5 cm 处。脓性分泌物从左侧蝶窦引出（图 4.3），右侧蝶窦干净。患者出院时给予 6 个月的华法林治疗，在随后 6 周，右侧眼肌麻痹完全恢复。

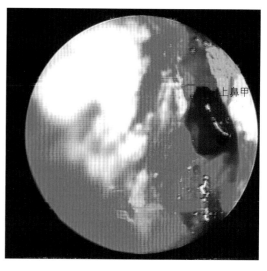

图 4.3　左侧蝶窦开放术（转载自"国家医疗服务基金会大学医院的《眼眶 / 眶周感染处理指南》"）

4.3　背景知识

鼻窦炎的眼眶并发症比较少见，应该作为耳鼻喉科的一个急症来进行处理。其在儿童人群中发生较多，并在三级医疗机构中更容易见到。细菌病原体包括流感嗜血杆菌、链球菌属和金黄色葡萄球菌。根据感染的范围可分为隔膜前 / 眶周并发症、隔膜后 / 眼眶并发症，或根据严重程度可分为蜂窝组织炎、骨膜下脓肿、眶内脓肿。最严重的眼眶并发症是海绵窦血栓形成，大多数学者认可的眼眶并发症分类是由 Chandler 提出的（表 4.1）。

增强鼻窦 CT 是最好的检查方法，评估儿童鼻窦炎的眼眶并发症是一个挑战，因为儿童不配合睁眼，很难对眼睛和瞳孔反射进行评估。经 Ishihara 色盲检查表检查发现的色觉丧失是早期症状之一，详细的眼科检查非常有必要，包括眼球是否外突、眼球运动是否受限、结膜是否充血或水肿以及瞳孔直接或间接对光反射是否存在，同时需排除瞳孔传入障碍。

表 4.1　Chandler 眼眶并发症分类

Chandler 分期	临床分期
I	眶周蜂窝织炎
II	眼眶蜂窝织炎
III	骨膜下脓肿
IV	眼眶脓肿
V	海绵窦血栓形成

眼眶并发症或感染患者的处理最好由一个多学科小组来进行，该小组由耳鼻喉科医师、眼科医师、微生物学专家和儿科医师（当患者是儿童时）组成。当出现骨膜下脓肿或者引发海绵窦血栓形成的鼻窦炎时，需要进行手术开放引流。经典的骨膜下脓肿引流方法是采用外入路（Lynch/Seagull 切口），即沿额筛缝眶内侧壁骨膜处。探查，最好使用有角度的鼻内镜进行辅助。引出脓液后，经眶纸板放置引流管到眶内侧，形成一个到鼻腔的引流通道。此外，有经验的鼻内镜外科医师可以通过完成前、后筛窦和眶纸板的切除来引流眶内侧部分的脓液。抗凝药在治疗海绵窦血栓中的作用还存有争议，这取决于治疗团队的经验和理念以及患者的情况。作者所在机构关于眼眶并发症或感染的多学科循证管理的流程图见图 4.4。

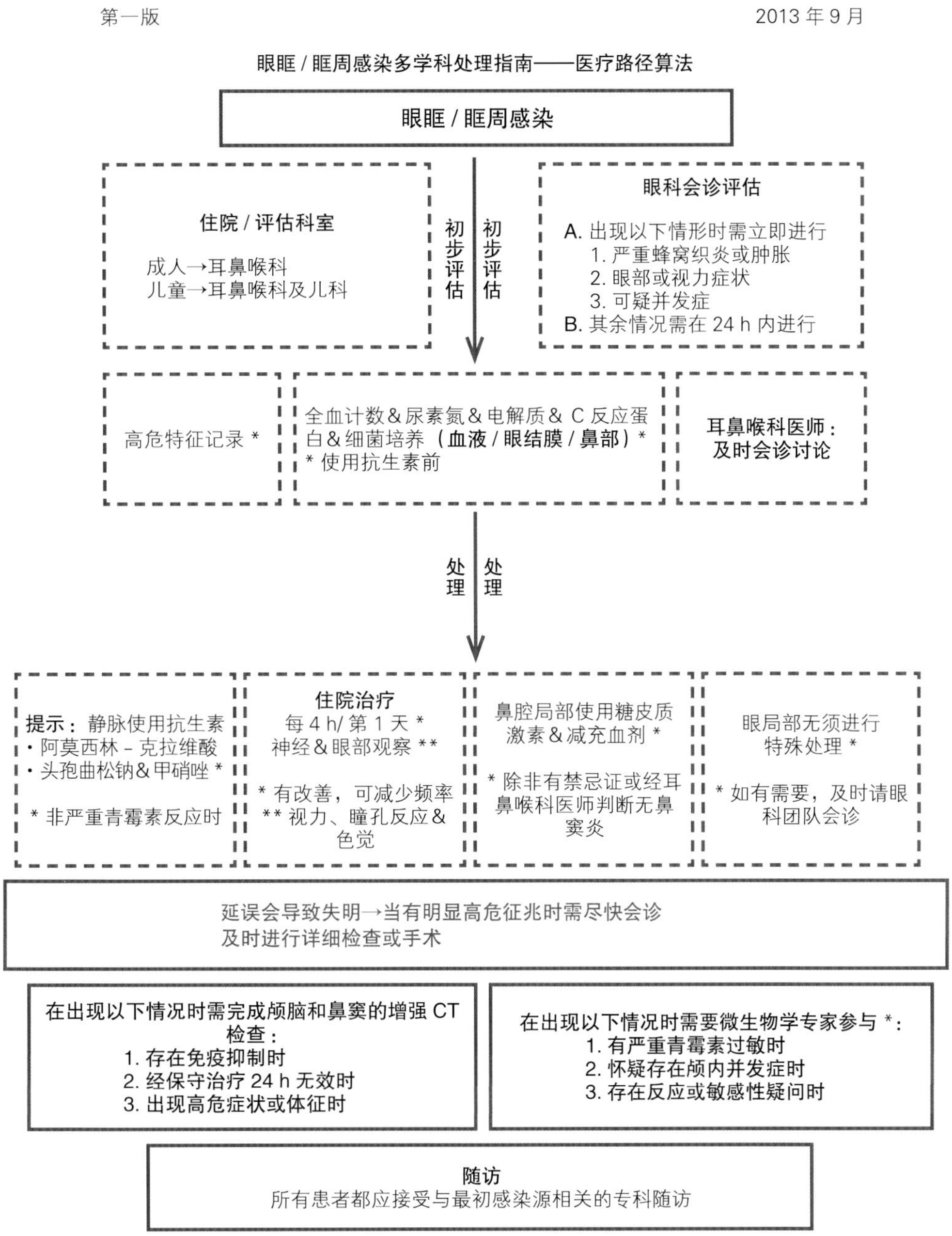

第一版   2013 年 9 月

眼眶 / 眶周感染多学科处理指南——医疗路径算法

┌───┐
│   眼眶 / 眶周感染   │
└───┘

┌──────────────────────────┐ 初 初 ┌──────────────────────────────────┐
│   住院 / 评估科室   │ 步 步 │   眼科会诊评估   │
│   │ 评 评 │ A. 出现以下情形时需立即进行   │
│   成人→耳鼻喉科   │ 估 估 │   1. 严重蜂窝织炎或肿胀   │
│   儿童→耳鼻喉科及儿科   │   │   2. 眼部或视力症状   │
│   │   │   3. 可疑并发症   │
│   │   │ B. 其余情况需在 24 h 内进行   │
└──────────────────────────┘   └──────────────────────────────────┘

┌──────────────┐ ┌──────────────────────────┐ ┌──────────────────┐
│   │ │ 全血计数＆尿素氮＆电解质＆C反应蛋 │ │   │
│ 高危特征记录 * │ │ 白＆细菌培养（血液 / 眼结膜 / 鼻部）* │ │   耳鼻喉科医师：   │
│   │ │   * 使用抗生素前   │ │   及时会诊讨论   │
└──────────────┘ └──────────────────────────┘ └──────────────────┘

                              处 处
                              理 理

┌──────────────────┐ ┌──────────────┐ ┌──────────────────┐ ┌──────────────────┐
│ 提示：静脉使用抗生素 │ │   住院治疗   │ │ 鼻腔局部使用糖皮质 │ │ 眼局部无须进行   │
│ · 阿莫西林 – 克拉维酸 │ │ 每 4 h/ 第 1 天 * │ │ 激素＆减充血剂 *   │ │ 特殊处理 *   │
│ · 头孢曲松钠＆甲硝唑 * │ │ 神经＆眼部观察 ** │ │   │ │   │
│   │ │   │ │ * 除非有禁忌证或经耳 │ │ * 如有需要，及时请眼 │
│ * 非严重青霉素反应时 │ │ * 有改善，可减少频率 │ │ 鼻喉科医师判断无鼻 │ │ 科团队会诊   │
│   │ │ ** 视力、瞳孔反应＆ │ │ 窦炎   │ │   │
│   │ │ 色觉   │ │   │ │   │
└──────────────────┘ └──────────────┘ └──────────────────┘ └──────────────────┘

┌───┐
│   延误会导致失明→当有明显高危征兆时需尽快会诊   │
│   及时进行详细检查或手术   │
└───┘

┌──────────────────────────────────┐ ┌──────────────────────────────────┐
│ 在出现以下情况时需完成颅脑和鼻窦的增强 CT │ │ 在出现以下情况时需要微生物学专家参与 *： │
│ 检查：   │ │   1. 有严重青霉素过敏时   │
│   1. 存在免疫抑制时   │ │   2. 怀疑存在颅内并发症时   │
│   2. 经保守治疗 24 h 无效时   │ │   3. 存在反应或敏感性疑问时   │
│   3. 出现高危症状或体征时   │ │   │
└──────────────────────────────────┘ └──────────────────────────────────┘

┌───┐
│   随访   │
│   所有患者都应接受与最初感染源相关的专科随访   │
└───┘

图 4.4 多学科循证管理（转载自"国家医疗服务基金会大学医院的《眼眶 / 眶周感染处理指南》"）

参考文献

[1] Atfch M, Singh K, Khalil HS. Orbital infec– tions: a complete cycle 7–year audit and a man– agement guideline. Eur Arch Otorhinolaryngol. 2018;275(8):2079‑2088.

[2] Eweiss A, Mukonoweshero M, Khalil HS. Cavernous sinus thrombosis secondary to contralateral sphenoid sinusitis: a diagnostic challenge. J Laryngol Otol. 2010;124(8):928‑930.

（魏欣）译

5 急性真菌性鼻窦炎

Konstantinos Geronatsios

5.1 病例展示

患者男性，39 岁，2 个月前因 B 细胞淋巴瘤复发且有自体骨髓移植病史入住血液科。主诉有鼻塞加重、脓涕、持续高热、中面部疼痛及硬腭麻木等症状。入院后请耳鼻喉科紧急会诊评估病情，行鼻内镜检查示右鼻黏膜水肿，有大量脓性分泌物及黑色干痂形成，并予多个鼻咽拭子和组织样本进行微生物培养和组织病理学检查。口咽部检查示：硬腭右侧有一溃疡，边缘不规则、色黑，大小 2.0 cm × 2.0 cm。脑神经功能检查未见异常。急诊头颅及鼻窦增强 CT 示：右上颌窦内密度不均，并有骨侵蚀性改变（图 5.1）。实验室检查示血沉增快及中性粒细胞减少，并予血培养检查及急诊鼻窦 MRI 检查（图 5.2、图 5.3）。

之后，患者于全麻下行上颌窦开放、坏死组织清除，组织病理活检。术后静脉予以大剂量两性霉素 B 治疗。这例患者确诊为毛霉菌感染，属于急性侵袭性真菌性鼻窦炎的亚型。

5.2 背景知识

急性侵袭性真菌性鼻窦炎是一种罕见且极具侵袭性的疾病，具有较高的发病率和死亡率（50% ~ 80%）。在绝大多数病例中，它与大多数免疫抑制性疾病有关，尤其是恶性肿瘤、化疗、控制欠佳的糖尿病、自身免疫性疾病和器官移植。现有几种真菌与急性侵袭性真菌性鼻窦炎相关，这些真菌被吸入并沉积在气道中，从而引起免疫缺陷患者的局部或全身炎症，最常见的致病菌为毛霉菌、根霉菌、根毛霉菌、犁头霉菌、被孢霉菌、囊托霉菌及烟曲霉菌，这些病菌也与慢性侵袭性真菌性鼻窦炎有关。组织病理学检查可见黏膜侵犯、血管炎、动脉和静脉血栓形成，最终可导致组织坏死。由于它是一种潜在的致命的、快速发展的疾病，故早期诊断至关重要。

K. Geronatsios (✉)

ENT–Head and Neck Surgery Consultant, 424

General Military Hospital, Thessaloniki, Greece

© Springer Nature Switzerland AG 2021

M. Stavrakas, H. S Khalil (eds.), *Rhinology and Anterior Skull Base Surgery*,

https://doi.org/10.1007/978–3–030–66865–5_5

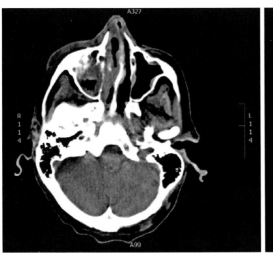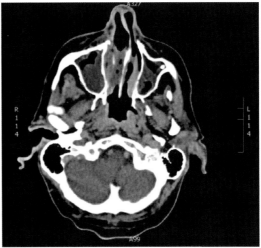

图 5.1 鼻窦 CT

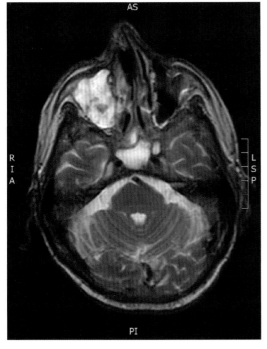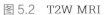

图 5.2 T2W MRI

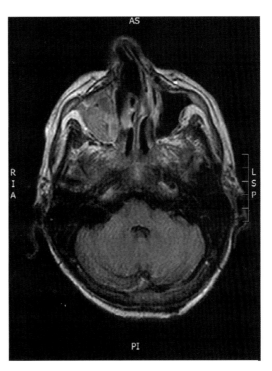

图 5.3 T1W MRI

5.3 临床实践

5.3.1 诊断

当免疫抑制及免疫功能低下的患者合并有持续性高热、剧烈头痛及鼻窦炎相关症状时，临床医师应警惕本病发生的可能。应用包括内镜检查在内的方法，全面评估鼻腔、鼻窦、口腔和口咽部黏膜情况。

本病的特征为鼻中隔、鼻甲和上腭出现深色溃疡、焦痂及黏膜水肿，并伴流涕和剧烈头痛。应完善细菌和真菌的微生物培养检查。对血小板减少的患者，应谨慎采集组织标本进行培养和组织病理学检查，避免出血风险。由于本病有颅内侵犯的可能，故应评估脑神经功能。眼肌麻痹和 / 或眼球突出伴瞳孔反射减退者，表明已有眶周或眶内侵犯。海绵窦血栓形成者则表明受累广泛，应急诊行颅内及鼻窦增强 CT 检查，并可有骨质侵蚀、软组织水肿、黏膜增厚和血管侵犯的表现。当怀疑有颅内、眶内或邻近组织侵犯时，MRI 检查更具价值。

5.3.2 治疗

一旦病程迅速发展并可能致命时，治疗也应积极有效。紧急手术予以彻底清除病变组织，同时予以基础疾病的治疗，如对于控制欠佳的糖尿病、中性粒细胞减少及免疫系统缺陷等。对于诊断为疾病早期的病例，因病变仅局限于鼻腔，没有邻近组织的侵犯，故手术可仅于内镜下实施鼻窦开放手术（如筛窦切除术、上颌窦切除术等）。有时手术范围需扩大，如经口上颌骨切除和眼眶切除。对于血小板计数低的患者，因有出血的风险，术前应输注血小板。一旦诊断为侵袭性真菌性鼻窦炎，应立即静脉予以大剂量两性霉素 B 或两性霉素 B 脂质体治疗。

5.3.3 随访

正如前文所提，急性侵袭性真菌性鼻窦炎有较高的发病率及死亡率，故术后应延长抗真菌药物的使用时间。由于本病有复发的可能，故对临床缓解期的患者需要密切随访监测。因其大范围手术后可能存在面部畸形，故耳鼻喉科、口腔颌面外科医师应参与随访，对于合并血液系统恶性肿瘤者应有血液科医师、肿瘤科医师及免疫学专家参加诊治，对于合并糖尿病者应有内分泌科医师参与随访。

总结及作者观点：
(1) 急性侵袭性真菌性鼻窦炎是一种罕见、侵袭性极强的疾病，具有较高的发病率和死亡率（50% ~ 80%）。
(2) 当免疫功能低下的患者合并有持续性高热、剧烈头痛、鼻窦炎相关症状及鼻腔内黑色干痂形成时，临床医师应警惕本病发生的可能。
(3) 眶内迁延受侵、眼肌麻痹、海绵窦血栓形成和颅神经受累是病变广泛侵袭的征象。
(4) 紧急、广泛的手术切除术结合大剂量的抗真菌药物和对基础疾病的治疗是本病的一种治疗的方法。

参考文献

[1] Roden MM, Zaoutis TE, Buchanan WL, Knudsen TA, Sarkisova TA, Schaufele RL, et al. Epidemiology and outcome of zygomycosis: a review of 929 reported cases. Clin Infect Dis. 2005;41(5):634 – 653.
[2] Drakos PE, Nagler A, Or R, Naparstek E, Kapelushnik J, Engelhard D, et al. Invasive fungal sinusitis in patients undergoing bone

marrow transplantation. Bone Marrow Transplant. 1993;12(3):203–208.

[3] Kwon-Chung KJ. Taxonomy of fungi causing mucormycosis and entomophthoramycosis (zygomycosis) and nomenclature of the disease: molecular mycologic perspectives. Clin Infect Dis. 2012;54(Suppl 1):S8–S15.

[4] Montone KT. Pathology of fungal rhinosinusitis: a review. Head Neck Pathol. 2016;10(1):40–46.

[5] Deshazo RD. Syndromes of invasive fungal sinusitis. Med Mycol. 2009;47(Suppl 1):S309–314.

[6] Fung M, Babik J, Humphreys IM, Davis GE. Diagnosis and Treatment of acute invasive fungal sinusitis in cancer and transplant patients. Curr Infect Dis Rep. 2019;21(12):53.

[7] Ferguson BJ. Mucormycosis of the nose and paranasal sinuses. Otolaryngol Clin N Am. 2000;33(2):349–365.

[8] Fernandez IJ, Crocetta FM, Dematt è M, Farneti P, Stanzani M, Lewis RE, et al. Acute invasive fungal rhinosinusitis in immunocompromised patients: role of an early diagnosis. Otolaryngol Neck Surg. 2018;159(2):386–393.

[9] Kasapoglu F, Coskun H, Ozmen OA, Akalin H, Ener B. Acute invasive fungal rhinosinusitis: evaluation of 26 patients treated with endonasal or open surgical procedures. Otolaryngol Neck Surg. 2010;143(5):614–620.

[10] 10. Zuniga MG, Turner JH. Treatment outcomes in acute invasive fungal rhinosinusitis. Curr Opin Otolaryngol Head Neck Surg. 2014;22(3):242–248.

[11] Goldstein EJC, Spellberg B, Walsh TJ, Kontoyiannis DP, Edwards J Jr, Ibrahim AS. Recent advances in the management of mucormycosis: from bench to bedside. Clin Infect Dis. 2009;48(12):1743–1751.

[12] Turner JH, Soudry E, Nayak JV, Hwang PH. Survival outcomes in acute invasive fungal sinusitis: a systematic review and quantitative synthesis of published evidence. Laryngoscope. 2013;123(5):1112–1118.

[13] Stavrakas M, Karkos PD, Dova S, Tzorakoeleftheraki SE. Unilateral fungal sphenoiditis presenting with diplopia and ptosis. Indian J Otolaryngol Head Neck Surg. 2017;69(3):428–429. https://doi.org/10.1007/ s12070–017–1138–x.

（陈怡）译，（叶惠平）校

6 额部骨髓炎——Pott's Puffy 瘤

Hisham S. Khalil，Yasmine Nunwa

6.1 病例展示

一名 36 岁男性（既往体健）因为额部周围疼痛逐渐加重 18 天，到急诊科就诊，伴有额头中央局限性红斑、肿胀、间断性发热和左侧鼻漏。

6.2 背景知识

自从抗生素广泛使用以来，额骨的骨髓炎已经成为一种罕见的疾病。据研究报道，在抗生素缺乏的时代，与额骨骨髓炎相关的死亡率高达 60%，目前的死亡率降至 4%。额骨、骨髓腔和鼻窦黏膜都有静脉回流系统，有丰富的板障静脉，但没有瓣膜。颅骨的内板与外板之间有许多板障静脉。它们能够与颅骨的静脉和血窦相连，从而使额骨和骨髓腔的血液回流到其中。板障静脉可与颅内静脉窦系统直接相通。这种可行的血源性途径可以使感染在额骨的骨髓腔内传播。这些感染通常起源于额窦，随后传播到额骨。超过 40% 的患者出现继发于额窦疾病的颅内并发症（图 6.1）。

与引起额骨骨髓炎有关的常见病原体见表 6.1。阻塞

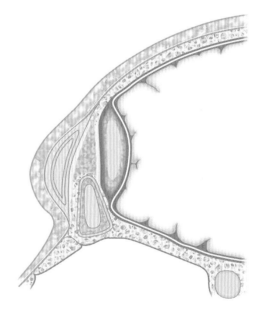

图 6.1 潜在的传播途径，超过 40% 的患者存在颅内并发症

H. S Khalil (✉)

Peninsula Medical School, University of Plymouth, Plymouth, UK

University Hospitals Plymouth NHS Trust, Plymouth, UK
e-mail: Hisham.khalil@plymouth.ac.uk

Y. Nunwa GP Trainee, London, UK
e-mail: Yasmine.nunwa@students.pmd.ac.uk

© Springer Nature Switzerland AG 2021
M. Stavrakas, H. S Khalil (eds.), *Rhinology and Anterior Skull Base Surgery*,
https://doi.org/10.1007/978-3-030-66865-5_6

表 6.1 Pott 头皮肿块常见微生物一览表

· 葡萄球菌

· α- 溶血性链球菌和 β- 溶血性链球菌

· 厌氧菌

· 奇异变形杆菌

· 梭形杆菌

· 拟杆菌

· 假单胞菌

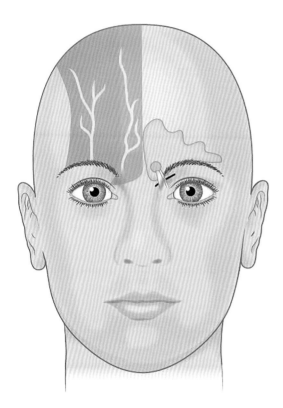

图 6.2 额窦外侧切口的设置，以避免损伤滑车上神经和眶上神经

的额窦内的低氧浓度可导致这些病原体的存在。

CT 扫描是首选的成像方式，由于其对骨骼变化的描述，使它比 MRI 更受欢迎。对文献的回顾表明，广谱抗生素作为初始治疗药物，延长抗生素的使用是有必要的。建议静脉输液开始，4 周后继续口服。整个抗生素治疗应持续 4～6 周，并密切监测患者情况。

对于初次治疗无反应的患者，出现颅内并发症的患者，以及由于颅内并发症发生率较高而额窦后壁受到侵蚀的患者，需要进行手术干预。传统的外科手术方法是应用双冠状切开的成骨瓣。这种方法与多种并发症和发病率有关。最近，通过眉下切开处理受影响的额窦，采用了一种微型成骨瓣入路。内镜和额窦外联合造口术也是去除任何骨性死骨的有效方法（图 6.2）。

6.3 临床实践

6.3.1 病史

疼痛局限于患者的额头。患者否认有任何颈部僵硬、视力障碍、畏光、上呼吸道感染或近期头部外伤病史。身体前倾加剧了疼痛。

6.3.2 查体

经检查，患者看起来很好，无发热。额骨区有 4 cm×4 cm 的软组织肿胀，伴有波动感和压痛。此外，患者还出现双侧下睑软组织肿胀（图 6.3、图 6.4）。没有证据表明有任何局灶性神经缺陷或颈部淋巴结病。

纤维鼻内镜检查显示左侧中鼻道分泌物，取拭子进行镜检、培养和药敏感性检查。患者的双侧眼睑或周围的皮肤都没有分泌物。患者有鼻窦炎复发的既往病史。

6.3.3 检查

全血细胞计数显示白细胞增多伴中性粒细胞增多。对患者头部和鼻旁窦的 CT 轴位扫描显示，眉间上方有 4 cm×2 cm×2 cm 的软组织聚集。左额窦前壁有一处破裂，左额窦后壁完好无损。没有证据表明有颅内进展或任何其他脑异常（图 6.5、图 6.6）。

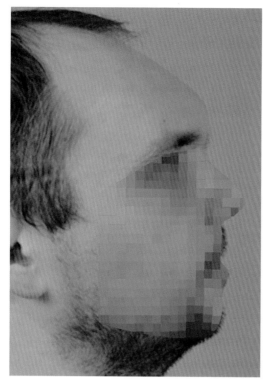

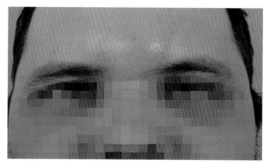

图 6.3 矢状位患者额骨上有波动的压痛和软组织肿胀

图 6.4 正面观，住院 3 天，双眼周围有明显的水肿症状

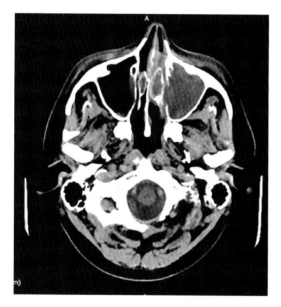

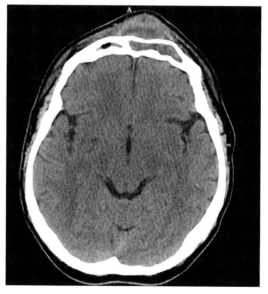

图 6.5 水平鼻旁窦的轴位 CT 显示左侧上颌窦黏膜增厚和双侧泡性鼻甲

图 6.6 鼻旁窦轴位 CT 显示左侧额窦混浊和左侧皮下肿胀

根据临床和放射学表现，我们暂定诊断为急性额窦炎所致的 Pott 头皮肿块（PPT）。

一份鼻拭子试验显示，混合生长的细菌有链球菌和混合厌氧菌。药敏感试验显示，这些细菌对多种抗生素敏感，特别是青霉素、红霉素 / 克拉霉素和四环素 / 多西环素。

6.3.4　治疗

大剂量静脉注射，抗生素治疗根据患者的培养结果开始。这包括 2 周的静脉注射复合阿莫西林 – 克拉维酸，1.2 g，每日 3 次，然后是另外 4 周的口服阿莫西林 – 克拉维酸 625 mg，每日 3 次。患者被告知，长疗程服用复合阿莫西林 – 克拉维酸可能有发生胆汁淤积性黄疸的风险。甲硝唑的口服疗程也开始了，共 6 周。患者住院 2 周后出院。

总结及作者观点：

(1) 额部骨髓炎（Pott 头皮肿块）应进行耳鼻喉科急诊处理。

(2) 这种情况在儿童和年轻人中更为常见，可与颅内并发症相关或导致颅内并发症。

(3) 这种情况需要住院治疗，如果发热，需要进行血培养，并需要对鼻旁窦和脑进行 CT 成像。推荐的初始治疗方案是延长广谱抗生素疗程，然后进行口服抗生素治疗。

(4) 对于内科治疗无效或有相关并发症的患者，可采用微型成骨瓣或额窦外侧造口联合内镜鼻窦手术进行手术干预。

参考文献

[1] Blackshaw G, Thomson N. Pott's Puffy tumour reviewed. J Laryngol Otol. 1990;104:574 - 577.

[2] Forie SE, Marrie TJ. Pott's Puffy tumour. Am J Med. 2008;121(12):1041 - 1042.

[3] Tuon FF, Russo R, Nicodemo AC. Brain abscess secondary to frontal osteomyelitis. Rev Inst Medtrop S Paulo. 2006;48(4):233 - 235.

[4] Jung J, Lee HC, Park I, Lee HM. Endoscopic endonasal treatment of a Pott's Puffy tumour. Clin Exp Otorhinolaryngol. 2012;2(5):112 - 115.

（易烛光）译，（叶惠平）校

7 鼻中隔血肿

Konstantinos Geronatsios

7.1 病例展示

患者男性，35 岁，因 2 天前体育运动中导致面部创伤，引起持续的鼻部疼痛就诊于急诊科。据患者所述，伤后患者鼻塞症状呈进行性加重，无流涕或鼻出血。外鼻无裂伤、血肿、瘀血等征象，无发热，生命体征尚处于正常范围内。在鼻内镜下，我们发现患者双侧鼻中隔不对称，左侧鼻中隔面黏膜存在充血肿胀，触诊有波动感，且患者疼痛明显。上述查体未发现鼻骨或上颌骨骨折的迹象。我们还使用软式内镜进行了鼻腔检查，最终诊断为鼻中隔血肿。鼻中隔血肿是一种发生在面部外伤之后的潜在严重并发症。我们在局麻下对患者进行了鼻中隔黏膜和软骨膜切开，清除其内的血液凝块，放置引流管，并进行双侧鼻腔填塞，同时静脉应用抗生素。患者术后 3 天出院。

7.2 背景知识

7.2.1 解剖学：病理生理学

鼻中隔位于鼻的中央，分隔两个鼻腔，由软骨和骨组成，并覆盖着一层软骨膜和骨膜。由于鼻中隔软骨本身无血管供应，因此它的营养供应依赖于覆盖其上的黏膜层。鼻中隔血肿和鼻中隔脓肿是指鼻中隔与软骨膜或骨膜之间的血液或脓液的聚集。

7.2.2 病因学

由于鼻子是面部最突出的部位，因此鼻外伤十分常见。在鼻外伤中，鼻中隔血肿虽然不像鼻骨骨折那样多见，但因为它有可能引起严重的并发症，因此也被视为医疗急症。运动、意外、跌倒、撞伤等都

K. Geronatsios (✉)
ENT–Head and Neck Surgery Consultant, 424
General Military Hospital, Thessaloniki, Greece

© Springer Nature Switzerland AG 2021
M. Stavrakas, H. S Khalil (eds.), *Rhinology and Anterior Skull Base Surgery*,
https://doi.org/10.1007/978-3-030-66865-5_7

是引起鼻中隔血肿的潜在原因。鼻中隔血肿既可以是单侧的，也可以是双侧的；既可以独立存在，也可以合并鼻骨骨折或鼻中隔软骨骨折等其他损伤。此外，医源性鼻中隔血肿被认为是鼻中隔矫正、鼻整形或鼻内镜手术等鼻部手术的并发症。使用抗凝药物，老年患者即使是在轻微的损伤时也可能出现鼻中隔血肿。值得一提的是，血肿在儿童中更为普遍。这是由于儿童的鼻中隔软骨尚未发育成熟，较成人的鼻中隔更软，且骨膜和软骨膜在鼻中隔软骨上的附着都较为疏松。鼻中隔脓肿主要是因为鼻中隔血肿中的细菌定植，可以由鼻中隔血肿迁延而来，也可以由鼻中隔手术、鼻疖肿或邻近感染传播所致。极少数患者因筛窦炎、额窦炎、经鼻气管插管、含牙囊肿、龋齿和吹鼻疗法等引起。

7.3 临床实践

7.3.1 诊断

临床医师应警惕面部创伤后出现鼻中隔血肿或脓肿的可能。此情况通常在伤后 24～72 h 出现，迟发性鼻中隔血肿非常罕见。大多数情况下，使用鼻内镜或前鼻镜检查足以诊断鼻中隔血肿或脓肿，临床表现为鼻中隔肿胀、凹陷、充血、鼻塞。不易确诊时，可以用手指或器械（如 Jobson Horne 探针）进行触诊，血肿或脓肿触诊柔软而有波动感，而鼻中隔偏曲触诊则较为坚硬。鼻内镜检查有一定的意义，部分患者可能合并持续发热、面部疼痛、鼻漏、鼻部肿胀、蜂窝织炎和触痛等症状。在面对儿童鼻中隔血肿时，临床医师应谨记排除非意外伤害的可能性。如果婴儿无故哭闹，并伴有鼻腔呼吸困难，应在前鼻镜下检查是否有鼻中隔血肿。除此之外，还必须完善其他临床检查，以排除邻近结构的其他损伤或骨折，如果临床检查排除其他损伤或骨折，通常不需要进行 X 线检查、CT 或 MRI 扫描。

7.3.2 治疗

鼻中隔血肿和脓肿的主要治疗方法是在局麻或全麻（尤其是儿童）下进行切开引流，或是使用 18～20 G 口径的针头抽吸血肿或脓肿。切开引流的步骤包括半固定切开、黏骨膜 – 黏骨膜瓣的抬高和血块 / 脓液的排出。切开引流后，需要留置引流管（如 PenRose 或 Yates 引流管），然后填塞双侧鼻腔，置管后也可选择缝合或使用鼻硅胶夹板。对于大型血肿或严重感染，应静脉应用广谱抗生素。未及时治疗（72～96 h）的血肿或脓肿可因鼻中隔血供不足或感染而引起不可逆转的鼻中隔坏死，从而导致鞍鼻畸形。

7.3.3 随访

鼻中隔血肿或脓肿的患者应定期随访，以防止复发和发现潜在的鼻畸形。

总结及作者观点：

（1）鼻中隔血肿和脓肿是急症，在任何面部 / 鼻部创伤或鼻手术后出现的可疑症状都应警惕。

（2）鼻中隔血肿可以是单侧的，也可以是双侧的，通常在 72 h 内出现。极少数情况下可能出现潜伏性血肿。

（3）鼻中隔血肿的诊断通常很简单，使用前鼻镜或鼻内镜查体并触诊鼻中隔。

（4）鼻中隔血肿 / 脓肿的治疗方法包括抽吸或引流，以及鼻腔填塞、缝合或使用鼻硅胶夹板。未及时治疗的血肿可能会导致鞍鼻畸形。所有鼻中隔血肿 / 脓肿患者均应静脉应用广谱抗生素。

（5）对于儿童鼻中隔血肿 / 脓肿患者，临床医师应警惕发生非意外伤害的可能性。

参考文献

[1] Jafek BW. Anatomy and physiology of the nose. ENT. 1996.

[2] Canty PA, Berkowitz RG. Hematoma and abscess of the nasal septum in children. Arch Otolaryngol Head Neck Surg. 1996;122(12):1373‐1376.

[3] Mooney CP, Rimmer J. Spontaneous nasal septal haematoma and abscess: a case report and literature review. Rhinol Online. 2018;1:122‐126.

[4] Dąbrowska‐Bień J, Skarżyński PH, Gwizdalska I, Łazęcka K, Skarżyński H. Complications in septoplasty based on a large group of 5639 patients. Eur Arch Oto‐Rhino‐Laryngol. 2018;275(7):1789‐1794.

[5] Johnson MD. Management of pediatric nasal surgery (rhinoplasty). Facial Plast Surg Clin. 2017;25(2):211‐221.

[6] Wright RJ, Murakami CS, Ambro BT. Pediatric nasal injuries and management. Facial Plast Surg. 2011;27(05):483‐490.

[7] Matsuba HM, Thawley SE. Nasal septal abscess: unusual causes, complications, treatment, and sequelae. Ann Plast Surg. 1986;16(2):161‐166.

[8] Ginsburg CM, Leach JL. Infected nasal septal hematoma. Pediatr Infect Dis J. 1995;14(11):1012.

[9] Sayn I, Yazc ZM, Bozkurt E, Kayhan FT. Nasal septal hematoma and abscess in children. J Craniofac Surg. 2011;22(6):e17‐19.

[10] Fry HJH. The pathology and treatment of h1 matoma of the nasal septum. Br J Plast Surg. 1969;22(3‐4):331‐335.

[11] Flint PW, Haughey BH, Niparko JK, Richardson MA, Lund VJ, Robbins KT, et al. Cummings otolaryngology‐head and neck surgery E‐book: head and neck surgery, 3‐volume set. London: Elsevier Health Sciences; 2010.

[12] Sanyaolu LN, Farmer SEJ, Cuddihy PJ. Nasal septal haematoma. BMJ. 2014;349:g6075.

（易烛光　王　敏）译，（叶惠平）校

8 鼻腔异物

Marios Stavrakas

8.1 病例展示

1名5岁小孩前来就诊，他的父亲明确小孩在玩耍的时候，将塑料玩具放入了鼻腔。因为需要患儿的配合，接诊医师要仔细考虑鼻腔异物的准确定位和选择合适的取出工具。耳鼻咽喉科医师经过检查，发现异物位于中鼻甲的前端，他使用钝滑的钩子越过异物，将异物顺利取出。患儿有轻微的鼻出血，给予局部压迫处理，然后再使用抗生素药膏涂抹鼻腔。

8.2 背景知识

鼻腔异物好发于5岁以下的儿童，或者患者具有精神障碍等疾病。一些患者在家长的帮助下，可以明确异物的性质。有些患者仅仅表现为一侧的鼻臭味、鼻涕（甚至为脓血涕）、鼻前庭炎。虽然鼻腔异物不会危及生命，但是在取出异物时可能会导致一些并发症的发生。

鼻腔异物的分类：

(1) 非动物性异物：鹅卵石、豆类、弹珠、橡皮、纸张、电池。

(2) 动物性异物：蛆虫、蝇虫。

异物进入的方式：

(1) 前鼻腔进入（最为常见）。

(2) 后鼻腔进入（食物类）。

(3) 贯通伤。

非动物性异物可以吸收水分、肿胀，可以导致更多的不适感。同时还可以引起炎症反应，少数患者可以引发毒血症。

如果异物被肉芽组织紧密包裹在中心位置，就可能逐渐形成炭化的外壳，最终形成鼻石。

M. Stavrakas (✉)
University Hospitals Plymouth NHS Trust, Plymouth, UK
e–mail: mstavrakas@doctors.org.uk

© Springer Nature Switzerland AG 2021
M. Stavrakas, H. S Khalil (eds.), *Rhinology and Anterior Skull Base Surgery*,
https://doi.org/10.1007/978–3–030–66865–5_8

8.3 临床实践

8.3.1 诊断

通常采集准确的病史，已经可以明确鼻腔异物的诊断。前鼻镜检查，以及在患儿配合的情况下，鼻内镜的检查可以明确异物的位置、性质和取出方式。

8.3.2 治疗

鼻腔异物的取出方式有多种。有时，因为鼻腔异物的嵌入，导致鼻腔黏膜水肿，这时可以使用鼻腔减充血剂，使异物更容易被发现。

鼻腔异物的取出方法：

（1）放入钝滑的钩子，越过异物，缓慢地拉出异物。

（2）根据异物的大小、形状，使用鳄鱼钳或 Hartmann 鼻钳抓住异物。

（3）让患者用手指堵住健侧鼻腔，闭合口腔，尝试擤出异物。

（4）放入 10 号导尿管，越过异物，注射 1~2 mL 水，将异物拖出鼻腔。

合适的患儿体位是十分重要的。我们一般让患儿坐在父亲的腿上，父亲夹住患儿大腿，一只手固定好患儿的手臂，另一只手放在患儿的额部，固定头部。这样有利于提高第一次异物取出的成功率。多次尝试会增加患儿的痛苦和异物取出的难度。

常见的鼻腔异物位置：

（1）下鼻甲的下方。

（2）中鼻甲前份。

当鼻腔异物的位置不明确的时候，局麻或全麻下鼻内镜的检查是十分必要的。右侧鼻腔异物较为常见，因为右侧优势手的患者会习惯性捡起异物，放入右侧鼻腔。

并发症：鼻出血、脓臭鼻涕、鼻前庭炎、鼻痒、鼻腔黏膜损伤。

电池和磁性异物需要特别地关注，因为即使及时地取出异物，也会导致鼻腔黏膜的严重损伤。如果出现鼻中隔的穿孔和鼻腔黏膜的损伤，有可能需要进一步的手术处理。

通常非腐蚀性的异物应该在 24 h 内取出。取出的时机和方式根据当地的医疗流程确定。抗生素并不作为常规推荐使用，除非出现鼻腔黏膜的损伤、组织的坏死、感染等并发症的情况下才考虑使用。

总结及作者观点：

（1）详细的病史是十分重要的信息。

（2）合适的体位和工具是取出异物的关键。

（3）电池和磁性异物需要高度重视并尽早取出。

参考文献

[1] Kalan A, Tariq M. Foreign bodies in the nasal cavities: a comprehensive review of the aetiology, diagnostic pointers, and therapeutic measures. Postgrad Med J. 2000;76(898):484‐487.

[2] Cetinkaya EA, Arslan IB, Cukurova I. Nasal foreign bodies in children: types, locations, complications and removal. Int J Pediatr Otorhinolaryngol. 2015;79(11):1881‐1885.

[3] Gray RF, Hawthorne M. Synopsis of otolaryngology. 5th ed. Oxford: Butterworth‐Heinemann; 1992.

[4] Mazumder JA, Das Chowdhury RK, Delwar AHM, Tayeb A, Bashar MA, et al. Nasal foreign body: a retrospective study. Int J Contemp Res Rev. 2017;8(10).

[5] Baluyot ST. Foreign bodies in the nasal cavity, vol. 1980. 2nd ed. Philadelphia: WB Saunders Co. p. 2009‐2016.

（赵　睿）译，（叶惠平）校

第二部分：鼻炎

9 变应性鼻炎

Marios Stavrakas，Hisham S. Khalil

9.1 病例展示

患者男性，34 岁，因持续性鼻炎就诊。患者主诉有明显的鼻塞和流涕症状，曾行鼻中隔成形术，但症状并无好转。患者希望进行鼻中隔修正手术来改善他的症状。仔细的病史采集显示，他还接受了次优的药物治疗，但服药的依从性很差。

详细的临床评估显示他患有持续性变应性鼻炎，并接受了相应的治疗。详细告知患者病情，并要求其记录好自己的症状。在下一次随访中，患者的临床表现和主观症状均有改善。

9.2 背景知识

鼻炎在普通人群中常见，也是患者转诊至耳鼻喉专科诊所的最常见原因之一。慢性鼻炎被定义为鼻黏膜慢性炎症，可导致鼻塞、流鼻涕、打喷嚏，或鼻、眼瘙痒，据估计它影响了 30% 的普通人群。如果每天至少 1 h 出现 2 种鼻部症状，且每年持续 > 12 周，则被归类为慢性鼻炎。

慢性鼻炎包括：

- 传染性鼻炎。
- 变应性鼻炎。
- 非变应性鼻炎（NAR）。

根据 ARIA 分类（变应性鼻炎及其对哮喘的影响），变应性鼻炎可以是间歇性的（症状 < 4 天 / 周或 < 4 周）或持续性的（症状 > 4 天 / 周或 > 4 周）。症状的严重程度及其对患者活动和生活质量的影

M. Stavrakas (✉)
University Hospitals Plymouth NHS Trust, Plymouth, UK
e−mail: mstavrakas@doctors.org.uk

H. S Khalil
University Hospitals Plymouth NHS Trust, Plymouth, UK

Peninsula Medical School, University of Plymouth, Plymouth, UK
e−mail: Hisham.khalil@plymouth.ac.uk

© Springer Nature Switzerland AG 2021
M. Stavrakas, H. S Khalil (eds.), *Rhinology and Anterior Skull Base Surgery*,
https://doi.org/10.1007/978−3−030−66865−5_9

响可能从轻度到重度不等。在诊断方面，它基于病史和临床检查，并结合特异性 IgE 检测结果。可以通过使用适当的皮肤试验或血液检测来明确病因。确定诊断后，必须了解患者的期望并使其期望切实可行。

应根据患者的需求"量身定制"治疗方案，临床医师必须考虑患者的依从性，因为有证据表明很多患者并没有按预期遵循医嘱和建议。我们应该监测症状，而视觉模拟评分（VAS）就是一个很好的指标。在这方面，最近推出的移动应用程序似乎为监测症状和治疗效果提供了一种可靠方法。

在治疗方面，药物治疗是主要的治疗方案。如果在需要长期药物治疗和特定的难治病例中没有疗效，可以考虑采用过敏原特异性免疫治疗。鼻中隔偏曲或下鼻甲肥大的手术治疗也是一种治疗手段，同样需要谨慎选择患者，如以鼻塞为主要症状但药物治疗无效的患者。Bousquet 等（2020）将过敏性鼻炎的治疗方式分为 5 个级别：

（1）非镇静性 H1 抗组胺药。

（2）鼻用皮质类固醇。

（3）鼻用皮质类固醇 + 鼻用氮卓斯汀。

（4）短疗程口服皮质类固醇和其他附加治疗。

（5）考虑转诊给专科医师和进行过敏原免疫治疗。

由于过敏性鼻炎的治疗是由全科医师施行及进行监测的，因此需要仔细评估患者病情，排除其他鼻窦病变，必要时考虑转诊至专科医院。更新的 ARIA-GRADE 指南得出了一些有价值的结论，在治疗过敏性鼻炎患者时需要参考这些结论。但并未发现口服 H1 抗组胺药与鼻用皮质类固醇联用比单独使用鼻用皮质类固醇更有效，但发现鼻用 H1 抗组胺药与鼻用皮质类固醇联用比单独使用鼻用皮质类固醇更有效。最后，鼻用 H1 抗组胺药在给药后数分钟内即可起效。

9.3　临床实践

9.3.1　病史

详细的病史采集是基础，其为准确地诊断提供足够的信息。它还将有助于临床医师进一步对鼻炎进行分型，并了解患者对治疗的依从性。

9.3.2　查体

前鼻镜检查和纤维鼻内镜检查的目的是排除其他导致患者症状的病因，如慢性鼻窦炎、鼻中隔偏曲或其他鼻窦病变。鼻黏膜通常表现为肿胀、苍白或充血，有明显流涕及下鼻甲肿大。

9.3.3　检查

皮肤点刺试验（SPT）或血液检测（抗过敏原吸收试验和特异性 IgE 水平）是明确特异性变应原的

第一步（图 9.1）。在临床实践中，影像学检查在变应性鼻炎的诊断中不是必须做的，但有时本病会与慢性鼻窦炎、变应性鼻炎的症状有重叠，尤其是常年性变应性鼻炎。如需排除其他鼻窦病变，也可选择影像学检查。

9.3.4 治疗

我们采用基于鼻用皮质类固醇 +/– 抗组胺药药物治疗的循序渐进法。对于难治性病例，若主要症状是由鼻甲肥大而引起的鼻塞，可以考虑进行鼻甲减容手术，如黏膜下或线性消融术。要强调的是，必须仔细选择患者并清楚地解释预期结果。

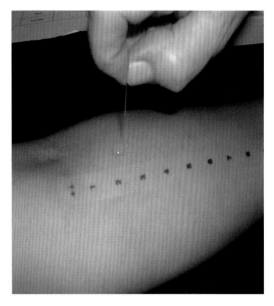

图 9.1　如果怀疑有 I 型过敏反应，则需要进行皮肤点刺试验。它检测吸入性变应原，通常需要大约 15 min。需要使用阴性和阳性对照

总结及作者观点：

(1) 变应性鼻炎是一种常见的临床疾病，因此全科医师和耳鼻喉科专家应熟悉当前的管理指南。

(2) 对于治疗困难的难治性病例，应考虑转诊至过敏与免疫专科。

(3) 不建议手术，除非有明显的解剖阻塞且可以纠正。

参考文献

[1] Bousquet J, Schünemann HJ, Togias A, Bachert C, Erhola M, Hellings PW, et al. Next-generation Allergic Rhinitis and Its Impact on Asthma (ARIA) guidelines for allergic rhinitis based on Grading of Recommendations Assessment, Development and Evaluation (GRADE) and real-world evidence. J Allergy Clin Immunol. 2020;145(1):70‐80.e3.

[2] Scadding G, Hellings P, Alobid I, Bachert C, Fokkens W, van Wijk RG, et al. Diagnostic tools in Rhinology EAACI position paper. Clin Transl Allergy. 2011;1(1):2.

[3] Bousquet J, Schünemann HJ, Hellings PW, Arnavielhe S, Bachert C, Bedbrook A, et al. MACVIA clinical decision algorithm in adolescents and adults with allergic rhinitis. J Allergy Clin Immunol. 2016;138(2):367‐374.e2. https://doi.org/10.1016/j.jaci.2016.03.025.

[4] Brożek JL, Bousquet J, Baena-Cagnani CE, Bonini S, Canonica GW, Casale TB, et al. Allergic Rhinitis and its Impact on Asthma (ARIA) guidelines: 2010 revision. J Allergy Clin Immunol. 2010;126(3):466‐476.

[5] Bousquet J, Khaltaev N, Cruz AA, Denburg J, Fokkens WJ, Togias A, et al. Allergic rhinitis and its impact on asthma (ARIA) 2008. Allergy. 2008;63:8‐160.

（叶林松）译，（张少杰）校

10　非变应性鼻炎

Abdulaziz Abushaala，Marios Stavrakas，Hisham S. Khalil

10.1　病例展示

患者男性，37 岁，因双侧鼻塞进行性加重 2 年就诊。主诉曾有同时使用"非处方"鼻用减充血剂史。在过去的 6 个月里，患者发现鼻用减充血剂的疗效下降，必须频繁地使用它。耳鼻喉科检查见有鼻炎表现，伴有轻度鼻中隔偏曲和双下鼻甲明显肥大（图 10.1）。皮肤点刺试验过敏原呈阴性。诊断为药物性鼻炎。通过逐步减少使用鼻腔减充血剂，给予鼻用类固醇并进行双侧下鼻甲消融术，最后该患者获得了很好的疗效。

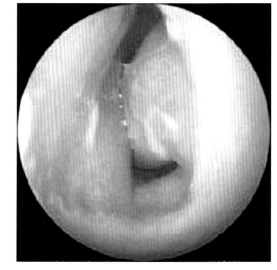

图 10.1　鼻内镜检查药物性鼻炎患者左鼻腔所见：下鼻甲肥大伴轻度鼻中隔偏曲

10.2　背景知识

非变应性鼻炎（NAR）是一种慢性鼻炎，没有任何慢性感染迹象或过敏性炎症的全身迹象，其影响超过 2 亿的普通人群。这类的患者主诉流鼻涕或鼻塞，但没有脓性分泌物，而且他们的皮肤点刺试验和过敏原

A. Abushaala (✉)
Forth Valley Hospital, Larbert, Scotland
e-mail: a.abushaala1@nhs.net

M. Stavrakas
University Hospitals Plymouth NHS Trust, Plymouth, UK
e-mail: mstavrakas@doctors.org.uk

H. S Khalil University Hospitals Plymouth NHS Trust, Plymouth, UK

Peninsula Medical School, University of Plymouth, Plymouth, UK
e-mail: Hisham.khalil@plymouth.ac.uk

© Springer Nature Switzerland AG 2021
M. Stavrakas, H. S Khalil (eds.), *Rhinology and Anterior Skull Base Surgery*,
https://doi.org/10.1007/978-3-030-66865-5_10

特异性 IgE（RAST 法）呈阴性。

临床医师应根据病史和排除过敏的情况，将非变应性鼻炎与其他类型（感染性、变应性、局部变应性）的鼻炎、鼻窦炎和其他任何鼻窦病变区分开来。对于局部变应性鼻炎，其特点是鼻黏膜有局部变应反应，但患者皮肤点刺试验和特异性 IgE 检查阴性。实际上，很难将这种临床病例与非变应性鼻炎区分开来。大多数患者对鼻用皮质类固醇反应良好。

表 10.1 总结了所有非变应性鼻炎亚型的基本特征。

药物性鼻炎是一种非变应性鼻炎，与长期使用局部鼻用减充血剂有关。局部鼻腔血管收缩药物，如拟交感神经胺和咪唑啉衍生物是导致药物性鼻炎的主要病因。它们是 α- 肾上腺素受体激动剂，长期使用会导致疗效下降（快速耐受），使鼻黏膜充血和非特异性鼻内高反应反弹增强。尽管发病率很高，但人们对药物性鼻炎的病理生理学仍不清楚，可能与血管扩张和血管内水肿有关。药物性鼻炎的诊断主要依靠鼻充血和鼻塞病史，不伴流涕，但有长期局部滥用鼻用减充血剂的经历。它可能和其他鼻部疾病并发，如变应性鼻炎和鼻息肉。鼻内镜检查显示鼻黏膜炎症，有点状出血区域。Zucker 等最近的系统评价（2019）表明，目前还没有文献具有足够的证据能正式规范药物性鼻炎的治疗标准。其治疗方法主要是停用局部减充血剂，并使用鼻用类固醇和生理盐水冲洗鼻腔。

辣椒素的作用是基于最初的神经元兴奋，一段较长的时间过后，前面兴奋的神经元会对广泛的刺激变得没有反应。应仔细监测其使用情况，各医院药房应告知药物的使用剂量。Fokkens 等（2016）认为辣椒素对老年性鼻炎或吸烟引起的非变应性鼻炎无效，并且没有证据表明辣椒素对过敏性鼻炎有效。因此，必须慎用，那些受益于辣椒素治疗的患者，尤其是特发性鼻炎患者，可能会在几个月后因鼻炎症状复发而需要再次使用。

表 10.1　非变应性鼻炎亚型的基本特征

非变应性鼻炎亚型	特征	病理生理学	治疗
老年性鼻炎	患者 > 65 岁 表现为迟发性双侧水样鼻分泌物，无黏膜或解剖异常	神经性失调，黏膜 / 腺体萎缩	应用异丙托溴铵
味觉性鼻炎	吃辛辣的食物后有水样鼻涕	由过度兴奋、非肾上腺素能、非胆碱能或肽能神经系统相关的味觉反射引起的神经源性炎症	避免使用，鼻用辣椒素
职业性鼻炎	由于暴露于特定的工作环境而导致鼻黏膜炎症	神经源性炎症	避免接触，诊断对预防职业性哮喘很重要
激素性鼻炎	激素失衡 与月经期、青春期、怀孕、更年期、甲状腺功能减退、肢端肥大症等时期的激素失衡有关	雌激素→血管充血 鼻塞 ± 分泌物过多 β- 雌二醇和孕酮→组胺 H1 受体表达增多→嗜酸性粒细胞迁移和 / 或脱粒。睾酮则有相反的效果	鼻用皮质类固醇治疗
药物性鼻炎	(1) 药物不良反应引起 (2) 鼻炎药物的应用	①阿司匹林、布洛芬、非甾体抗炎药、β受体阻滞剂、镇静剂、抗抑郁药、口服避孕药、治疗勃起功能障碍的药物；②长时间使用减充血剂	避免使用
特发性鼻炎	高达 50% 的 NAR 没有明确的病因	神经源性炎症，病因不明	鼻用皮质类固醇治疗，辣椒素

10.3 临床实践

10.3.1 病史

对于有双侧鼻塞、局部或较少见的全身减充血剂滥用史的患者，应怀疑药物性鼻炎。发现与其他鼻窦疾病相关的症状很重要，如变应性鼻炎伴频繁打喷嚏、流涕和过敏病史。病史采集还应排除职业性鼻炎和鼻窦炎。

耳鼻喉科医师应辨别鼻用或全身用减充血剂的类型、使用的剂量和频率，以及是否使用其他局部或全身药物来治疗鼻塞。再者，因长期使用减充血剂有导致高血压的副作用，所以应注意患者既往有无高血压病史。

10.3.2 查体

药物性鼻炎患者通常鼻黏膜发红、肿胀，下鼻甲肥大。其他可能导致鼻塞的原因包括鼻翼塌陷、鼻中隔偏曲或鼻息肉等。

10.3.3 检查

根据患者的症状进行相关检查。重要的一点是通过皮肤点刺试验 / 总 IgE 和特异性 IgE 检测来排除过敏性鼻炎。对于有鼻窦炎病史且药物治疗失败的患者，应要求其进行鼻窦 CT 检查。

10.3.4 治疗

告知患者停用局部鼻用或全身性减充血剂的必要性，同样强调逐渐减少局部鼻用减充血剂的剂量和频率也很重要。最好先在白天不用减充血剂，但是可在睡前和晨起时继续使用，然后再通过停止睡前用药逐渐使患者停药。

高渗盐水进行鼻腔冲洗和局部用类固醇喷雾剂对患者摆脱减充血剂依赖非常有帮助。大约 12 周后，即可观察这种方法是否有效。如果治疗失败或患者一开始的症状非常严重，则适合进行下鼻甲减容手术。手术方案取决于外科医师的偏好。在我们的医疗中心，我们联用下鼻甲外骨折外移与下鼻甲表面的线性透热疗法（图 10.2），其他方法包括使用或不使用等离子或吸切器的下鼻甲成形术。

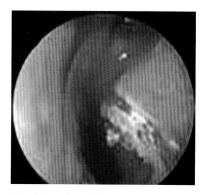

图 10.2 左鼻腔鼻内镜显示：肥大下鼻甲的线性透热疗法

总结及作者观点：

(1) 非变应性鼻炎是一种慢性疾病，其特征是没有过敏源致敏性。

(2) 临床医师应熟悉 NAR 的分型及其影响的人群。

(3) 与过敏性鼻炎一样，需要慎重考虑行鼻甲减容术或鼻中隔成形术，临床医师必须关注患者有无手术适应证，以及患者对术后的预期值。

参考文献

[1] Fokkens W, Hellings P, Segboer C. Capsaicin for rhinitis. Curr Allergy Asthma Rep. 2016;16(8):60.

[2] Hellings PW, Klimek L, Cingi C, Agache I, Akdis C, Bachert C, et al. Non-allergic rhinitis: position paper of the European Academy of Allergy and Clinical Immunology. Allergy. 2017;72(11):1657‐1665.

[3] Scadding G, Hellings P, Alobid I, Bachert C, Fokkens W, van Wijk RG, et al. Diagnostic tools in Rhinology EAACI position paper. Clin Transl Allergy. 2011;1(1):2.

[4] Settipane RA. Other causes of rhinitis: mixed rhinitis, rhinitis medicamentosa, hormonal rhinitis, rhinitis of the elderly, and gustatory rhinitis. Immunol Allergy Clin North Am. 2011;31(3):457‐467.

[5] Ellegård E, Hellgren M, Torén K, Karlsson G. The incidence of pregnancy rhinitis. Gynecol Obstet Investig. 2000;49(2):98‐101.

[6] Morais-Almeida M, Pite H, Pereira AM, Todo-Bom A, Nunes C, Bousquet J, et al. Prevalence and classification of rhinitis in the elderly: a nationwide survey in P ortugal. Allergy. 2013;68(9):1150‐1157.

[7] Powe DG, Jagger C, Kleinjan A, Carney AS, Jenkins D, Jones NS. 'Entopy': localized mucosal allergic disease in the absence of systemic responses for atopy. Clin Exp Allergy. 2003;33(10):1374‐1379.

[8] Navarrete-Palacios E, Hudson R, Reyes-Guerrero G, Guevara-Guzmán R. Correlation between cytological characteristics of the nasal epithelium and the menstrual cycle. Arch Otolaryngol Head Neck Surg. 2003;129(4):460‐463.

[9] Jovancevic L, Georgalas C, Savovic S, Janjevic D. Gustatory rhinitis. Rhinology. 2010;48(1):7‐10.

[10] Hox V, Steelant B, Fokkens W, Nemery B, Hellings PW. Occupational upper airway disease: how work affects the nose. Allergy. 2014;69(3):282‐291.

[11] Malmberg H, Grahne B, Holopainen E, Binder E. Ipratropium (Atrovent) in the treatment of vasomotor rhinitis of elderly patients. Clin Otolaryngol Allied Sci. 1983;8(4):273‐276.

[12] Hamano N, Terada N, Maesako K, Ikeda T, Fukuda S, Wakita J, et al. Expression of histamine receptors in nasal epithelial cells and endothelial cells—the effects of sex hormones. Int Arch Allergy Immunol. 1998;115(3):220‐227.

[13] Zucker SM, Barton BM, McCoul ED. Management of rhinitis medicamentosa: a systematic review. Otolaryngol Head Neck Surg. 2019;160(3):429‐438.

[14] Vaidyanathan S, Williamson P, Clearie K, Khan F, Lipworth B. Fluticasone reverses oxymetazoline-induced tachyphylaxis of response and rebound congestion. Am J Respir Crit Care Med. 2010;182(1):19‐24.

[15] Papadopoulos NG, Guibas GV. Rhinitis subtypes, endotypes, and definitions. Immunol Allergy Clin North Am. 2016;36(2):215‐233.

[16] Graf P. Rhinitis medicamentosa. Treat Respir Med. 2005;4(1):21‐29.

[17] Fowler J, Chin CJ, Massoud E. Rhinitis medicamentosa: a nationwide survey of Canadian otolaryngologists. J Otolaryngol Head Neck Surg. 2019;48(1):70.

（叶林松）译，（张少杰）校

第三部分：鼻窦炎

11 急性鼻窦炎

Marios Stavrakas

11.1 病例展示

一名 71 岁的糖尿病患者因右侧急性鼻窦炎及右上眼睑肿胀急诊入院。10 天前患者开始出现类似感冒的症状：流涕、面部疼痛和鼻塞。最初给予保守治疗。患者的症状逐渐加重，上睑开始肿胀。CT 扫描显示右上颌窦、筛窦、额窦见混浊影，上述鼻窦后壁有骨质破坏表现。患者接受了静脉注射抗生素和外用鼻腔减充血剂的治疗。经眼科医师会诊后，决定进行手术引流。行鼻内镜下中鼻道开窗术、筛窦开放术、额隐窝额窦开放术。患者术后恢复顺利，6 周后患者接受了改良 ESS 手术和额窦联合入路手术。

11.2 背景知识

急性鼻窦炎（ARS）是一种常见的疾病，影响全球 6% ~ 15% 的人口。ARS 是基层医疗单位中最常见的疾病之一。据估计，大约 90% 的成年人在一生中的某个时期曾患过鼻窦炎。在所有的 ARS 病例中，只有不到 2% 是由细菌感染引起的。而复发性急性鼻窦炎（RARS）影响了 1/3000 的西方成年人。ARS 通常是基于急性发作的鼻塞、流涕、面部疼痛和嗅觉减退等症状的临床诊断。根据 2020 年发表的《欧洲鼻窦炎和鼻息肉意见书》（以下称《EPOS 2020 指南》），急性细菌性鼻窦炎必须至少符合以下 5 种症状与体征中的 3 种：鼻涕颜色改变、严重的局部疼痛（通常为单侧）、发热 > 38℃、C 反应蛋白 / 血沉升高、疾病症状加重。

关于疾病的易感因素，临床医师应考虑到阻塞鼻腔鼻窦生理引流的解剖异常或变异，如眶下筛窦气房、筛漏斗狭窄、泡状中鼻甲或副窦口。研究表明，解剖变异对于 RARS 患者的发病可能更具意义。黏液纤毛清除功能障碍是另一个病因。这不仅与先天性或综合征性疾病有关，也与病毒性感冒有关，后者导致纤毛细胞逐步地丧失、纤毛形态异常以及黏液痰的改变。另一个易感因素是生物膜的形成。生物膜是细胞外基质和来自多样物种的独立微生物的复杂聚集体，与来自相同物种的常驻菌群相比，这种生物

M. Stavrakas (✉)
University Hospitals Plymouth NHS Trust,
Plymouth, UK
e-mail: mstavrakas@doctors.org.uk

© Springer Nature Switzerland AG 2021
M. Stavrakas, H. S Khalil (eds.), *Rhinology and Anterior Skull Base Surgery*,
https://doi.org/10.1007/978-3-030-66865-5_11

膜形成可导致抗生素的耐药性增加（高达 1000 倍）。

ARS 的病理生理学中有 3 个关键的发病因素：鼻窦口狭窄，纤毛的功能障碍，鼻窦黏性分泌物。

牙源性鼻窦炎具有不同的发病机制。这与磨牙、前磨牙与上颌窦（距离 1.97 mm）之间密切的解剖关系有关。牙源性鼻窦炎有多种发病因素，如经上颌骨扩散的牙髓感染、根尖周围囊肿、侵蚀周围黏骨膜的肉芽肿或脓肿、牙髓材料在鼻窦内的移位、牙齿碎片、种植体或增大的移植物、拔牙过程中的上颌窦底壁穿孔、牙周手术或鼻窦底抬升手术、牙齿的创伤或口腔－上颌窦瘘。根尖周围感染通过血管和淋巴系统在骨髓内扩散。迅速扩散的急性感染性牙髓疾病更具破坏性，并可在短时间内累及邻近的鼻窦。此外，我们还可以分辨急性进展阶段，其特征是先天免疫系统（中性粒细胞和巨噬细胞）的初期升高，以及慢性发展的阶段，在这个阶段中病变更加有序，并以适应性免疫反应为特征。

11.3　临床实践

11.3.1　诊断

众所周知，确诊细菌性 ARS 的"金标准"是鼻窦穿刺或鼻道拭子（内镜引导下）的细菌培养阳性，而鼻窦的放射学评估诊断价值相对较低。细菌学或影像学均不被推荐用于细菌性 ARS 的临床诊断或用于指导治疗。尽管个体症状不具有明确的预测性，但有限的证据表明，综合考虑临床特征（虽然细菌感染的诊断未建立）可能会提醒临床医师关注病情更严重和持续时间更长的患者（如病程持续超过 10 天或在 5 ~ 7 天后逐渐加重的患者），应对这些患者进行监测，并考虑给予更积极的治疗，包括抗生素治疗。Gluck 等（2018 年）比较了不同医疗系统中 ARS 的诊断标准。他们总结在发达国家和发展中国家，与鼻塞相关的脓性鼻腔分泌物，无论是经前鼻腔流出或是鼻后滴漏，均是两种最常见的症状。美国和《EPOS 2020 指南》均将普通感冒／急性病毒性鼻窦炎和病毒感染后鼻窦炎进行了区分：急性病毒性鼻窦炎是由病毒感染引起的鼻腔和鼻窦炎症，通常在 10 天内消退；而病毒感染后鼻窦炎被定义为在急性病毒性鼻窦炎基础上，病情在 5 天后恶化或病程持续 10 天后延长。所有的发达国家均不把普通 X 线检查作为一种诊断依据，并提倡在必要时使用鼻窦 CT。

11.3.2　治疗

ARS 的治疗，可在观察中等待症状缓解，也可选择药物治疗，主要包括口服抗生素及最后的手术治疗（内镜、开放、球囊鼻窦成形术）。治疗的选择应基于循证医学证据，遵循国家或国际指南。

11.3.2.1　药物治疗

Fokkens 等（2014 年）建议对无并发症的成人 ARS 采取观察等待方法，但合并高烧、严重的单侧面部疼痛、流脓涕或疾病症状加重的患者除外。由于抗生素使用并未被证实比保守治疗给患者带来更显著的获益，他们还建议通过非抗生素治疗和患者宣教来控制症状。

系统综述也支持观察的治疗方法。此外，抗生素可能会带来如胃肠道紊乱和皮疹等副作用。鉴于缺乏明确获益的临床证据及全球抗生素耐药问题，Fokkens 等（2014）指出，"临床诊断为无并发症的急性鼻窦炎患者不能使用抗生素"。关于抗生素与安慰剂治疗症状持续至少 7 天的急性上颌窦炎的另一篇 Cochrane 系统综述纳入 6 项对照临床试验。抗生素对症状的缓解有一定的作用，但安慰剂组（80%）和抗生素治疗组（90%）的改善程度都很高。在使用抗生素的情况下，在 7 ~ 15 天内出现持续症状的相对风险略有降低，但两组之间的"全面护理"率仅有微小差异。作者的结论是，在个体及人群层面上，必须综合权衡适当的获益与潜在的不利影响。

抗生素的使用取决于北美、欧洲和英国的指南。更具体地说，美国儿科学会已经引入了一种严格的标准来评估急性细菌性鼻窦炎，如果符合标准，则应该使用抗生素。美国传染病学会建议根据严格评估标准（持续性、没有改善、严重症状、双重恶心）使用抗生素。绝大多数鼻窦炎病例是由病毒引起的，因此无须使用抗生素就能痊愈。仅当症状在 10 天内没有缓解时，才推荐使用抗生素。由于有不良反应、产生抗生素耐药性或发生皮疹的风险，特别不推荐轻 / 中度疾病患者在感染的第 1 周使用抗生素。由于对阿莫西林的耐药性增加，美国传染病学会（IDSA）2012 年指南建议将阿莫西林 – 克拉维酸作为细菌性鼻窦炎的首选治疗药物。由于耐药性越来越强，该指南还建议不要使用其他常用的抗生素，包括阿奇霉素、克拉霉素和甲氧苄啶 / 磺胺噁唑。对于临床诊断为细菌性鼻窦炎且没有其他严重疾病或并发症的患者，短疗程（3 ~ 7 天）的抗生素治疗与经典的长疗程（10 ~ 14 天）抗生素治疗看起来同样有效。IDSA 指南建议 5 ~ 7 天疗程的抗生素治疗足以治疗细菌感染，且不会产生耐药性。

非抗生素治疗选择包括病情宣教、安抚及对症治疗。虽然抗组胺药、雾化吸入、减充血剂或生理盐水冲洗在临床上被广泛使用，但没有令人信服的证据表明应用这些药物具有临床效益。局部鼻腔类固醇被发现对症状和恢复速度有适度的影响。一项 Cochrane 系统综述发现，与接受安慰剂的受试者相比，接受这种局部激素治疗的受试者的症状在 2 周内有更高的缓解可能性（73% vs 66.4%；风险比 1.11，1.04 ~ 1.18）。虽然这篇综述没有报道确切的不良事件，但可能发生的不良反应包括鼻刺激和鼻出血。含有例如羟甲唑啉的减充血喷雾剂可能会起到缓解作用，但这些药物的使用时间不应超过推荐的时间，长时间使用可能会导致药物性鼻炎。

11.3.2.2　手术治疗

对于无并发症的 ARS 患者，不需要进行手术治疗。在 ARS 患者出现并发症的情况下，如眼眶蜂窝织炎，当保守治疗失败时提倡开放或内镜手术，旨在引流脓腔并治愈疾病。Dewan 等（2011）的一项研究发现手术方式的选择影响住院时间。内镜鼻窦手术联合骨膜下脓肿（SPA）引流的患者住院时间显著缩短，这可能与脓肿再蓄积率的降低有关。

关于手术干预的时间点，应考虑多种因素。Wan 等（2016）研究了儿童 ARS 后眼眶并发症的治疗。当 48 h 后患者的病情仍没有改善时，应行鼻内镜鼻窦手术。但如果患者出现眼眶脓肿、眼球活动障碍或视力下降，应在最初 24 h 内立即行 ESS 手术。脓肿多位于眶纸板与眶周之间，偶见位于眶上壁，最常见的临床表现是眼球突出、球结膜水肿和眼球活动受限。Pond 和 Berkowitz（1999）提出，由于筛窦疾病可以通过抗生素治愈，SPA 患者无须行全组筛窦开放术。但前组筛窦开放术对于 SPA 鼻内引流是必要的。Wan 等（2016）研究，支持完全开放筛窦气房对患者的 SPA 引流是必要的。

对于复发性急性鼻窦炎（RARS）的病例，目前建议手术局限于上颌窦开窗和双侧前组筛窦开放术。当 CT 扫描提示更广泛的鼻窦病变时，建议行更进一步的手术来清除 CT 扫描上所示的特定病变区域。

球囊鼻窦成形术在 ARS 治疗中的作用也被研究。在易患严重并发症的危重和免疫功能低下的特殊患者手术中，球囊是一种有用的器械。球囊可实现鼻窦扩张而不切断黏膜，因此有可能最大限度地减少出血。然而，值得注意的是，这项手术不适合疑为侵袭性真菌性鼻窦炎的患者，因为诊断需要进行组织活检。

11.3.3 随访

无并发症的急性鼻窦炎病例不需要随访。复杂的病例和易患 CRS 的患者可能需要随访评估。牙源性鼻窦炎患者应转诊至牙科诊所或 OMFS，以确定牙科感染病灶。

总结及作者观点：
（1）ARS 是一种常见的疾病，涉及全科医师和耳鼻喉科医师。
（2）根据目前的指南，诊断本质上是临床诊断。
（3）以药物治疗为主，复杂病例考虑进行手术治疗。

参考文献

[1] Gluck O, Marom T, Shemesh S, Tamir SO. Adult acute rhinosinusitis guidelines worldwide: similarities and disparities. Int Forum Allergy Rhinol. 2018;8:939－947.

[2] Fokkens WJ, Hoffmans R, Thomas M. Avoid prescribing antibiotics in acute rhinosinusitis. BMJ. 2014;349:g5703.

[3] Dewan MA, Meyer DR, Wladis EJ. Orbital cellulitis with subperiosteal abscess: demographics and management outcomes. Ophthalmic Plast Reconstr Surg. 2011;27(5):330－332.

[4] Wan Y, Shi G, Wang H. Treatment of orbital complications following acute rhinosinusitis in children. Balkan Med J. 2016;33(4):401.

[5] Pond F, Berkowitz RG. Superolateral subperiosteal orbital abscess complicating sinusitis in a child. Int J Pediatr Otorhinolaryngol. 1999;48(3):255－258.

[6] Wang D-Y, Wardani RS, Singh K, Thanaviratananich S, Vicente G, Xu G, et al. A survey on the management of acute rhinosinusitis among Asian physicians. Rhinology. 2011;49(3):264－271.

[7] Rosenfeld RM, Piccirillo JF, Chandrasekhar SS, Brook I, Ashok Kumar K, Kramper M, et al. Clinical practice guideline (update): adult sinusitis. Otolaryngol Head Neck Surg. 2015;152(2_suppl):S1－S39.

[8] Radojicic C. Sinusitis. Cleveland Clin Curr Clin Med. 2010:378358838－41.

[9] Pearlman AN, Conley DB. Review of current guidelines related to the diagnosis and treatment of rhinosinusitis. Curr Opin Otolaryngol Head Neck Surg. 2008;16(3):226－230.

[10] Fokkens WJ, Lund VJ, Hopkins C, Hellings PW, Kern R, Reitsma S, et al. EPOS: European position paper on rhinosinusitis and nasal polyps 2020. Rhinology. 2020;58(Suppl S29):1－464.

[11] Bhattacharyya N, Grebner J, Martinson NG. Recurrent acute rhinosinusitis: epidemiology and health care cost burden. Otolaryngol Head Neck Surg. 2012;146(2):307－312.

[12] Alkire BC, Bhattacharyya N. An assessment of sinonasal anatomic variants potentially associated with recurrent acute rhinosinusitis. Laryngoscope. 2010;120(3):631－634.

[13] Costa ML, Psaltis AJ, Nayak JV, Hwang PH. Medical therapy vs surgery for recurrent acute rhinosinusitis. Int Forum Allergy

Rhinol. 2015;5:667 – 673.

[14] Mustafa M, Patawari P, Iftikhar HM, Shimmi SC, Hussain SS, Sien MM. Acute and chronic rhinosinusitis, pathophysiology and treatment. Int J Pharm Sci Invent. 2015;4(2):30 – 36.

[15] Palmer J. Bacterial biofilms in chronic rhinosinusitis. Ann Otol Rhinol Laryngol Suppl. 2006;115(9_suppl):35 – 39.

[16] Lewis K, Salyers AA, Taber H, Wax RG. Bacterial resistance to antimicrobials. New York: CRC Press; 2007.

[17] Eberhardt JA, Torabinejad M, Christiansen EL. A computed tomographic study of the distances between the maxillary sinus floor and the apices of the maxil–lary posterior teeth. Oral Surg Oral Med Oral Pathol.1992;73(3):345 – 347.

[18] Watzek G, Bernhart T, Ulm C. Complications of sinus perforations and their management in endodontics. Dent Clin N Am. 1997;41(3):563 – 583.

[19] Boyne PJ. Grafting of the maxillary sinus floor with autogenous marrow and bone. J Oral Surg. 1980;38:613 – 616.

[20] Albin R, Wiener J, Gordon R, Willoughby JH. Diagnosis and treatment of pansinusitis: report of case. J Oral Surg. 1979;37(8):604 – 607.

[21] Gold RS, Sager E. Pansinusitis, orbital cellulitis, and blindness as sequelae of delayed treatment of dental abscess. J Oral Surg. 1974;32(1):40 – 43.

[22] Jarrett WH, Gutman FA. Ocular complications of infection in the paranasal sinuses. Arch Ophthalmol. 1969;81(5):683 – 688.

[23] Robbins KT, Tarshis LM. Blindness: a complication of odontogenic sinusitis. Otolaryngol Head Neck Surg. 1981;89(6):938 – 940.

[24] Taschieri S, Torretta S, Corbella S, Del Fabbro M, Francetti L, Lolato A, et al. Pathophysiology of sinusitis of odontogenic origin. J Investig Clin Dent. 2017;8(2):e12202.

[25] Fokkens W, Lund V, Mullol J, Bachert C, Alobid I, et al. EPOS 2012: European position paper on rhinosinusitis and nasal polyposis. A summary for otorhinolaryngologists. Rhinology. 2012;50(1):5 – 7.

[26] Hansen JG, Schmidt H, Rosborg J, Lund E. Predicting acute maxillary sinusitis in a general practice population. BMJ. 1995;311(6999):233 – 236.

[27] Williams JW, Simel DL, Roberts L, Samsa GP. Clinical evaluation for sinusitis: making the diagnosis by history and physical examination. Ann Intern Med. 1992;117(9):705 – 710.

[28] Desrosiers M, Evans GA, Keith PK, Wright ED, Kaplan A, Bouchard J, et al. Canadian clinical practice guidelines for acute and chronic rhinosinusitis. Allergy Asthma Clin Immunol. 2011;7(1):2.

[29] Lemiengre MB, van Driel ML, Merenstein D, Young J, De Sutter AIM. Antibiotics for clinically diagnosed acute rhinosinusitis in adults. Cochrane Database Syst Rev. 2012;10:CD006089.

[30] Ahovuo–Saloranta A, Rautakorpi U–M, Borisenko OV, Liira H, Williams JW Jr, Mäkelä M. Antibiotics for acute maxillary sinusitis in adults. Cochrane Database Syst Rev. 2008;2:CD000243.

[31] Shaikh N, Wald ER. Decongestants, antihistamines and nasal irrigation for acute sinusitis in children. Cochrane Database Syst Rev. 2014;10:CD007909.

[32] Trestioreanu AZ, Yaphe J. Intranasal steroids for acute sinusitis. Cochrane Database Syst Rev. 2009;4:CD005149.

[33] Sastre J, Mosges R. Local and systemic safety of intranasal corticosteroids. J Investig Allergol Clin Immunol. 2012;22(1):1.

[34] Schafer T, Schnoor M, Wagenmann M, Klimek L, Bachert C. Therapeutic Index (TIX) for intranasal corticosteroids in the treatment of allergic rhinitis. Rhinology. 2011;49(3):272 – 280.

[35] Cronin MJ, Khan S, Saeed S. The role of antibiotics in the treatment of acute rhinosinusitis in children: a systematic review. Arch Dis Child. 2013;98(4):299 – 303.

[36] Chow AW, Benninger MS, Brook I, Brozek JL, Goldstein EJC, Hicks LA, et al. IDSA clinical practice guideline for acute bacterial rhinosinusitis in children and adults. Clin Infect Dis. 2012;54(8):e72 – e112.

[37] Tan T, Little P, Stokes T. Antibiotic prescribing for self limiting respiratory tract infections in primary care: summary of NICE guidance. BMJ. 2008;337:a437.

[38] NHS Evidence CKS Sinusitis. 2009. Available from http://www.cks.nhs.uk/sinusitis.

[39] Engels EA, Terrin N, Barza M, Lau J. Meta–analysis of diagnostic tests for acute sinusitis. J Clin Epidemiol. 2000;53(8):852 – 862.

[40] Leung RS, Katial R. The diagnosis and management of acute and chronic sinusitis. Prim Care. 2008;35(1):11 – 24.

[41] Smith SR, Montgomery LG, Williams JW. Treatment of mild to moderate sinusitis. Arch Intern Med. 2012;172(6):510 – 513.

[42] Meltzer EO, Hamilos DL, Hadley JA, Lanza DC, Marple BF, Nicklas RA, et al. Rhinosinusitis: establishing definitions for clinical research and patient care. J Allergy Clin Immunol. 2004;114(6):155 – 212.

[43] Rosenfeld RM, Andes D, Bhattacharyya N, Cheung D, Eisenberg S, Ganiats TG, et al. Clinical practice guideline: adult sinusitis. Otolaryngol Head Neck Surg. 2007;137(3):S1 – S31.

[44] Falagas ME, Karageorgopoulos DE, Grammatikos AP, Matthaiou DK. Effectiveness and safety of short vs. long duration of antibiotic therapy for acute bacterial sinusitis: a meta–analysis of randomized trials. Br J Clin Pharmacol. 2009;67(2):161 – 171.

[45] Kayhan FT, Sayn I, Yazc ZM, Erdur Ö. Management of orbital subperiosteal abscess. J Craniofac Surg. 2010;21(4):1114 – 1117.

[46] Bhattacharyya N. Incremental health care utilization and expenditures for chronic rhinosinusitis in the United States. Ann Otol Rhinol Laryngol. 2011;120(7):423 – 427.

[47] Poetker DM, Litvack JR, Mace JC, Smith TL. Recurrent acute rhinosinusitis: presentation and outcomes of sinus surgery. Am J Rhinol. 2008;22(3):329–333.

[48] Michalowski A, Kacker A. Is sinus surgery indicated for recurrent acute rhinosinusitis? Laryngoscope. 2017;127(6):1255–1256.

[49] Wittkopf ML, Becker SS, Duncavage JA, Russell PT. Balloon sinuplasty for the surgical management of immunocompromised and critically ill patients with acute rhinosinusitis. Otolaryngol Head Neck Surg. 2009;140(4):596–598.

（覃　颖）译 （韦嘉章）校

12 慢性鼻窦炎

Abdulaziz Abushaala，Hisham S. Khalil

12.1 病例展示

患者为 46 岁女性，因流脓涕、鼻后滴漏、鼻塞、嗅觉减退和反复面部不适 18 个月就诊。她接受了 4 周的多西环素（100 mg，每日 1 次）治疗、12 周的生理盐水冲洗鼻腔和局部类固醇喷剂治疗，但患者症状仅有部分改善。皮肤点刺试验中对测试的过敏原呈阴性。鼻窦 CT 提示弥漫型原发性慢性鼻窦炎（CRS）。患者接受了针对性"局限"功能性鼻内镜鼻窦手术，术后恢复良好。

12.2 背景知识

慢性鼻窦炎（CRS）是指鼻和鼻窦的感染或炎症，症状持续 12 周以上。

这是一个影响着 5% ~ 12% 人口的常见卫生健康问题。慢性鼻窦炎见于成人和儿童。它极大地影响了生活质量，并且成为到初级和二级卫生保健机构反复就诊的原因。

CRS 的病因是复杂多样的。涉及多种环境因素（包括感染性、过敏性和污染性因素）和机体因素（包括遗传、免疫、上皮屏障和解剖学因素）。上述因素相互作用导致病理生理学的复杂过程（内型），引起鼻腔和鼻窦黏膜的慢性炎症，从而导致不同的临床表现（表型）。

根据《EPOS 2020 指南》的建议，成人 CRS 的临床诊断标准为：鼻和鼻窦的炎症，以两种或两种以上的症状为特征，其中一种应该为鼻堵 / 鼻塞 / 鼻充血或鼻涕（鼻前 / 鼻后滴漏）。

- ± 面部疼痛 / 压迫感。
- ± 嗅觉减退或丧失，≥ 12 周。

A. Abushaala
Forth Valley Hospital, Larbert, Scotland

H. S Khalil (✉)
Peninsula Medical School, University of Plymouth, Plymouth, UK

University Hospitals Plymouth NHS Trust, Plymouth, UK
e-mail: Hisham.khalil@plymouth.ac.uk

© Springer Nature Switzerland AG 2021
M. Stavrakas, H. S Khalil (eds.), *Rhinology and Anterior Skull Base Surgery*,
https://doi.org/10.1007/978-3-030-66865-5_12

- 并且有如下表现：
  - 鼻内镜可见鼻息肉，和 / 或来源于中鼻道的黏脓涕，和 / 或主要位于中鼻道的水肿 / 黏膜肿胀堵塞。
  - 和 / 或 CT 影像学改变：鼻道窦口复合体和 / 或鼻窦内的黏膜改变。

12.2.1 慢性鼻窦炎的分类

CRS 伴鼻息肉（CRSwNP）和 CRS 不伴鼻息肉（CRSsNP）的分类已得到广泛应用，其主要基于疾病的临床表现。《EPOS 2020 指南》中选择了一种使用解剖分布和内型优势的新分类，将 CRS 分为原发性 CRS 和继发性 CRS，并将每组细分为局限性疾病（变应性真菌性鼻窦炎或孤立性鼻窦炎）和弥漫性疾病（eCRS 和非 eCRS）。

如果没有其他明确可引起鼻部继发性病变（即肿瘤、真菌感染、牙源性疾病或免疫缺陷疾病）的原因，CRS 被归类为原发性 CRS。它进一步被分为 2 型内型优势和非 2 型内型优势。

对于继发性 CRS，分为局限性 CRS 或弥漫性 CRS，后者根据局部病理将病因进一步细分为机械因素、炎症因素和免疫因素。

12.2.2 慢性鼻窦炎的治疗

12.2.2.1 药物治疗

CRS 药物治疗的目的是减少黏膜炎症，通畅鼻窦引流，以及消除细菌感染。基于 EPOS 2020 指南的推荐，弥漫性 CRS 治疗包括：

适当的药物治疗（AMT）6～12 周。

- 鼻用类固醇（滴剂 / 喷雾 / 冲洗）。
- 生理盐水鼻腔冲洗。
- 考虑口服类固醇。

如果病情没有得到缓解，应根据临床表现调整治疗方案。

（1）非 2 型内型优势：AMT（± 长疗程抗生素治疗）或功能性鼻内镜鼻窦手术（FESS）。

（2）2 型内型优势：AMT（± 口服类固醇药物）或 FESS。

其他可以考虑的治疗药物包括抗白三烯和生物制品（单克隆抗体）。我们还发现，使用稀释的婴儿洗发水进行鼻腔冲洗对使用最佳药物后仍存在反复脓涕和中鼻道鼻拭子分离出金黄色葡萄球菌的这些特定患者有效。继发性 CRS 的治疗方案应取决于原发致病性疾病的类型。

12.2.2.2 手术治疗

当经所有药物治疗后均未能改善患者的症状时，需考虑行 FESS。手术的目的是切除息肉样变黏膜，改善鼻窦通畅度、引流。FESS 手术范围取决于病变进展的程度。如果手术涉及双侧上颌窦开窗、双侧全筛开放、双侧蝶窦开放、双侧额窦开放（Draf Ⅱ a、Ⅱ b 或 Ⅲ），则该手术称为"完全"/"全气房"FESS。如进行的是局部 FESS，则称为"靶向"FESS。在一项研究中，全鼻窦气房手术 SNOT-22

评分是术后病情改善的独立预测因素。

对于患额窦炎或伴有Ⅳ型额窦气房黏膜膨出的一些特定患者，手术入路可采用外入路及内镜联合入路。

12.3 临床实践

12.3.1 病史

患者有典型的慢性鼻窦炎病史，没有变应性疾病相关病史。确定患者能遵医嘱正确使用适当的鼻用药物十分重要。

12.3.2 查体

患者应进行全面的耳鼻喉科检查，包括鼻内镜检查。患者左侧中鼻道可见黏脓涕（图 12.1），右侧中鼻道见黏膜水肿。

12.3.3 检查

皮肤点刺试验对测试的过敏原呈阴性。应在 CT 扫描的轴位、冠状位和矢状位仔细检查，并要求影像部门使用适用于计算机辅助图像导航的设置来获取图像。除了评估黏膜病变和鼻窦引流外，还应明确是否存在解剖变异。患者的扫描影像提示双侧鼻窦内弥漫性黏膜增厚。轴位 CT 扫描显示右侧 Onodi 气房（蝶上筛房）内右侧视神经裸露（图 12.2）。这样的变异极易在术中损伤视神经，因此术前识别这样的缺失变异是极其重要的。其他需要评估的解剖变异包括筛板的深度，是否存在眶上气房（Haller 气房）、泡状中鼻甲（中鼻甲过度气化）和反向弯曲的中鼻甲。在蝶窦手术中，也需要关注是否出现与颈内动脉（ICA）关系密切的蝶窦间隔或 ICA 骨管缺失。

12.3.4 治疗

由于右侧视神经管骨壁缺失，我们进行了局部（靶向）双侧 FESS，以规避右侧后组筛窦和右侧蝶

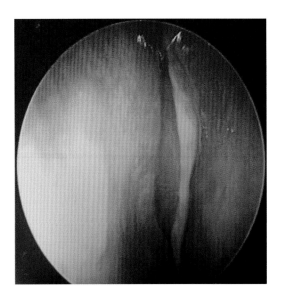

图 12.1 左侧中鼻道黏脓涕

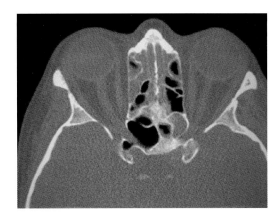

图 12.2 鼻窦轴位 CT 扫描显示筛窦黏膜增厚和右侧 Onodi 气房（蝶上筛房）内同侧视神经裸露

窦。术中使用了计算机辅助图像导航系统（图 12.3）。给予可溶性鼻腔填塞物进行双侧中鼻道填塞。

术后处理包括术后使用 2 周的阿莫西林 – 克拉维酸、生理盐水鼻腔冲洗，手术后 2 周当鼻腔填塞材料溶解后使用类固醇鼻喷剂喷鼻。约术后 6 周，患者至耳鼻喉科门诊复诊。

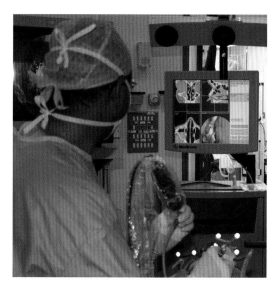

图 12.3　计算机辅助图像导航系统

总结及作者观点：

原发性弥漫性 CRS 以药物治疗为主。药物治疗无效的患者须考虑行 FESS。在确认药物治疗无效前，确保患者的依从性十分重要。手术的范围是"完全型"或"靶向性"取决于病变的范围及手术医师的理念。

参考文献

[1] Fokkens WJ, Lund VJ, Hopkins C, Hellings PW, Kern R, Reitsma S, Toppila–Salmi S, Bernal– Sprekelsen M, Mullol J, Alobid I, Anselmo–Lima WT. European position paper on rhinosinusitis and nasal polyps 2020. Rhinology. 2020;58(Supplement 29):1‐464.

[2] Grayson JW, Cavada M, Harvey RJ. Clinically relevant phenotypes in chronic rhinosinusitis. J Otolaryngol Head Neck Surg. 2019;48(1):23.

[3] Stammberger H, Posawetz W. Functional endoscopic sinus surgery. Eur Arch Otorhinolaryngol. 1990;247(2):63‐76.

[4] DeConde AS, Suh JD, Mace JC, Alt JA, Smith TL. Outcomes of complete vs targeted approaches to endoscopic sinus surgery. Int Forum Allergy Rhinol. 2015;5(8):691‐700.

（覃　颖）译，（韦嘉章）校

13 慢性鼻窦炎伴鼻息肉（CRSwNP）的临床管理

Georgios Fyrmpasl

13.1 病例展示

患者男性，年龄 54 岁，因 7 年前接受功能性鼻内镜鼻窦手术（FESS），现双侧鼻息肉复发。患者主诉包括鼻塞及嗅觉减退。该患者无头痛、哮喘或阿司匹林（ASA）耐受不良病史。内镜检查显示，该患者右侧为 3 级鼻息肉（图 13.1a），左侧为 2 级鼻息肉。该患者曾使用氟替卡松鼻喷雾剂来缓解症状，但经过 3 个月的治疗，病情没有明显改善。随后，其全科医师（GP）为该患者推荐了氟替卡松鼻内缓释剂，经过 3 周的治疗，该患者的症状得到了轻微改善。由于该患者拒绝接受任何手术干预，因此未对其进行 CT 扫描检查。随后，医师为其制定了使用布地奈德鼻腔冲洗液的治疗方案，并就用药方法进行了指导，但是该患者无法遵从每日 2 次使用该含类固醇冲洗液冲洗鼻腔的方案。因此作为最后一种选择，医师让其口服为期 2 周的甲基泼尼松龙（每日早晨 24 mg），以观疗效。经过治疗，该患者鼻呼吸功能以及嗅觉功能均得到显著改善，且在随访期内患者没有出现任何相关的不良反应。内镜检查显示患者鼻息肉显著缩小。于是该患者同意继续使用布地奈德鼻腔冲洗液治疗 3 个月（每日 1 次），然后使用莫米松类固醇喷雾剂（每日 2 次）进行维持。在随访的 6 个月内，该患者鼻部症状得到良好控制（图 13.1b）。

13.2 背景知识

传统意义上，慢性鼻窦炎（CRS）在临床上可以分为两种类型：①慢性鼻窦炎不伴鼻息肉（CRSsNP）；②慢性鼻窦炎伴鼻息肉（CRSwNP）。根据《EPOS 2020 指南》，根据慢性炎症病因，进一步将 CRS 细分为原发性 CRS 和继发性 CRS。除此之外，继发性 CRS 还可被细分为弥漫性 CRS 或局限性 CRS，并且临床医师还应考虑可能涉及的各种内型和表型特征。

G. Fyrmpas (✉)
Department of Otolaryngology Head and Neck
Surgery, Papanikolaou Teaching Hospital,
Thessaloniki, Greece

© Springer Nature Switzerland AG 2021
M. Stavrakas, H. S Khalil (eds.), *Rhinology and Anterior Skull Base Surgery*,
https://doi.org/10.1007/978−3−030−66865−5_13

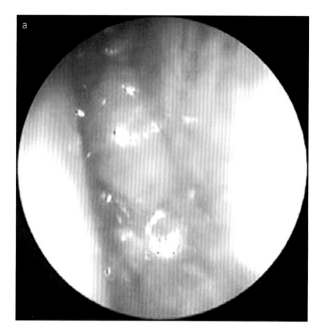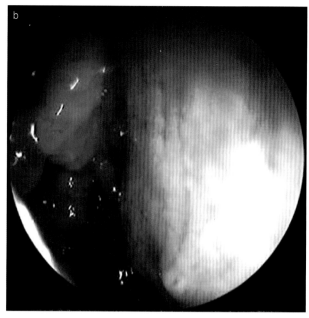

图 13.1　右侧鼻腔息肉。a. 使用类固醇治疗之前。b. 6 个月后复查

对于 CRSwNP 病理生理学来说，其核心是宿主免疫系统与多种外源性因子（细菌、病毒、真菌、毒素）之间的相互作用发生了失调控，进而导致鼻腔内形成一种长期的炎性黏膜状态。尽管截至目前，人们尚不清楚其确切机制，但有几个现象与之相关：① 上皮完整性的破坏，使得主动免疫细胞能够在黏膜下直接识别病原体；② 上皮细胞受到刺激促进炎症发展；③ 黏液纤毛清除能力变差，因此有利于细菌定植；④ 细胞间质和细胞内有金黄色葡萄球菌及其分泌的外毒素；⑤ 鼻黏膜细菌群多样性丧失，随着共生菌群的减少，病原体菌群占据生长优势；⑥ 形成细菌生物膜；⑦ 真菌数量增加。基于上述事实，人们围绕"CRSwNP"的病理学机制问题提出了多种理论。其中"单一病原体理论"主要的观点是"在炎症发生过程中，金黄色葡萄球菌是主要的致病因子（通过分泌外毒素）"。真菌也会起促进作用，但是目前所报道的数据之间还存在着矛盾。"生物膜理论"则认为，疾病与受到宿主环境保护的金黄色葡萄球菌和铜绿假单胞菌等病原体生态集群有关。尽管无论接受何种方式的治疗，有细菌生物膜的患者的预后均较差，但其中明确的致病环节仍未找到。随着现代分子生物学技术的发展和应用，人们在鼻窦黏膜中发现了多种微生物群落。而"菌群失调理论"认为，不同微生物群落之间的失调与炎性反应的启动及维持存在着紧密的相关性。

在临床上主要是根据内镜检查结果（表 13.1）来主观地区分 CRSsNP 和 CRSwNP。这两个亚型在炎症介质和炎性细胞方面均无二致，且治疗效果也非常相似。相反地，即使是同一亚型的患者，其病程发展也可能存在显著差异。此外，仅仅基于临床角度，根本无法正确识别具有相似自然病程的患者队列，因此人们提出了一种名为"内型"的新概念。根据患者的炎性特征，包含炎症标志物（细胞因子）和炎性细胞（中性粒细胞和嗜酸性粒细胞）对其进行分类。通过对息肉组织活检的炎性生物标志物进行分析，已经确定了 3~10 个不同的疾病组别（表 13.2）。通过上述分组，可以更早地识别顽固性或类固醇抵抗的患者，并根据以上情况为患者制订个体化治疗方案。因此，人们围绕如何在临床实践中识别不同内型的问题进行了一些探索。Turner 等对鼻黏膜中的炎症介质进行了分析，并确定了 6 种疾病亚组。

表 13.1 鼻息肉表型

鼻息肉表现	疾病表型	治疗
单侧局限性	慢性鼻窦炎（如牙源性）	应用抗生素、应用鼻腔类固醇、外科手术
	肿瘤（内翻性乳头状瘤、癌）	外科手术
双侧局限性	鼻道复合体炎症（无过敏）	应用鼻腔类固醇、应用抗生素、外科手术
	过敏（中央区变应性疾病）	应用鼻腔类固醇、应用抗组胺药、免疫疗法、外科手术
双侧弥漫性	嗜酸性粒细胞增多症（伴/不伴哮喘）	应用鼻腔/口服类固醇、应用多西环素、外科手术、应用生物制剂
	嗜酸性粒细胞增多症合并哮喘和 ASA 耐受不良（Samter's triad）	应用鼻腔/口服类固醇、应用多西环素、应用孟鲁司特、阿司匹林脱敏、外科手术、应用生物制剂
	变应性真菌性鼻窦炎	应用鼻腔/口服类固醇、外科手术、真菌脱敏
	中性粒细胞增多症	应用大环内酯类药物、外科手术、应用鼻腔类固醇（通常有类固醇抵抗）
	囊性纤维化	局部感染的管理、引流/应用灌洗剂
	Churg-Strauss 综合征	口服类固醇、单抗治疗、应用环磷酰胺

表 13.2 CRS 内型

Th2 相关标志物（IL-5、IgE）与嗜酸性粒细胞

Th1 相关标志物（IL-1β、IL-6、IL-8）与中性粒细胞

Th17/Th22（IL-17A、IL-22）

Th1 和 IFN-γ

13.3 临床实践

13.3.1 病史

病史采集主要应集中于疾病的严重程度和持续时间、排除恶性肿瘤或系统性病因、识别相关并发症、先前治疗史以及患者的期望。

鼻塞是主要的临床症状，保守治疗或外科手术治疗对其效果均良好。嗅觉减退也会对患者的生活质量产生很大的影响，尤其是对于从事特定行业的患者（如品酒师、厨师）。无论接受何种治疗，患者的嗅觉减退并不能得到有效改善，因此患者不应对其抱有过高期望。尽管多数患者不存在头痛症状，但是如果出现这一症状，那么提示患者可能出现了额窦堵塞的问题，而这无法通过类固醇鼻喷雾得到改善，因此需要短期口服类固醇药物干预。鼻腔喷雾药物的使用不当还可能会导致患者鼻出血。这提示医师患者可能存在鼻部肿瘤。如果患者出现了严重且难以控制的肺部症状群，则需要怀疑患者是否罹患原发性系统性血管炎（Churg-Strauss 综合征）。

如果患者有过敏、哮喘、对非甾体抗炎药（NSAID）或阿司匹林（ASA）耐受不良等并发症，这

表明此类患者可能无法通过上述常规治疗方案获益，应立即对此部分患者改用更具针对性的治疗方案。对于尚未确诊的 ASA/NSAID 耐受不良患者，其可能不会主动报告上述药物与鼻部症状之间的关联性。但是，他们可能会说在饮酒或食用某些含有水杨酸盐的食物（蘑菇、西红柿）后，会出现鼻充血堵塞症状。

对患有双侧鼻息肉的儿童和青少年，无须过分强调进行囊性纤维化检查。老年患者中，也可能出现对细菌免疫力的下降以及中性粒细胞黏膜炎症对类固醇药物反应性较差的不同患者亚群。

不同的人种在 CRS 临床特征方面也存在着明显差异，欧洲人和美国人通常表现为 Th2 嗜酸性炎症，中国人主要表现为中性粒细胞相关炎症，而日本人则主要表现为 Th17/Th22 细胞相关炎症。

13.3.2 临床检查

在临床检查中鼻内镜检查最为重要。发现鼻息肉的存在就意味着找到了导致患者出现鼻塞症状的原因。最典型的表现为双侧中鼻道充血或水肿性息肉。对于单侧息肉、出血性或白色息肉，则应考虑肿瘤或脑膜膨出的可能。需要指出的是，双侧息肉以及炎症表现，并不意味着可以排除良性肿瘤（如内翻性乳头状瘤）。棕色黏稠状分泌物（黏液），提示可能是变应性真菌性鼻窦炎（AFRS）并伴有细菌性感染）。中鼻道区域和鼻中隔后段的局限性息肉可能是息肉病的征兆，变应性反应对此病起着关键性作用。

13.3.3 影像学检查

在初诊时，除非诊断困难，否则就无须进行影像学检查。如果怀疑肿瘤、脑膜膨出、并发症（如脑膜炎、复视）、变应性真菌性鼻窦炎或牙源性鼻窦炎，则有必要对患者进行高分辨率计算机断层扫描（HRCT）检查。如果确定接受手术，则必须进行 HRCT 检查，以确定鼻窦解剖结构（包括额窦引流途径），以及疾病范围。悬吊型筛前动脉、钩突内陷、解剖异常的筛骨纸样板或颅底、蝶上筛房和蝶窦内裸露的颈动脉影像学信息对于预防手术并发症具有重要意义。对于接受二次手术的病例，CT 扫描检查还有助于帮助确定任何需要切除或开放的残余骨间隔。磁共振成像（MRI）仅应用于发生肿瘤性息肉、疑似脑膜膨出或眼眶 / 中枢神经系统并发症时作为 HRCT 的补充。

13.3.4 其他检查

通过皮肤点刺试验或放射免疫试验可以获得过敏原存在的证据，也可确认真菌性过敏原，而这也是 AFRS 的诊断标准之一。鼻黏膜激发试验用来确定 ASA 耐受不良患者，并且通过脱敏治疗可能会得到更好的治疗结果。血液检查结果显示血清嗜酸性粒细胞增多，提示患有 Th2 相关炎症或 Churg-Strauss 综合征的可能（表 13.3）。血 IgE 水平升高是变应性 CRS 的特征，最近人们又将其称为中央区变应性疾病。通过组织活检或鼻黏膜分析还可以识别确定某些尚未纳入临床实践的内型。

表 13.3 CRSwNP 的实验室检验结果

检验项目	临床意义
嗜酸性粒细胞绝对计数	> 240 L/μL 提示组织高嗜酸性粒细胞增多
	> 1500 /μL 提示嗜酸性粒细胞增多综合征
嗜酸性粒细胞 / 血清中总 WCC	> 4% 提示组织嗜酸性粒细胞增多
	> 10% 提示患有高嗜酸性粒细胞增多症
总 IgE	> 1000 IU/L 提示重度过敏
ESR	高值提示患有自身免疫性疾病
cANCA/pANCA/ ENA	高值提示多发性脉管炎
IgG、IgM、IgA	低值提示免疫缺陷（如 CVID）

13.3.5 治疗方案

无论是采用何种治疗方式，类固醇都是炎症性鼻息肉保守治疗的主要手段。

类固醇治疗的主要目标是阻断炎症过程及控制症状。临床治疗的效果取决于鼻窦炎的类型和给药的方式。一般情况下，口服类固醇药物能够快速改善嗜酸性息肉患者的相关症状，但对于嗜中性息肉采用这种治疗并不会起到相同的作用。与其他给药方式相比，口服类固醇药物可以达到最高的组织浓度。在接受治疗 3 周后，息肉会最大限度地缩小，除非给予其他治疗，否则随后息肉会逐渐增大，直至 2～3 个月后几乎达到原来息肉的大小。因此这种短疗程口服类固醇药物治疗方案仅适用于：① 作为病情严重患者的初始治疗，以增加鼻腔通畅度，有利于局部给药及灌洗；② 作为检查鼻息肉对激素反应的测试；③ 术前应用减少充血，以提供更好的手术视野；④ 术后作为预防额隐窝狭窄的辅助治疗。长期小剂量泼尼松龙（2.5 mg/d）治疗方案也用于控制难治性病例的息肉再生长。需要注意的是，系统性类固醇治疗会产生一定的副作用。长期大剂量［"大剂量"是指长期超生理剂量的 7.5 mg/d 以及短期剂量（40～60 mg/d），"长期"指 > 3 周］可导致肾上腺功能抑制（表 13.4）。长期全身给予类固醇还可能导致出现糖耐量减低、骨质疏松、皮肤脆弱、白内障、高血压和体重增加等副作用。即使是短期服用类固醇也可能会产生一些副作用，其中主要包括情绪变化、失眠，以及无既往精神病史的精神病发作。如果同时存在酗酒、高脂血症和癌症等风险因素，那么类固醇累积总剂量越高，患者出现股骨头缺血性坏死的风险就越高。累积剂量 290 mg 以内被认为是安全的。

类固醇鼻腔内给药会降低全身生物利用度和与治疗无关的生物活性。类固醇制剂的效力、颗粒大小、亲脂性和输送量都会对局部药物对鼻黏膜的治疗效果产生重要的作用。按有效输送量进行排序，类固醇鼻腔内给药由高到低排序为喷雾 > 滴注 > 大容量冲洗。正确的鼻腔喷雾剂及滴剂的使用方式对鼻侧壁药物沉积产生关键的作用。而大容量鼻腔冲洗的方法仅会使 5% 的类固醇作用于鼻黏膜区域。无论是使用哪种给药方式，大多数通过鼻腔内给药

表 13.4 肾上腺功能抑制的风险因素

口服类固醇
连续使用 > 2 周
过去 6 个月累计超过 3 周
每天多次服药

的皮质类固醇会被吞噬然后在第一道代谢中失活。通过鼻黏膜吸收药物还能实现全身性的分布。如布地奈德之类的老一代皮质类固醇药物尽管能够获得较高的血浆内生物利用度，但是存在半衰期较短的问题。新一代的皮质类固醇药物（莫米松、氟替卡松）具有高度亲脂性。尽管这类药物的血浆浓度很低，但其会在组织内蓄积并在很长一段时间内缓慢释放。相应的临床副作用是，按推荐剂量的单独鼻腔给药可影响血浆和尿中的皮质醇水平，但不会对个体的生长和肾上腺素的合成和分泌产生明显抑制作用。如果患者同时使用吸入性皮质类固醇来治疗哮喘，则会进一步增加总类固醇负担，从而增加患者出现严重全身性副作用的风险。因此，鼻腔喷雾应使用可达到效果的最低有效剂量即可。如果采用长期类固醇冲洗，监测患者是否出现无症状的肾上腺功能抑制就很重要。鼻腔局部应用类固醇治疗的其他并发症还包括局部黏膜损伤引起的鼻出血，以及由不正确的使用方法引起的鼻腔干燥。尽管没有证据表明鼻腔喷雾剂中的防腐成分（如苯扎氯铵）会对鼻黏膜产生不良影响，但这类成分会刺激鼻腔黏膜导致过敏的出现。无论使用何种方式的鼻腔内类固醇长期治疗方案，患者都不会出现鼻黏膜萎缩的问题。

在 CRSwNP 患者中可能获益的替代药物疗法有应用多西环素、应用大环内酯类药物、应用白三烯拮抗剂和应用生物因子类药物。

多西环素（首日剂量 200 mg，随后剂量减为 100 mg/d，并持续 3 ~ 12 周）可以缩小鼻息肉，提高患者的生活质量，但与口服甲基泼尼松龙相比，多西环素的临床效果要差得多。对于不存在哮喘或者曾因使用阿司匹林导致呼吸道疾病症状加重的患者而言，通过上述口服激素治疗可能获益更多。尽管多西环素具有抗菌和抗炎的生物活性，并且能够对腔内金黄色葡萄球菌产生抑制（杀伤）作用，但尚不清楚其确切的作用模式，因此未来需要更多的研究探索其在 CRSwNP 中应用的获益。

大环内酯类药物的抗炎作用首先是在弥漫性全细支气管炎患者中发现的。此类药物能够在多个阶段干扰中性粒细胞功能，如细胞迁移和黏附。因此在中性粒细胞相关的上、下呼吸道炎症患者中，此类药物治疗已经成为标准治疗方案。长期（12 ~ 24 周）小剂量（250 mg/d）的大环内酯类药物对治疗无息肉的 CRS 是有效的，但至目前，该方案并不会使 CRSwNP 患者明显获益。当前几乎没有证据表明克拉霉素能够有效治疗鼻息肉，因此，当前尚无证据支持在治疗嗜酸性 CRSwNP 中使用大环内酯类药物。

半胱氨酰白三烯受体（CysLTR）参与炎症过程，并已经在鼻息肉中检测到该受体的表达。半胱氨酰白三烯拮抗剂孟鲁司特（montelukast）和 5- 环氧合酶抑制剂齐留通（zileuton）可阻断上述受体的形成，并且已经证实可使过敏和哮喘患者获益。也已经有一些证据表明，这些药物对于 CRSwNP 也是有效的。

生物因子是可特异性阻断 Th2 炎症信号通路（IgE、IL-4、IL-5、IL-13）的单克隆抗体，可在局部控制鼻息肉。这些生物因子最初成功地应用于嗜酸性粒细胞相关哮喘和荨麻疹患者。CRSwNP 和哮喘之间存在着类似的炎症途径，因此可使用同一种药物来治疗这两种疾病。最新的适应证是术后无法得到有效控制的鼻息肉。根据《EPOS 2020 指南》，适用于生物制剂的患者是那些患有双侧鼻息肉、接受过鼻内镜手术并至少满足以下 3 项标准的患者：组织内嗜酸性粒细胞增多 /Th2 标志物阳性（2 型炎症的证据）、生活质量显著下降、需要全身性应用皮质醇或存在全身性使用类固醇的禁忌证、嗅觉明显丧失以及确诊为哮喘。对于难以控制的哮喘，生物制剂已被提出可作为手术的一种替代方案。然而能够使患者获益有限，很多患者最终还是只能接受手术。在决定采用该治疗方案之前，应谨慎考虑该方案存在的如下问题：昂贵的费用、发生过敏反应的风险、需要静脉注射，以及很难获得的长期症状控制效果。

总结及作者观点：

（1）鼻息肉可以被看作是不同炎症反应过程的共同终末期病变。

（2）不同的 CRSwNP 表型具有不同的临床预后和对药物治疗反应性。

（3）使用类固醇是主要治疗手段。

（4）对于接受多个疗程的口服类固醇或鼻内加吸入类固醇治疗的患者应监测短期和长期的副作用。

参考文献

[1] Van Zele T, Gevaert P, Holtappels G, Beule A, Wormald PJ, Mayr S, Hens G, Hellings P, Ebbens FA, Fokkens W, Van Cauwenberge P, Bachert C. Oral steroids and doxycycline: two different approaches to treat nasal polyps. J Allergy Clin Immunol. 2010;125(5):1069‒1076.

[2] Hoggard M, Wagner Mackenzie B, Jain R, Taylor MW, Biswas K, Douglas RG. Chronic rhinosinusitis and the evolving understanding of microbial ecology in chronic inflammatory mucosal disease. Clin Microbiol Rev. 2017;30(1):321‒348.

[3] Ahern S, Cervin A. Inflammation and Endotyping in Chronic Rhinosinusitis‒A Paradigm Shift. Medicina (Kaunas). 2019;55(4):95.

[4] Tomassen P, Vandeplas G, Van Zele T, Cardell LO, Arebro J, Olze H, Förster‒Ruhrmann U, Kowalski ML, Olszewska‒Ziąber A, Holtappels G, De Ruyck N, Wang X, Van Drunen C, Mullol J, Hellings P, Hox V, Toskala E, Scadding G, Lund V, Zhang L, Fokkens W, Bachert C. Inflammatory endotypes of chronic rhinosinusitis based on cluster analysis of biomarkers. J Allergy Clin Immunol. 2016;137(5):1449‒1456.e4.

[5] Divekar R, Lal D. Recent advances in biologic therapy of asthma and the role in therapy of chronic rhinosinusitis. F1000Res. 2018;7:412.

[6] Succar EF, Turner JH. Recent advances in understanding chronic rhinosinusitis endotypes. F1000Res. 2018;7:F1000 Faculty Rev‒1909.

[7] Morse JC, Li P, Ely KA, Shilts MH, Wannemuehler TJ, Huang LC, Sheng Q, Chowdhury NI, Chandra RK, Das SR, Turner JH. Chronic rhinosinusitis in elderly patients is associated with an exaggerated neutrophilic proinflammatory response to pathogenic bacteria. J Allergy Clin Immunol. 2019;143(3):990‒1002.

[8] Richards RN. Side effects of short‒term oral corticosteroids. J Cutan Med Surg. 2008;12(2):77‒81.

[9] McKee MD, Waddell JP, Kudo PA, Schemitsch EH, Richards RR. Osteonecrosis of the femoral head in men following short‒course corticosteroid therapy: a report of 15 cases. CMAJ. 2001;164(2):205‒206.

[10] Rudmik L, Hoy M, Schlosser RJ, Harvey RJ, Welch KC, Lund V, Smith TL. Topical therapies in the management of chronic rhinosinusitis: an evidence‒based review with recommendations. Int Forum Allergy Rhinol. 2013;3(4):281‒298.

[11] Harvey RJ, Debnath N, Srubiski A, Bleier B, Schlosser RJ. Fluid residuals and drug exposure in nasal irrigation. Otolaryngol Head Neck Surg. 2009;141(6):757‒761.

[12] Lipworth BJ, Jackson CM. Safety of inhaled and intranasal corticosteroids: lessons for the new millennium. Drug Saf. 2000;23(1):11‒33.

[13] Blaiss MS. Safety considerations of intranasal corticosteroids for the treatment of allergic rhinitis. Allergy Asthma Proc. 2007;28(2):145‒152.

[14] Soudry E, Wang J, Vaezeafshar R, Katznelson L, Hwang PH. Safety analysis of long‒term budesonide nasal irrigations in patients with chronic rhinosinusitis post endoscopic sinus surgery. Int Forum Allergy Rhinol. 2016;6(6):568‒572.

[15] Verkerk MM, Bhatia D, Rimmer J, Earls P, Sacks R, Harvey RJ. Intranasal steroids and the myth of mucosal atrophy: a systematic review of original histological assessments. Am J Rhinol Allergy. 2015;29(1):3‒18.

[16] Pinto Bezerra Soter AC, Bezerra TF, Pezato R, Teles Abdo TR, Pilan RM, Pinna FR, Gevaert P, van Zele T, Bachert C, Voegels RL. Prospective open‒label evaluation of long‒term low‒dose doxycycline for difficult‒to‒ treat chronic rhinosinusitis with nasal polyps. Rhinology. 2017;55(2):175‒180.

[17] Varvyanskaya A, Lopatin A. Efficacy of long‒term low‒dose macrolide therapy in preventing early recurrence of nasal polyps after endoscopic sinus surgery. Int Forum Allergy Rhinol. 2014;4(7):533‒541.

[18] Orlandi RR, Kingdom TT, Hwang PH, Smith TL, Alt JA, Baroody FM, Batra PS, Bernal‒Sprekelsen M, Bhattacharyya N, Chandra

RK, Chiu A, Citardi MJ, Cohen NA, DelGaudio J, Desrosiers M, Dhong HJ, Douglas R, Ferguson B, Fokkens WJ, Georgalas C, Goldberg A, Gosepath J, Hamilos DL, Han JK, Harvey R, Hellings P, Hopkins C, Jankowski R, Javer AR, Kern R, Kountakis S, Kowalski ML, Lane A, Lanza DC, Lebowitz R, Lee HM, Lin SY, Lund V, Luong A, Mann W, Marple BF, McMains KC, Metson R, Naclerio R, Nayak JV, Otori N, Palmer JN, Parikh SR, Passali D, Peters A, Piccirillo J, Poetker DM, Psaltis AJ, Ramadan HH, Ramakrishnan VR, Riechelmann H, Roh HJ, Rudmik L, Sacks R, Schlosser RJ, Senior BA, Sindwani R, Stankiewicz JA, Stewart M, Tan BK, Toskala E, Voegels R, de Wang Y, Weitzel EK, Wise S, Woodworth BA, Wormald PJ, Wright ED, Zhou B, Kennedy DW. International consensus statement on allergy and rhinology: rhinosinusitis. Int Forum Allergy Rhinol. 2016;6(Suppl 1):S22 – 209.

[19] Fokkens WJ, Lund V, Bachert C, Mullol J, Bjermer L, Bousquet J, Canonica GW, Deneyer L, Desrosiers M, Diamant Z, Han J, Heffler E, Hopkins C, Jankowski R, Joos G, Knill A, Lee J, Lee SE, Mariën G, Pugin B, Senior B, Seys SF. Hellings PW. EUFOREA consensus on biologics for CRSwNP with or without asthma. Allergy. 2019;74(12):2312 – 2319.

[20] Fokkens WJ, Lund VJ, Hopkins C, Hellings PW, Kern R, Reitsma S, et al. EPOS: European Position Paper on Rhinosinusitis and Nasal Polyps 2020. Rhinology. 2020;58(Suppl S29):1 – 464.

（熊伟明）译，（韦嘉章）校

14 非侵袭性真菌性鼻窦炎

Nikolaos Tsetsos，Marios Stavrakas，Petros D. Karkos

14.1 病例展示

患者女性，年龄 63 岁，一般状况良好，向其家庭医师（GP）主诉眼后疼痛以及有黏脓性鼻腔分泌物。最初按照普通感冒来治疗。患者随后发展为左眼复视和左眼眼睑下垂。因此，被转诊到作者所在科室接受进一步检查和针对性的治疗。临床体格检查中，患者主诉存在持续性鼻塞和黏脓性分泌物。并且头痛和眼部症状逐渐加重。便携式鼻内镜检查显示，黏脓性鼻腔分泌物来自蝶筛隐窝。眼科检查证实患者有左侧动眼神经麻痹，而 CT 扫描显示左侧蝶窦完全混浊，并有窦壁增厚（图 14.1）。该患者首先接受了静脉注射广谱抗生素治疗，但效果欠佳。随后患者接受了鼻内镜手术，术中术者发现在扩大的蝶窦开口处见有块状物体流出（图 14.2）。病理组织学检查显示为非对称真菌菌落，并伴有细胞碎片以及大

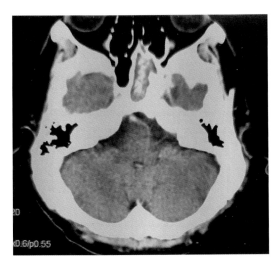

图 14.1 CT 扫描显示左侧蝶窦完全混浊

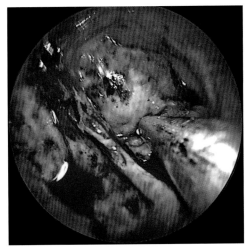

图 14.2 术中图像。在开放蝶窦后，清除并取出真菌球

N. Tsetsos (✉)
ENT–Head and Neck Surgery Trainee, 424 General Military Hospital, Thessaloniki, Greece

M. Stavrakas University Hospitals Plymouth NHS Trust, Plymouth, UK

P. D. Karkos AHEPA University Hospital, Thessaloniki, Greece

© Springer Nature Switzerland AG 2021

M. Stavrakas, H S Khalil (eds.), *Rhinology and Anterior Skull Base Surgery*,
https://doi.org/10.1007/978-3-030-66865-5_14

量中性粒细胞浸润。术后定期随访 6 个月，未见复发。并且鼻内镜检查结果显示病灶逐渐消退，患者眼部症状最终也得到了完全缓解。

14.2 背景知识

真菌性鼻窦炎（FRS）的临床分型是以真菌侵袭黏膜层的组织病理学证据为依据的，分为两种类型：侵袭性真菌性鼻窦炎（IFRS）和非侵袭性真菌性鼻窦炎（NIFRS）。其中，IFRS 包括 ① 急性侵袭型（暴发性）FRS、② 肉芽肿型侵袭性 FRS、③ 慢性侵袭性 FRS，而 NIFRS 包括 ① 腐生菌型 NIFRS、② 真菌球、③ 变应性真菌性鼻窦炎（AFRS）。

14.2.1 真菌感染

真菌感染是指鼻窦黏膜分泌物中出现了真菌的定植。经常见到有鼻窦手术史的患者，留下发炎的或结痂的鼻腔黏膜，黏膜纤毛清除黏液的功能受损，容易被吸入的真菌孢子感染。这种感染并不具有侵袭性，仅限于发炎和溃烂 / 结痂的鼻腔黏膜处。对于无症状患者一般需要通过内镜进行诊断，但是其中部分患者会有鼻腔恶臭的表现。这种形式的 FRS 据推测可发展为真菌球。此类患者的治疗包括内镜引导下的病灶去除和鼻腔冲洗，以避免复发。不推荐对此类患者行常规手术干预。

14.2.2 真菌球

真菌球是指密集堆积在鼻窦黏膜内的非侵袭性真菌菌丝。尽管其曾被称为"霉菌球"或"曲霉肿"，但根据最近的共识，"真菌球"是描述这种实体病灶的最为准确的术语。

鼻窦真菌球多见于免疫力低下的中老年群体，平均年龄在 70 岁左右。在大多数人群中，女性多于男性（2∶1）。真菌球以单侧鼻窦发病多见，上颌窦发病率最高，其次为蝶窦。

目前尚不清楚真菌球的确切发病机制，也没有明确与之相关的危险因素。据推测，补牙封闭剂的某些成分（如氧化锌）可能会促进这种类型 FRS 的发生和发展。然而真菌球同样可发生在既往未曾接受过牙科治疗的病例中，而真菌球也可发生于额窦或蝶窦，真菌球感染的病因尚未完全清楚。

临床实践

诊断

真菌球患者的临床表现通常不具特征性，可有鼻涕、鼻塞、头痛和面部疼痛等。也可能是通过放射学检查偶然发现的无症状患者。在传统治疗药物耐药的慢性鼻窦炎（CRS）的调查和治疗中，遇到这种情况并不罕见。真菌球通常是由 CT 扫描发现的。在 CT 影像上，其多表现为不均匀、高密度鼻窦内阴影，伴有微钙化或金属样信号改变（部分或全部）。

真菌球的临床确诊一般是手术当中在鼻窦内发现"奶酪状"和"黏土样"的黏液，真菌菌丝聚集在一个或多个鼻窦内，病理组织学检查没有侵袭性的证据，且镜下见多量的嗜酸性粒细胞、肉芽肿或过敏性黏液诊断即成立。尽管超过 90% 的真菌球病例能够通过组织病理学检查发现真菌菌丝的存在，但只有 30% 的病例能在细胞培养中得到阳性结果。

由于不具有侵袭性，因此并不推荐采用全身或局部抗真菌药物治疗。适用的治疗方法包括根据真菌球的位置进行内镜引导下的鼻窦手术（中鼻道窦口复合体开放手术、蝶窦开放手术以及筛窦开放手术）和控制致病因素（如口腔上颌窦瘘或口腔内合金假牙植入）。清除任何存在真菌感染的物质，并彻底冲洗鼻窦。对黏膜周围进行活检以排除任何真菌侵袭性微观表现同样十分重要。手术的成功率很高，手术切除后真菌球的复发率低至 1%。

只有真菌球患者伴随有免疫功能低下时，方才考虑进行局部或全身抗真菌药物治疗。因此，建议对这些患者进行密切的观察以排除侵袭性真菌病，而不是使用那些支持性证据尚存疑且存在潜在副作用的昂贵药物。

14.2.3 变应性真菌性鼻窦炎（AFRS）

变应性真菌性鼻窦炎（AFRS）是最常见的 FRS，也是第三常见的非侵袭性真菌性鼻窦炎。AFRS 患者多为免疫功能正常的个体，通常表现为标准保守治疗无效的慢性鼻窦炎（CRS）。在组织病理学上，AFRS 与过敏性支气管肺曲霉菌病之间存在着相似之处。与 AFRS 密切相关的真菌类型有很多，但真菌培养以暗色真菌尤为常见，如双极霉属（*Bipolaris*）、弯孢霉属（*Curvularia*）以及链格孢霉属（*Alternaria*）。

截至目前，AFRS 的病理生理机制尚有争议且并未完全清楚。不过根据 Gell 和 Coombs 的分类可知，在 AFRS 发生中，由 IgE 介导的 I 型超敏反应，以及可能存在的 IgG 介导的抗原－抗体复合体形成（Ⅲ型超敏反应）是最常见的病理学机制。鼻腔嗜酸性粒细胞增多以及炎症的发生和发展，引起慢性黏膜水肿、黏液纤毛功能障碍、分泌物堵塞、再加上黏稠的过敏性黏液，进而堵塞鼻窦的引流。而充满过敏原的真菌会在鼻腔黏蛋白中长期定植，导致患者持续出现过敏反应。

AFRS 患者的典型表现为慢性鼻窦炎且伴有鼻息肉，并且难以通过常规内科治疗甚至手术得以缓解。即使经过多个疗程的抗菌药和局部鼻腔用药，症状仍无缓解。一些临床特征提示 AFRS 的可能，包括：年轻患者（平均发病年龄 22 岁），免疫功能正常，单侧或双侧鼻窦病变明显不对称的患者，有过敏性疾病病史、鼻息肉病史，以及相对无痛的症状表现。病情较重的 AFRS 病例还会出现眼球突出、眼距过宽或面部畸形的表现。患者有黄绿色、白棕色、灰色、棕色或黑色的黏稠鼻腔分泌物，可被描述为"花生酱"样，其被称为过敏性/嗜酸性黏液蛋白。这些鼻涕中含有脱颗粒的嗜酸性粒细胞，主要组分为黏蛋白，并含有大量真菌菌丝。组织学检查是最为重要的，可见嗜酸性粒细胞增多，Charcot-Leyden 结晶（一种嗜酸性粒细胞的崩解产物），以及非侵袭性真菌菌丝。除嗜酸性粒细胞外，还可见淋巴细胞和浆细胞的炎性渗出。

CT 扫描通常可见一个或多个鼻窦受累，单侧或双侧不对称的致密影，最常见的是筛窦和上颌窦。AFRS 最典型的 CT 影像学表现是"双密度"征，这是增生的黏膜包绕着嗜酸性黏蛋白中金属密度相似的菌丝的影像学表现。骨质破坏可导致邻近组织受累，对重要器官（如大脑、眼眶和大血管）产生影响。炎性黏膜周围强化，T1、T2 呈中心低信号是相应 MRI 影像的典型表现。

当前，关于 AFRS 的最被广泛接受的诊断标准为 Bent 和 Kuhn 根据该疾病的组织病理学、放射影像学和免疫学特征制定的标准（表14.1）。

治疗

目前对于 AFRS 患者的最佳治疗方案仍未统一，并存在着争议。当前的治疗方案是通过功能性鼻内镜鼻窦手术（FESS）尽可能多地去除抗原性和炎症性负荷，恢复鼻窦的通气引流。通过使鼻窦恢复正常的通气引流并去除所有鼻腔分泌物、真菌黏蛋白、真菌碎片以及鼻息肉，不仅可减少真菌抗原，还可以为实施术后治疗提供便利。

表 14.1　Bent 和 Kuhn 标准

主要	次要
Ⅰ型超敏反应	哮喘
鼻息肉	单侧发病
典型的 CT 表现	骨质破坏
无侵袭性嗜酸性黏蛋白	真菌培养
真菌阳性染色	Charcot–Leyden 结晶
结晶	嗜酸性粒细胞增多

术后治疗包括免疫调节（免疫治疗和 / 或使用皮质类固醇）或使用抗菌和抗真菌药物。要想获得良好的远期疗效，术后应立即进行鼻腔生理盐水冲洗。术后使用全身性皮质类固醇是有临床价值的，配合用的鼻腔喷雾剂是预防复发最有效的药物。AFRS 患者术后通过口服抗真菌药物可以减少真菌负荷，从而减少肌体对真菌的过敏反应。然而，考虑到抗真菌药物具有争议的临床获益与副作用，其只应当用作应用类固醇治疗没有明显效果的患者的最后治疗手段。除此之外，当前尚无足够证据证明，局部使用抗真菌药物和白三烯调节剂（如孟鲁司特）是有效的，因而不推荐将此类药物作为常规方案应用。

免疫疗法也被证明是非常有效的，通过与手术和皮质类固醇药物治疗相结合，不仅可有效预防复发，并可减少将来的激素用量。最后，对于患有鼻息肉合并哮喘的 CRS 患者，应用单克隆抗体已经成为一种新型治疗方法。奥马珠单抗（omalizumab）和美泊利单抗（mepolizumab）通过靶向作用于 IgE、IL-5 细胞因子途径，在该类患者中取得令人瞩目的治疗效果，并且还具有令人满意的安全性和耐受性。然而，尚需要高质量的临床试验来进一步评估免疫靶向治疗对某些类型的 AFRS 患者的治疗效果，才能做出基于证据的正确推荐。

总结及作者观点：

（1）据推测，真菌在 CRS 的发生中起着重要的作用，但具体的机制尚不清楚。

（2）真菌性鼻窦炎由于临床表现复杂多变，得到准确的诊断和有效的治疗具有较大挑战性。

（3）需要高质量的随机对照试验来确定免疫治疗、抗真菌治疗和单克隆抗体治疗在 AFRS 中应用的临床获益。

（4）AFRS 被认为是一种慢性疾病，即使接受了根治性手术、积极的药物治疗及在规范的随访情况下，也有复发可能。

参考文献

[1] Chakrabarti A, Denning DW, Ferguson BJ, Ponikau J, Buzina W, Kita H, Marple B, Panda N, Vlaminck S, Kauffmann-Lacroix C, Das A, Singh P, Taj-Aldeen SJ, Kantarcioglu AS, Handa KK, Gupta A, Thungabathra M, Shivaprakash MR, Bal A, Fothergill A, Radotra BD. Fungal rhinosinusitis: a categorization and definitional schema addressing current controversies. Laryngoscope. 2009;119(9):1809 - 1818.

[2] Grosjean P, Weber R. Fungus balls of the paranasal sinuses: a review. Eur Arch Otorhinolaryngol. 2007;264:461 - 470.

[3] Ferguson BJ. Definitions of fungal rhinosinusitis. Otolaryngol Clin N Am. 2000;33:227 - 235.

[4] Montone KT. Pathology of fungal rhinosinusitis: a review. Head Neck Pathol. 2016;10:16 - 46.

[5] Ferguson BJ. Fungus balls of the paranasal sinuses. Otolaryngol Clin N Am. 2000;33(2):389 - 398.

[6] Dufour X, Kauffmann-Lacroix C, Ferrie JC, Goujon JM, Rodier MH, Klossek JM. Paranasal sinus fungus ball: epidemiology, clinical features and diagnosis. A retrospective analysis of 173 cases from a single medical center in France, 1989 - 2002. Med Mycol. 2006;44(1):61 - 67.

[7] Mensi M, Piccioni M, Marsili F, Nicolai P, Sapelli PL, Latronico N. Risk of maxillary fungus ball in patients with endodontic treatment on maxillary teeth: a case-control study. Oral Surg Oral Med Oral Pathol Oral Radiol Endod. 2007;103:433 - 436.

[8] Legent F, Billet J, Beauvillain C, Bonnet J, Miegeville M. The role of dental canal fillings in the development of Aspergillus sinusitis. A report of 85 cases. Arch Otorhinolaryngol. 1989;246(5):318 - 320.

[9] Zinreich SJ, Kennedy DW, Malat J, Curtin HD, Epstein JI, Huff LC, Kumar AJ, Johns ME, Rosenbaum AE. Fungal sinusitis: diagnosis with CT and MR imaging. Radiology. 1988;169(2):439 - 444.

[10] Broglie MA, Tinguely M, Holzman D. How to diagnose sinus fungus balls in the paranasal sinus? An analysis of an institution's cases from January 1999 to December 2006. Rhinology. 2009;47:379 - 384.

[11] deShazo RD, O'Brien M, Chapin K, Soto-Aguilar M, Swain R, Lyons M, Bryars WC Jr, Alsip S. Criteria for the diagnosis of sinus mycetoma. J Allergy Clin Immunol. 1997;99(4):475 - 485.

[12] Adelson RT, Marple BF. Fungal rhinosinusitis: state-of-the-art diagnosis and treatment. J Otolaryngol. 2005;34(Suppl1):S18 - 22.

[13] Manning SC, Shaefer SO, Close LG, et al. Culture-positive allergic fungal sinusitis. Arch Otolaryngol Head Neck Surg. 1991;117:174 - 178.

[14] Glass D, Amedee RG. Allergic fungal rhinosinusitis: a review. Ochsner J. 2011;11:271 - 275.

[15] Loftus PA, Wise SK. Allergic fungal rhinosinusitis: the latest in diagnosis and management. Adv Otorhinolaryngol. 2016;79:13 - 20.

[16] Daniel Glass, Ronald G. Amedee. Allergic fungal rhinosinusitis: a review. Ochsner J 11:271 - 275, 2011.

[17] Cojocari L, Sandul A. Literature review. Non-invasive fungal rhinosinusitis. Rom J Rhinol. 2017;7(26):75 - 81.

[18] Bent JP, Kuhn FA. Diagnosis of allergic fungal sinusitis. Otolaryngol Head Neck Surg. 1994;111(5):580 - 588.

[19] Rupa V, Jacob M, Mathews MS, Seshadri MS. A prospective, randomised, placebo-controlled trial of post-operative oral steroid in allergic fungal sinusitis. Eur Arch Otorhinolaryngol. 2010;267:233 - 238.

[20] Kuhn FA, Javer AR. Allergic fungal sinusitis: a four-year follow-up. Am J Rhinol. 2000;14:149 - 156.

[21] Gan EC, Thamboo A, Rudmik L, Hwang PH, Ferguson BJ, Javer AR. Medical management of allergic fungal rhinosinusitis following endoscopic sinus surgery: an evidence-based review and recommendations. Int Forum Allergy Rhinol. 2014;4:702 - 715.

[22] Khalil Y, Tharwat A, Abdou AG, et al. The role of antifungal therapy in the prevention of recurrent allergic fungal rhinosinusitis after functional endoscopic sinus surgery: a randomized, controlled study. Ear Nose Throat J. 2011;90:E1 - 7.

[23] Fokkens WJ, Lund VJ, Mullol J, Bachert C, Alobid I, Baroody F, Cohen N, Cervin A, Douglas R, Gevaert P, et al. EPOS 2012: European position paper on rhinosinusitis and nasal polyps 2012. A summary for otorhinolaryngologists. Rhinology. 2012;50:1 - 12.

[24] Mabry RL, Mabry CS. Allergic fungal sinusitis: the role of immunotherapy. Otolaryngol Clin N Am. 2000;33:433 - 440.

[25] Ren L, Zhang N, Zhang L, Bachert C. Biologics for the treatment of chronic rhinosinusitis with nasal polyps—state of the art. World Allergy Organ J. 2019;12(8):100050.

（熊伟明）译，（韦嘉章）校

15　鼻窦球囊扩张术

Mohammed Salem，Marios Stavrakas，Hisham S. Khalil

15.1　病例展示

患者男性，36 岁，从口腔颌面外科转诊到鼻科治疗，患者主诉持续出现左上颌部不适、疼痛 13 个月余。没有局部牙齿或颞下颌关节的原因可以解释这种不寻常的不适。患者否认了鼻部症状，包括鼻腔感染、外伤、既往手术史或过敏性鼻炎的症状。鼻内镜检查显示同侧中道轻度充血，其余部位黏膜正常。CT 扫描提示左侧上颌窦黏膜轻度增厚，同侧窦口鼻道复合体混浊。在药物治疗失败后，我们就对手术方案进行了讨论。由于该病例孤立且局限在一个鼻窦，我们提供了 FESS 和鼻窦球囊扩张术（BSP）两种术式，患者选择了第二种手术方式。鼻窦球囊扩张术在全身麻醉下进行，患者术后恢复良好，于当日出院。

15.2　背景知识

鼻窦球囊扩张术（BSP）是美国食品药品监督管理局（FDA）于 2005 年批准的一种微创技术。它在慢性鼻窦炎（CRS）和急性鼻窦炎的治疗中越来越流行。它与心脏病专家使用的 Seldinger 技术有着相似的概念，基本上它的目的是扩张窦口并保持黏膜完整，同时保持生理功能。

根据 Hopkins 等（2011）的研究，鼻窦球囊扩张术有几个优点。由于其微创性，它可用于急性鼻窦炎的治疗。此外，它可以在局部麻醉下进行，即使是在非手术室条件下，这使得窦口扩张和冲洗更容易。很显然，训练有素的操作者是施行手术的先决条件。

BSP 的并发症包括装置故障、筛顶和蝶骨脑脊液漏以及术中心脏骤停。有记录的同样严重的并发症

M. Salem・M. Stavrakas (✉)

University Hospitals Plymouth NHS Trust, Plymouth, UK

e-mail: Mohammed.salem4@nhs.net; mstavrakas@ doctors.org.uk

H. S Khalil

University Hospitals Plymouth NHS Trust, Plymouth, UK

Peninsula Medical School, University of Plymouth, Plymouth, UK

e-mail: Hisham.khalil@plymouth.ac.uk

© Springer Nature Switzerland AG 2021

M. Stavrakas, H. S Khalil (eds.), *Rhinology and Anterior Skull Base Surgery*,

https://doi.org/10.1007/978-3-030-66865-5_15

是眼眶和颅底损伤，这是由于误入眼眶或颅底所致。

根据文献报道，在术后 6 个月、12 个月和 24 个月时，窦口通畅率分别为 80.5%、85.1% 和 91.6%。Hopkins 等（2011）指出，窦口扩张后的成功率为 98%，但只有 62% 的患者症状有明确改善。

15.3　临床实践

15.3.1　病史

我们遵循与急性鼻窦炎、复发性急性鼻窦炎或慢性鼻窦炎患者相同的病史采集原则。也必须考虑有息肉样鼻疾病、既往的治疗史，因为重要的是既往的手术可能改变了解剖结构。复杂的病史、年龄和患者的期望是值得探讨的因素，因为它们可能有利于微创介入治疗。

15.3.2　查体

头颈部检查，包括鼻内镜检查是首要的。鼻息肉患者不适合施行单纯的鼻窦球囊扩张术，应考虑行 FESS 息肉切除术。

15.3.3　检查

鼻窦 CT 扫描是必不可少的，正如我们不可能在没有任何放射学信息的情况下进行鼻内镜鼻窦手术。我们想评估疾病的程度，涉及鼻窦数量和 Lund–Mackay 评分。

15.3.4　治疗

麻醉的方式取决于患者的健康状况和意愿。我们的患者进行全身麻醉，或者使用镇静 + 局部麻醉。最近，我们开始使用图像引导下气囊放置，这使得气囊的放置更容易，当学员进行手术时，应当更密切地监督和指导，才能减少任何可能发生的并发症。在确定了该病例的窦口后，左上颌窦窦口成功扩张至 12 个标准大气压（1 个标准大气压 =101.325kPa），持续 10 s 后，再用 30° 镜检查扩张的窦口。如果需要填塞材料，可溶解的材料使用得更多。这些都是日间病例，我们建议患者使用类固醇类鼻喷雾剂 / 冲洗剂和生理盐水冲洗。

总结及作者观点：
（1）对于 CRS 和 ARS 的特定病例，可以考虑鼻窦球囊扩张术。
（2）鼻窦球囊扩张术是在局部麻醉或非手术室环境下开放窦口的一个较好的选择。
（3）我们可以实现良好的窦口开放，但患者症状的改善程度各不相同。

参考文献

[1] Hopkins C, Noon E, Bray D, Roberts D. Balloon sinuplasty: our first year. J Laryngol Otol. 2011;125(01):43 – 52.

[2] Orlandi RR, Kingdom TT, Hwang PH, et al. International consensus statement on allergy and rhinology: rhinosinusitis. Int Forum Allergy Rhinol. 2016;6(Suppl 1):S22 – S209.

[3] Bhattacharyya N. Incremental health care utilization and expenditures for chronic rhinosinusitis in the United States. Ann Otol Rhinol Laryngol. 2011;120(7):423 – 427.

[4] Chaaban MR, Rana N, Baillargeon J, Baillargeon G, Resto V, Kuo YF. Outcomes and complications of balloon and conventional functional endoscopic sinus surgery. Am J Rhinol Allergy. 2018;32(5):388 – 396.

[5] Stewart AE, Vaughan WC. Balloon sinuplasty versus surgical management of chronic rhinosinusitis. Curr Allergy Asthma Rep. 2010;10(3):181 – 187.

[6] Siow JK, Al Kadah B, Werner JA. Balloon sinuplasty: a current hot topic in rhinology. Eur Arch Otorhinolaryngol. 2008;265(5):509 – 511.

[7] Levine H, Rabago D. Balloon sinuplasty: a minimally invasive option for patients with chronic rhinosinusitis. Postgrad Med. 2011;123(2):112 – 118.

[8] Stankiewicz J, Tami T, Truitt T, Atkins J, Liepert D, Winegar B. Transantral, endoscopically guided bal–loon dilatation of the ostiomeatal complex for chronic rhinosinusitis under local anesthesia. Am J Rhinol Allergy. 2009;23(3):321 – 327.

[9] Ramakrishnan VR, Kingdom TT, Nayak JV, Hwang PH, Orlandi RR. Nationwide incidence of major complications in endoscopic sinus surgery. Int Forum Allergy Rhinol. 2012;2(1):34 – 39.

[10] Hughes N, Bewick J, Van Der Most R, O'Connell M. A previously unreported serious adverse event during balloon sinuplasty. BMJ Case Rep. 2013;2013:bcr2012007879. https://doi.org/10.1136/ bcr–2012– 007879.

[11] Tomazic PV, Stammberger H, Koele W, Gerstenberger C. Ethmoid roof CSF–leak following frontal sinus balloon sinuplasty. Rhinology. 2010;48(2):247 – 250.

[12] Prince A, Bhattacharyya N. An analysis of adverse event reporting in balloon sinus procedures. Otolaryngol Head Neck Surg. 2016;154(4):748 – 753.

[13] Weiss RL, Church CA, Kuhn FA, et al. Long–term outcome analysis of balloon catheter sinusotomy: two year follow–up. Otolaryngol Head Neck Surg. 2008;139(3 Suppl 3):S38 – 46.

（林钻平）译，（张少杰）校

16 鼻窦黏液囊肿

Hisham S. Khalil，Abdulaziz Abushaala

16.1 病例展示

患者男性，46 岁，前额肿胀和右额疼痛 6 周余。全科医师给他开了阿莫西林，但症状并没有得到明显改善。鼻窦 CT 扫描和 MRI 扫描证实为有额窦黏液囊肿。通过额窦外切开联合功能性鼻内镜鼻窦手术进行引流，术后患者恢复良好。

16.2 背景知识

黏液囊肿是良性、囊性、生长缓慢的病变，位于鼻旁窦内，局部可膨胀，导致骨质吸收破坏和邻近组织结构移位。

组织学上，它们是含黏液的囊性病变，由假复层柱状上皮细胞覆盖。黏液囊肿主要累及额筛区（60% ~ 89%），上颌窦和蝶窦较少见，通常为单侧发病。确切的病理生理学目前尚不清楚；然而，我们发现窦口阻塞和炎症是其促成因素。据推测，窦口阻塞合并感染时将导致淋巴细胞和单核细胞释放细胞因子，随后释放胶原酶和前列腺素，并增加骨质吸收破坏。

黏液囊肿如果是新出现的则是原发性的，如果是外伤或鼻窦手术后出现的则是继发性的。其可能与慢性鼻窦炎有关，也可能与纤维组织发育不良和鼻腔恶性肿瘤有关。

临床表现取决于黏液囊肿的位置和大小。症状主要与邻近组织结构受累有关，主要是眼眶（眼球突出、视力障碍、复视）和颅内结构（头痛和颅神经麻痹），此外还有鼻塞和面部疼痛。据报道，超过 80% 的黏液囊肿患者表现为眼球突出，70% 的患者最初于眼科就诊。

H. S Khalil (✉)
Peninsula Medical School, University of Plymouth, Plymouth, UK

University Hospitals Plymouth NHS Trust, Plymouth, UK
e-mail: Hisham.khalil@plymouth.ac.uk

A. Abushaala
Forth Valley Hospital, Larbert, Scotland

© Springer Nature Switzerland AG 2021
M. Stavrakas, H. S Khalil (eds.), *Rhinology and Anterior Skull Base Surgery*,
https://doi.org/10.1007/978-3-030-66865-5_16

脓囊肿是一种受感染的黏液囊肿，它可能会导致严重的并发症，包括眼眶脓肿、脑膜炎或脑脓肿，因此需要行紧急处理。黏液囊肿最好进行 CT 和 MRI 扫描。黏液囊肿主要以外科手术治疗为主，采用内镜下造口术和受累鼻窦口引流的形式。可以使用内镜联合外入路的方法。外入路包括骨瓣成形（已不常用），另外一种方法是以一个额窦（而不是两个）为中心的小型骨瓣成形和额窦钻孔 / 鼻窦造口术。内镜手术旨在通过 Draf Ⅰ ~ Ⅲ 手术打开额隐窝，并尽可能扩大额窦口，从而使囊肿呈袋状。单纯的内镜手术不适用于额窦侧面的黏液囊肿或存在完整的窦间隔的情况。

16.3 临床实践

16.3.1 病史

该患者有长期的鼻塞、流涕、嗅觉减退和面部不适病史。他一直在间断地使用类固醇类鼻腔喷雾剂。就诊前 6 周，发现前额肿胀，面部不适加剧。他的家庭医师给他开了 7 天的阿莫西林进行治疗，但症状没有改善。

16.3.2 查体

患者表现为明显的额部肿胀（图 16.1）。眼科检查正常。鼻内镜检查提示双侧Ⅱ级炎性息肉。

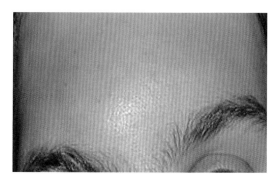

图 16.1 患者额部肿胀

16.3.3 检查

需要结合 CT 和 MRI 扫描来确诊。MRI 扫描 T2 加权像显示额部肿胀处有高信号。鼻旁窦 CT 扫描显示黏液囊肿位于 Kuhn Ⅳ型额气房（图 16.2）。有证据表明右额窦的后壁受到侵蚀（图 16.3）。

额窦前后壁的状态、额筛骨壁的受累、窦间隔的存在以及相关的病理，都是影像学需要考虑的重要方面。

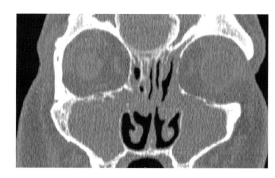

图 16.2 鼻旁窦冠状位 CT 显示 Kuhn Ⅳ型额气房大黏液囊肿

16.3.4 治疗

黏液囊肿的治疗方式主要是外科手术治疗，但脓囊肿 / 感染性黏液囊肿也需要辅以内科治疗。手术方式取决于黏液囊肿的部位和大小、前后壁是否有侵蚀、相关的病理，以及患者的一般情况。

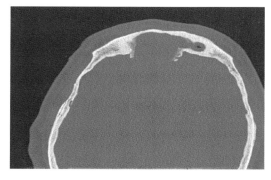

图 16.3 鼻窦轴位 CT 显示额窦黏液囊肿伴额窦后壁侵蚀

该患者有两个相关因素需要考虑：Kuhn Ⅳ型额气房的黏液囊肿，仅通过内镜途径引流可能存在一定的困难；后壁的侵蚀，增加了发生颅内并发症的风险。额窦后壁的缺损也是骨瓣成形术的相对禁忌证。考虑到这两个因素，我们最终决定通过额窦外造口术联合内镜鼻窦手术来引流黏液囊肿。

额窦外造口术采用了眉毛正下方切口。切开和加深切口时应小心，避免损伤眶上神经、滑车上神经和眶上壁前内侧的滑车神经。电钻最好在额窦的底壁进行操作，除非前壁有裂口（图 16.4）。鼻窦造口术可以全面地检查引流黏液囊肿腔、探查后壁缺陷和去除 Kuhn Ⅳ型额气房壁。该患者同时还进行了双侧功能性鼻内镜鼻窦手术，并采用了额隐窝扩大入路（Draf Ⅰ）。在随后 12 个月的随访中，患者未复发。

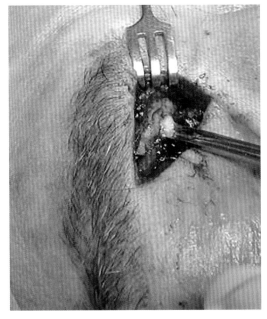

图 16.4　在右眉下方用电钻在右额窦底切开行外额窦造口术

总结及作者观点：

（1）额窦前后壁的状态、Kuhn 额气房的类型以及是否存在完整的窦内间隔，都会影响手术入路的选择。

（2）在治疗额窦黏液囊肿患者时，还应考虑患者的一般情况和相关病理的情况。

参考文献

[1] Scangas GA, Gudis DA, Kennedy DW. The natural mhistory and clinical characteristics of paranasal sinus mucoceles: a clinical review. Int Forum Allergy Rhinol. 2013;3(9):712‐717.https://doi.org/10.1002/ alr.21178.

[2] Pierse JE, Stern A. Benign cysts and tumors of the paranasal sinuses. Oral Maxillofac Surg Clin North Am. 2012;24(2):249.

[3] Hussain SM, editor. Logan turner's diseases of the nose, throat and ear, head and neck surgery: head and neck surgery. 11th ed. New York: CRC Press; 2016.

[4] Dikici O, Muluk NB, Passali GC. Paranasal sinus mucoceles. In: All around the nose 2020. Cham: Springer. p. 407‐414.

[5] Carvalho BV, Lopes ID, Corrêa JD, Ramos LF, Motta EG, Diniz RL. Typical and atypical presentations of paranasal sinus mucocele at computed tomography. Radiol Bras. 2013;46(6):372‐375.

[6] Lee TJ, Li SP, Fu CH, Huang CC, Chang PH, Chen YW, Chen CW. Extensive paranasal sinus mucoceles: a 15‐year review of 82 cases. Am J Otolaryngol. 2009;30(4):234‐238.

[7] Khalil HS, Adams MW. Clinico‐radiological considerations in the treatment of frontal sinus mucoceles. Rev Laryngol Otol Rhinol (Bord). 2009;130(4‐5):267‐271.

[8] Topdag M, Iseri M, Sari F, Erdogan S, Keskin IG. Paranasal sinus mucoceles: our clinical experiments. Int J Clin Exp Med. 2015;8(10):18518.

[9] Makihara S, Kariya S, Okano M, Naito T, Tsumura M, Nishizaki K. Orbital complications of infected mucocele in the paranasal sinuses. Auris Nasus Larynx. 2020;47(6):990‐995.

[10] Martel‐Martín M, Gras‐Cabrerizo JR, Bothe‐González C, Montserrat‐Gili JR, De Juan‐Delago M, Massegur‐Solench H. Clinical analysis and surgical results of 58 paranasal sinus mucoceles. Acta Otorrinolaringol Esp. 2015;66(2):92‐97.

（林钻平）译，（张少杰）校

17　泡状鼻甲

Marios Stavrakas，Petros D. Karkos

17.1　病例展示

一位患者因慢性鼻窦炎的症状，特别是右侧面部压痛，被转至耳鼻喉科诊所。尽管进行了长疗程的鼻内类固醇激素治疗，他的症状仍没有得到改善。CT 扫描显示鼻中隔向右偏曲及右侧有一个大的泡状中鼻甲，阻塞右侧窦口鼻道复合体，上颌窦显示完全混浊。手术方案包括鼻中隔成形术、泡状鼻甲切除术和右中鼻道鼻窦开放术。患者术后完全康复，鼻塞明显改善。他接受了长期足疗程的鼻内类固醇激素喷鼻治疗。

17.2　背景知识

泡状鼻甲（CB）是中鼻甲最常见的变异之一，其发生率为 14%～53%。"泡状鼻甲"一词用于描述鼻甲水平部分的通气状态，包括或不包括垂直部分。

Bloger 等（1991）对中鼻甲的气化状态进行了分类：

（1）板状型 = 垂直板的气化。

（2）球状型 = 水平部气化。

（3）广泛型 = 垂直板和水平部均有气化。

与其他气房一样，CB 也具有黏液纤毛运输系统，其开口将中鼻甲气房连接到额隐窝。创伤、息肉、手术或肿瘤导致的开口阻塞可导致黏液囊肿。黏液囊肿或黏液脓囊肿的形成是泡状鼻甲的潜在并发症。当上皮内的腔充满黏液时，就会发生黏液囊肿。如果囊内容物受到感染，最终的病理结果是脓肿（图

H. S Khalil (✉)

Peninsula Medical School, University of Plymouth, Plymouth, UK

University Hospitals Plymouth NHS Trust, Plymouth, UK
e-mail: Hisham.khalil@plymouth.ac.uk

A. Abushaala
Forth Valley Hospital, Larbert, Scotland

© Springer Nature Switzerland AG 2021
M. Stavrakas, H. S Khalil (eds.), *Rhinology and Anterior Skull Base Surgery*,
https://doi.org/10.1007/978-3-030-66865-5_17

17.1)。黏液囊肿是在黏液纤毛运输系统功能不良时形成的，主要是由于开口阻塞所致。此外，泡状鼻甲可能导致窦口鼻道复合体阻塞，从而导致鼻窦疾病（CRS）。

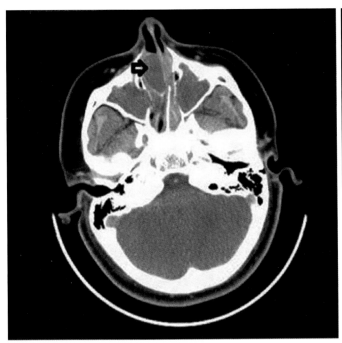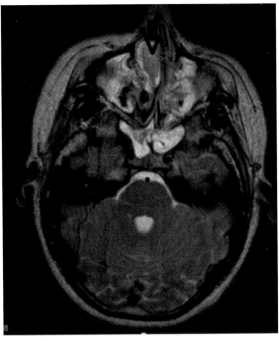

图 17.1　泡状鼻甲脓肿 1 例。CT 和 MRI 扫描显示右侧泡状鼻甲，其混浊征象与泡状鼻甲黏液囊肿 / 脓肿一致（箭头所示）（Karkos PD, Stavrakas M, Triaridis S, Markou K, Tsalighopoulos M. Bardet–Biedl syndrome and a large concha bullosa pyocele. Int J Pediatr Otorhinolaryngol. 2014；78（12）:2316 - 2318. https://doi.org/10.1016/j.ijporl.2014.10.012)

17.3　临床实践

17.3.1　诊断

单纯 CB 通常无症状，大多数情况下是 CT 扫描时偶然发现的。头痛、眼眶疼痛、流鼻涕、鼻后滴漏、鼻塞和嗅觉丧失都是 CB 脓囊肿患者的可能症状。

前鼻镜检查不足以诊断鼻甲气化或脓囊肿 / 黏液囊肿，因为它只能提供鼻甲肿大及其对鼻道的阻塞作用的信息。CT 提供了关于鼻腔和鼻旁窦结构的有价值的信息，可以显示鼻窦病变，鼻旁窦冠状面 CT 通常用于评估有鼻窦炎症状的患者。然而，磁共振成像（MRI）被认为在诊断炎性鼻窦疾病的颅内和眶内并发症方面优于 CT。

17.3.2　治疗

对于黏液囊肿和黏液脓囊肿的治疗，内镜手术是首选方法。研究所报道的治疗泡状鼻甲及其并发症（黏液囊肿 / 脓囊肿）的方法有外侧切除法、内侧切除法、挤压法和横向切除法。此外，在进行 ESS 和纠正窦口鼻道复合体阻塞时，偶尔需要使用上述方法之一来缩小泡状鼻甲，以改善进入中鼻道的路径。

我们首选的治疗方法是外侧切除法。

（1）利多卡因局部浸润麻醉。

（2）在中鼻甲下缘切开直至达到一个空腔。

（3）使用吸切器或冷器械切除鼻甲外侧部。

（4）保留鼻甲的附着部和内侧部。

（5）进行必要的填塞。

17.3.3 随访

由于这种情况在内镜鼻窦手术中最为常见，因此根据 FESS 随访方案计划进行随访。

总结及作者观点：

（1）泡状鼻甲（鼻甲气化）是中鼻甲最常见的变异之一，其发生率为 14% ~ 53%。

（2）单纯 CB 通常无症状，大多数情况下是偶然发现的。

（3）内镜手术是首选的治疗方法。

参考文献

[1] Stallman JS, Lobo JN, Som PM. The incidence of concha bullosa and its relationship to nasal septal deviation and paranasal sinus disease. Am J Neuroradiol. 2004;25(9):1613 - 1618.

[2] Badia L, Parikh A, Brookes GB. Pyocele of the middle turbinate. J Laryngol Otol. 1994;108(9):783 - 784.

[3] Bolger WE, Parsons DS, Butzin CA. Paranasal sinus bony anatomic variations and mucosal abnormalities: CT analysis for endoscopic sinus surgery. Laryngoscope. 1991;101(1):56 - 64.

[4] Zinreich SJ, Mattox DE, Kennedy DW, Chisholm HL, Diffley DM, Rosenbaum AE. Concha bullosa: CT evaluation. J Comput Assist Tomogr. 1988;12(5):778 - 784.

[5] Toledano A, Herraiz C, Mate A, Plaza G, Aparicio JM, De Los Santos G, et al. Mucocele of the middle turbinate: a case report. Otolaryngol Neck Surg. 2002;126(4):442 - 444.

[6] Marianowski R, Farragi M, Zerah M, Brunelle F, Manach Y. Subdural empyema complicating a concha bullosa pyocele. Int J Pediatr Otorhinolaryngol. 2002;65(3):249 - 252.

[7] Stammberger H, Posawetz W. Functional endoscopic sinus surgery. Eur Arch Oto-rhino-laryngol. 1990;247(2):63 - 76.

[8] Semsettin O, Akoğlu E, Safak DA. Concha bullosa pyocele. Eur Arch Oto-rhino-laryngol. 2008;265(3):373 - 375.

[9] Armengot M, Ruiz N, Carda C, Hostalet P, Basterra J. Concha bullosa mucocele with invasion of the orbit. Otolaryngol Neck Surg. 1999;121(5):650 - 652.

[10] Bahadir O, Imamoglu M, Bektas D. Massive concha bullosa pyocele with orbital extention. Auris Nasus Larynx. 2006;33(2):195 - 198.

[11] Karkos PD, Stavrakas M, Triaridis S, Markou K, Tsalighopoulos M. Bardet-Biedl syndrome and a large concha bullosa pyocele. Int J Pediatr Otorhinolaryngol. 2014;78(12):2316 - 2318. https://doi. org/10.1016/j.ijporl.2014.10.012.

（李春玲）译，（兰桂萍）校

18　隐匿性鼻窦综合征

Nikolaos Tsetsos，Marios Stavrakas

18.1　病例展示

一位 56 岁男性患者因隐匿性鼻窦综合征从眼科诊所转诊至作者所在科室。他最初表现为眼球内陷和眼球下陷，近年来逐渐恶化。眼眶和鼻窦 CT 扫描证实了诊断结果。在进行讨论以后，患者接受了鼻内镜手术——中鼻道鼻窦开放术。在随访期间，没有进一步恶化或复视，也不需要进一步的手术干预。

18.2　背景知识

隐匿性鼻窦综合征是一种临床表现，是指由于眶底逐渐塌陷并伴有上颌窦混浊而导致的进行性眼球内陷和眼球下陷，与亚临床上颌窦炎相关。1964 年 Montgomery 首次在两名上颌窦黏液囊肿患者中描述了这种情况，1994 年 Soparker 等引入了"隐匿性鼻窦综合征"一词。

虽然一些可能的机制已被描述，但隐匿性鼻窦综合征确切的病理生理学机制尚不清楚。继发于开口阻塞的上颌窦通气不足似乎是最为广泛接受的理论。随后，通气不足导致气体重吸收到上颌窦的毛细血管中，从而形成真空。这导致分泌物积聚，伴有慢性亚临床炎症，导致上颌窦不张和窦壁塌陷，类似于咽鼓管功能障碍患者中耳出现负压的过程。分泌物滞留和慢性炎症可导致溶骨和骨质减少，使眶底变薄。眼眶底变薄，再加上负压，导致眼眶组织疝入上颌窦，这一机制似乎与隐匿性鼻窦综合征中的眼球内陷和眼球下陷有关。先天性上颌窦发育不全也被认为是导致该疾病发展的一种易感因素。然而，根据发病前的影像学表现，上颌窦大小正常的患者也会出现该综合征，这表明该综合征是一种后天性疾病，而不是先天性发育不全。

N. Tsetsos (✉)
ENT–Head and Neck Surgery Trainee, 424 General Military Hospital, Thessaloniki, Greece

M. Stavrakas
University Hospitals Plymouth NHS Trust, Plymouth, UK

© Springer Nature Switzerland AG 2021
M. Stavrakas, H. S Khalil (eds.), *Rhinology and Anterior Skull Base Surgery*,
https://doi.org/10.1007/978–3–030–66865–5_18

18.3 临床实践

18.3.1 病史

隐匿性鼻窦综合征通常出现在 30～50 岁的人群中，无性别差异。它几乎只发生于单侧上颌窦。主要临床特征包括眼部症状，如数周至数月的自发性、渐进性眼球内陷和眼球下陷。此外，患者可能出现眼眶不对称、眶上沟加深或眼睑退缩和患眼上睑下垂。视力、眼压、眼外运动通常正常。只有少数患者出现复视，对于其他患者可能会因对患眼内陷的误解而做出对侧眼突出的眼科评估。与鼻炎或鼻窦炎有关的症状如鼻塞、流鼻涕和头痛很少见。

18.3.2 查体

隐匿性鼻窦综合征的诊断基于渐进性眼球内陷和 / 或眼球下陷的特征性临床表现，无眼眶损伤（包括手术）或鼻窦疾病，鼻内镜和鼻窦及鼻旁窦 CT 扫描。鼻内镜通常会显示正常或轻度鼻黏膜炎症，中鼻道扩大，钩突完全侧缩，阻塞上颌窦自然开口，筛窦 – 上颌窦引流通路无异常分泌物。

18.3.3 检查

计算机断层扫描（CT）不仅是评估鼻窦疾病，也是评估隐匿性鼻窦综合征的最佳影像学方法。磁共振成像（MRI）也是评估眼眶和鼻窦软组织的有效工具，但与 CT 相比，其缺点是骨骼评估效果较差。影像通常显示上颌窦完全或接近完全的单侧混浊和窦口鼻道复合体阻塞。钩突偏曲是一种常见的影像学表现，与对侧相比，钩突偏曲导致同侧中鼻道增大。最常见的影像学表现是内侧壁、后外侧壁和眶底向内回缩导致上颌窦容积减少。上颌窦容积减少导致眼眶容积增大。最常见的是，眶底因骨质减少而变薄，或由于完全吸收而阙如，但也可能出现骨壁增厚的情况。最常见的情况是，眶底正常的向上凸度消失，眶下壁向下弯曲，导致上颌窦上壁凹陷。眼球向下移位，眶内容物伴随眼球进入上颌窦，导致眼球下陷，造成眼睛或面部不对称。下直肌最常受累。

组织病理学结果显示上颌窦黏膜增厚和水肿，伴有慢性非特异性炎症细胞浸润，偶尔伴有修复性骨改变。细菌培养通常为阴性。

隐匿性鼻窦综合征是一种罕见的临床表现，因此，有必要与以眼球下陷和眼球内陷为表现的疾病相鉴别，常见的这些疾病包括眼眶创伤、慢性鼻窦炎、骨髓炎、恶性肿瘤浸润、先天性面部不对称、弥漫性面部脂肪营养不良、Parry-Romberg 综合征、线性硬皮病和假性眼球内陷等。

18.3.4 治疗

隐匿性鼻窦综合征的治疗包括两个步骤：① 清理上颌窦并恢复正常上颌窦通气；② 重建正常眼眶

解剖结构。理想的治疗效果可以在第一阶段或第二阶段手术中获得。

　　Caldwell-Luc 入路在过去是最常用的，但现在已被功能性鼻内镜鼻窦手术所取代，后者是目前解决上颌窦病变的"金标准"。如果鼻中隔偏曲导致疾病的形成并阻碍手术进行，手术的第一步应该是鼻中隔成形术。推荐的方法是内镜下钩突切除术和上颌窦口开放。外科医师必须注意眼球和眶底的异常低位。这些患者眼眶内容物受损的概率明显高于那些在其他情况下接受内镜鼻窦手术的患者。图像引导技术虽然实用，但不能取代对鼻腔和眼眶解剖结构的彻底检查和理解。目的是尽量扩宽上颌窦口。最近有人提出球囊鼻窦成形术是一种微创的、可替代的治疗隐匿性鼻窦综合征的方法，然而这项技术是否能应用于所有上颌窦不张的病例尚不清楚。需要进行前瞻性研究，以确定球囊鼻窦成形术这种治疗方式是否安全有效。

　　治疗的第二阶段是通过外科手术来恢复眼眶的体积和对称性，通常是通过放置眼眶植入物来完成的。可用于眶底重建的植入物种类繁多，包括同种异体材料和自体移植物。经结膜入路和睫下入路是最常用的眶内入路。

　　解决眶底问题的最佳时机尚不明确。多项研究表明，眶底修复应与鼻窦治疗同时进行。主要优势是避免了二次住院和二次麻醉。有证据表明，在仅恢复上颌窦通气而不重建眶底的情况下，眼球内陷和眼球下陷可自发消退。目前建议两阶段眼眶修复法，眼眶修复至少应在第一次手术后 6 个月进行。尽管进行了鼻内镜鼻窦手术，但眼球内陷或眼球下陷在第一阶段后 6 个月还持续存在，就应进行眶底修复。两阶段法的优势在于可防止在感染的眼眶内放置眼眶植入物，并可防止过度矫正眼球位置。

总结及作者观点：

（1）隐匿性鼻窦综合征是一种罕见的自发性、渐进性、进行性的无症状上颌窦塌陷。

（2）诊断是基于逐渐出现的眼球内陷和 / 或眼球下陷，且没有眼眶外伤（包括手术）或先前的鼻窦疾病症状。

（3）治疗方法是外科手术，功能性鼻内镜鼻窦手术解决上颌窦不张作为第一阶段，6 个月后症状明显持续，眶底修复作为第二阶段手术方式。

（4）鼻内镜上颌窦口开放需要小心进行，以避免由于钩突偏曲，以及眼球和眶底的低位而损伤眼眶内容物。

（5）隐匿性鼻窦综合征的表现包括眼、鼻两方面，耳鼻喉科医师和眼科医师都应对此熟悉。

参考文献

[1] Montgomery WW. Mucocele of the maxillary sinus causing enophthalmos. Eye Ear Nose Throat Mon. 1964;43:41 - 44.

[2] Soparkar CN, Patrinely JR, Cuaycong MJ, et al. The silent sinus syndrome. A cause of spontaneous enophthalmos. Ophthalmology. 1994;101:772 - 778.

[3] Hunt SM, Tami TA. Sinusitis-induced enophthalmos: the silent sinus syndrome. Ear Nose Throat J. 2000; 79:576, 579 - 581, 584.

[4] Boyd JH, Yaffee K, Holds J. Maxillary sinus atelectasis with enophthalmos. Ann Otol Rhinol Laryngol. 1998;107:34 - 39.

[5] Gillman GS, Schaitkin BM, May M. Asymptomatic enophthalmos: the silent sinus syndrome. Am J Rhinol. 1999;13:459 – 462.

[6] Blackwell KE, Goldberg RA, Calcaterra TC. Atelectasis of the maxillary sinus with enophthalmos and midface depression. Ann Otol Rhinol Laryngol. 1993;102:429 – 432.

[7] Eto RT, House JM. Enophthalmos, a sequela of maxillary sinusitis. AJNR Am J Neuroradiol. 1995;16:939 – 941.

[8] Davidson JK, Soparkar CN, Williams JB, Patrinely JR. Negative sinus pressure and normal predisease imaging in silent sinus syndrome. Arch Ophthalmol. 1999;117:1653 – 1654.

[9] Kass ES, Salman S, Rubin PA, et al. Chronic maxillary atelectasis. Ann Otol Rhinol Laryngol. 1997;106:109 – 116.

[10] Bossolesi P, Autelitano L, Brusati R, Castelnuovo P. The silent sinus syndrome: diagnosis and surgical treatment. Rhinology. 2008;46(4):308 – 316.

[11] Wan MK, Francis IC, Carter PR, et al. The spectrum of presentation of silent sinus syndrome. J Neuroophthalmol. 2000;20:207 – 212.

[12] Rose GE, Sandy C, Hallberg L, Moseley I. Clinical and radiologic characteristics of the imploding antrum, or "silent sinus," syndrome. Ophthalmology. 2003;110:811 – 818.

[13] Illner A, Davidson HC, Harnsberger HR, Hoffman J. The silent sinus syndrome: clinical and radiographic findings. AJR Am J Roentgenol. 2002;178:503 – 506.

[14] Martelli A, Hoyt WF, Newton TH. Enophthalmos and orbital expansion from chronic sinusitis. CT evaluation with reformatted images. J Clin Neuroophthalmol. 1984;4:167 – 172.

[15] Burroughs JR, Hernández Cospín JR, Soparkar CN, Patrinely JR. Misdiagnosis of silent sinus syndrome. Ophthalmic Plast Reconstr Surg. 2003 Nov;19(6):449 – 454.

[16] Wilkins RB, Kulwin DR. Spontaneous enophthalmos associated with chronic maxillary sinusitis. Ophthalmology. 1981;88:981 – 985.

[17] Brandt MG, Wright ED. The silent sinus syndrome is a form of chronic maxillary atelectasis: A systematic review of all reported cases. Am J Rhinol. 2008;22(1):68 – 73.

[18] Vander Meer JB, Harris G, Toohill RJ, Smith TL. The silent sinus syndrome: a case series and literature review. Laryngoscope. 2001;111:975 – 978.

[19] Jacob KJ, George S, Preethi S, Arunraj VS. A comparative study between endoscopic middle meatal antrostomy and Caldwell-Luc surgery in the treatment of chronic maxillary sinusitis. Indian J Otolaryngol Head Neck Surg. 2011;63:214 – 219.

[20] Pula JH, Mehta M. Silent sinus syndrome. Curr Opin Ophthalmol. 2014;25(6):480 – 484.

[21] Arikan OK, Onaran Z, Muluk NB, Yilmazbaş P, Yazici I. Enophthalmos due to atelectasis of the maxillary sinus: silent sinus syndrome. J Craniofac Surg. 2009 Nov;20(6):2156 – 2159.

[22] Kilty SJ. Maxillary sinus atelectasis (silent sinus syndrome): treatment with balloon sinuplasty. J Laryngol Otol. 2014;128:189 – 191.

[23] Buono LM. The silent sinus syndrome: maxillary sinus atelectasis with enophthalmos and hypoglobus. Curr Opin Ophthalmol. 2004 Dec;15(6):486 – 489.

[24] Thomas RD, Graham SM, Carter KD, Nerad JA. Management of the orbital floor in silent sinus syndrome. Am J Rhinol. 2003;17:97 – 100.

[25] Jovančević L, Čanadanović V, Savović S, Zvezdin B, Komazec Z. Silent sinus syndrome: one more reason for an ophthalmologist to have a rhinologist as a good friend. Vojnosanit Pregl. 2017 Jan;74(1):59 – 63.

（李春玲）译，（兰桂萍）校

第四部分：面部整形

19　治疗鼻塞的功能性鼻中隔成形术

Hisham S. Khalil，Marios Stavrakas

19.1　病例展示

患者女性，24 岁，双侧长期持续鼻塞，并且对鼻部的外观不满意。她接受了鼻中隔成形术，改善了鼻部通气和鼻部外观。

19.2　背景知识

鼻整形术是一个广阔的领域，有各种不同的方法、适应证、技术、术前和术后评估策略。本章旨在概述术前评估的原则和基本的手术方法。

功能性鼻整形术是一个常用的术语，用来描述旨在解决鼻瓣区鼻塞的技术。

19.3　诊断

（1）诊断和术前评估：
- 病史。
- 鼻塞、鼻通气气流减少。
- 鼻创伤。

H. S Khalil

University Hospitals Plymouth NHS Trust, Plymouth, UK

Peninsula Medical School, University of Plymouth, Plymouth, UK
e-mail: Hisham.khalil@plymouth.ac.uk

M. Stavrakas (⌧)
University Hospitals Plymouth NHS Trust, Plymouth, UK
e-mail: mstavrakas@doctors.org.uk

© Springer Nature Switzerland AG 2021

M. Stavrakas, H. S Khalil (eds.), *Rhinology and Anterior Skull Base Surgery*,
https://doi.org/10.1007/978-3-030-66865-5_19

- 唇腭裂 +/– 既往手术史。
- 既往鼻中隔手术史和 / 或鼻成形手术史。
- 鼻腔鼻窦的病理。
- 鼻炎（过敏性、非过敏性）。

（2）查体：
- 检查：彻底评估鼻锥、美学因素、其他面部特征，如下巴、种族鼻形态。
- 触诊：鼻尖支撑情况、皮肤、对称性、触痛。
- Cottle/ 改良 Cottle 鼻瓣区评估操作法。
- 内镜评估：动态与静态鼻瓣膜塌陷、前后鼻中隔偏曲、其他鼻腔鼻窦病变（如鼻息肉）。
- 前鼻镜检查。

（3）客观评估：
- 鼻吸气气流峰值。
- 鼻腔测压。
- 鼻声反射测量法。
- 鼻阻塞症状评价（NOSE），视觉模拟评分（VAS）。
- 躯体变形障碍评估——BDDQ 评分。

（4）摄影：
- 鼻系列：鼻整形手术中必要的视觉信息来源是前视图、侧视图（左视图和右视图）、基础视图、斜视图和头视图。鼻整形手术中照片记录的标准化被广泛认为是准确评估个体患者的预后情况和比较不同患者差异的关键。标准化减少了各种变量，如与受试者的距离、患者位置、背景、镜头变形、曝光和照明，这些变量会改变我们对解剖细节的感知，并产生错误的术后手术外观。法兰克福平面：通过左、右侧耳门上点和眶下缘点的平面。选择这个平面是因为眶下缘是一个容易触及的骨性标志，可以很容易识别。此外，适当的照明、相机的选择和背景也是必不可少的。
- 计算机成像和变形。

基本美学的上观点
- 水平线上的 1/3。
- 垂直线上的 1/5。
- 角度：鼻唇沟（男性 90°～95°，女性 95°～110°），鼻额沟（115°～135°），鼻面部（30°～40°）。
- 投影：Goode 法→翼沟至鼻尖：鼻根至鼻尖 = 0.55～0.6。
- 三脚架理论：尖端高度和旋转度。
- 其他面部特征：下巴 / 下颌后缩，面部不对称。

19.4　治疗

由于美观或功能原因，鼻整形术或鼻中隔整形术当与鼻中隔手术结合。不管手术的目的是什么，都应该遵守美学原则。

鼻内入路或鼻外入路的选择取决于许多因素，包括：

- 外科医师的技能和偏好。
- 既往鼻整形史。
- 手术目的与需求。

19.5 基本的鼻整形技术

（1）切口：

- 软骨间：鼻外侧软骨、鼻翼软骨之间。
- 经软骨：经鼻翼软骨的头侧部分。
- 软骨下 / 边缘：沿鼻翼软骨尾缘，沿小柱尾侧延伸至小柱内侧。
- 鼻小柱：通常为倒 V 形或阶梯形，用于开放式隆鼻入路。
- 贯穿：通过鼻中隔两侧切开。

（2）鼻中隔成形术：

- 遵循保留尾端和远端支柱的鼻中隔成形术的基本原则。在鼻中隔偏曲、顶端支持不足、需要广泛移植的情况下，可以考虑采用体外途径，使用 PDS 钢板和各种移植材料。

（3）鼻梁隆起：

- 去除突起的鼻骨及软骨。
- 缩小鼻中隔尾端。
- 减少鼻翼软骨的外侧脚。
- 盾牌状移植。

（4）鼻中 1/3 和截骨术：

- 内侧截骨术。
- 侧方截骨术（鼻内或外）。
- 上 / 水平截骨术。
- 中间截骨术（歪鼻子）。
- 软骨扩展移植物（鼻子中 1/3 狭窄）。

（5）对付"歪鼻子"的策略：

- 鼻中隔成形术。
- 鼻中隔分离鼻外侧软骨。
- 截骨术。
- 中央复合体的数字化操作。
- 伪装移植物。

（6）增加鼻尖突起：

- 穹顶或盾牌状移植物。
- 柱状支柱。

（7）减少鼻尖旋转：

- 全鼻中隔穿通入路。
- 下间隔角。
- 缩短大翼软骨脚。

（8）减少鼻尖突起：

- 缩小鼻中隔尾端。
- 增高鼻背部。

（9）增加鼻尖清晰度：

- 穹隆间缝合。
- 穹隆贯穿缝合。

（10）垫高技术：

- 鼻中隔软骨。
- 耳廓软骨。
- 肋骨软骨。

19.6 临床实践

19.6.1 病史

患者主诉双侧交替性鼻塞，经生理盐水鼻腔冲洗和类固醇激素鼻腔喷雾剂联合治疗无效。她对鼻子的形状有较多不满意，包括鼻尖下垂，骨和软骨框架的突出，以及鼻子有点扭曲。患者没有面部创伤及鼻部手术史。没有躯体畸形障碍（BDD）的病史。在任何鼻整形手术前排除 BDD 都是很重要的。同样，重要的是，如果外科医师怀疑 BDD 或有可能导致患者术后不满的精神健康问题，需征求临床心理学家的意见。

患者没有出血倾向的病史，也没有服用任何增加术后出血风险的药物。

19.6.2 查体

患者有双侧鼻腔气流受限，但没有鼻翼塌陷的证据。Cottle 手法测试在双侧都呈阳性。鼻内镜检查显示鼻中隔呈 S 形偏曲，累及两个鼻瓣区。

患者因鼻骨鼻软骨突起形成驼峰鼻而加重鼻尖的下垂。

19.6.3 检查

术前需要拍摄照片（图 19.1）。一些外科医师更喜欢在手术前使用照片编辑软件对患者进行"侧写"。根据患者的临床病史还会要求进行其他检查。

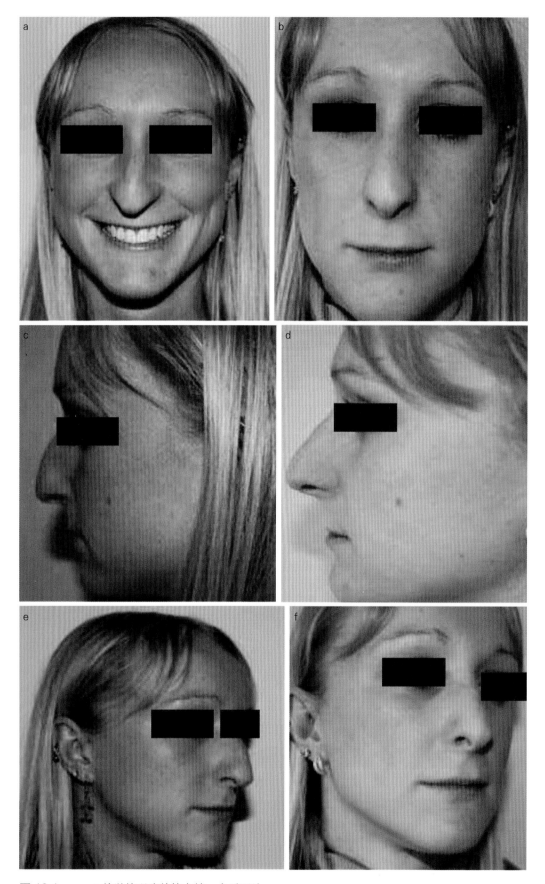

图 19.1　a ~ f. 美学外观改善的术前、术后照片

19.6.4　治疗

选择外鼻中隔成形术是因为该患者存在鼻尖下垂和通过该入路容易进行双侧鼻翼软骨的头侧修剪。为解决患者的功能和美学问题而采用的外科原则如下：

- 鼻腔鼻中隔成形术是用来拉直鼻中隔和鼻骨的成形术。这包括将鼻外侧软骨与鼻中隔分离，以帮助拉直软骨金字塔。
- 内侧、外侧和上侧（水平）截骨术用以拉直骨锥。
- 切除鼻骨鼻软骨隆起和修剪双侧大翼软软骨头端。这两个步骤都是为了解决鼻尖下垂的问题。不需要在大翼软骨的内侧脚之间使用软骨性鼻"支柱"。

术后护理包括常规生理盐水冲洗，止痛，术后 7 天拆除鼻夹板和鼻尖缝合线。在术后 3 个月、6 个月和 12 个月后对患者进行随访。

总结及作者观点：

　　鼻中隔成形术是一种外科手术，需要非常仔细地对患者进行评估和建议。手术的成功取决于术前评估，以及清楚地认识到解决患者抱怨所需的有效策略。

参考文献

[1] Chan D, Shipchandler TZ. Update on the evidence for functional rhinoplasty techniques. Curr Opin Otolaryngol Head Neck Surg. 2015;23(4):265 - 271.

[2] Joseph J, Randhawa P, Hannan SA, Long J, Goh S, O'Shea N, et al. Body dysmorphic disorder in patients undergoing septorhinoplasty surgery: should we be performing routine screening? Clin Otolaryngol. 2017;42(3):508 - 513.

[3] Şen Z, Kaya B, Serel S, Sağlam H, Can Z. Photographic standardization in esthetic surgery. Ankara Üniversitesi Tıp Fak ü ltesi Mecmuası. 2005;58:5 - 10.

[4] Tysome JR, Sharp HR. Current trends in photographic imaging for rhinoplasty surgery. Int J Otolaryngol. 2006;5(2).

[5] Nair AG, Santhanam A. Clinical photography for periorbital and facial aesthetic practice. J Cutan Aesthet Surg. 2016;9(2):115.

[6] Palma P, Khodaei I, Tasman A-J. A guide to the assessment and analysis of the rhinoplasty patient. Facial Plast Surg. 2011;27(02):146 - 159.

[7] McKinney P. A graduated approach to rhinoplasty incisions. Aesthetic Surg J. 2000;20(6):519 - 520.

[8] Behrbohm H and Tardy ME, Jr. Essentials of septorhinoplasty. Georg Thieme Verlag, 2004.

[9] Staffel JG. Basic principles of rhinoplasty. Am Acad Facial Plast Reconstruc Surg. 1996.

（莫锦营）译，（张少杰）校

20　鼻瓣区手术

Marios Stavrakas，Mihiar Atfeh，Hisham S. Khalil

20.1　病例展示

患者男性，58 岁，在接受鼻中隔成形术后，鼻塞未改善，因此被转诊到鼻科诊所。查体，无明显的鼻中隔偏曲，但在动态评估中，吸气时有明显的鼻侧壁塌陷。患者同意接受鼻翼板条移植手术和下鼻甲减容手术。在征得同意的过程中，医师表示，由于植入移植物，他的鼻子看起来可能会有所不同。患者的恢复过程很顺利，他对手术结果很满意。

20.2　背景知识

鼻瓣膜是一个重要的解剖复合体，有助于正常呼吸，避免导致鼻塞（表 20.1）。鼻中隔成形术后，高达 13% 的慢性鼻塞和高达 95% 的持续性鼻塞是由鼻瓣膜功能障碍引起的。

这是一种经常被忽视的情况，所以怀疑和详

表 20.1　内、外鼻瓣解剖边界

内鼻瓣（角度：10°～15°）	外鼻瓣
鼻外侧软骨尾缘	鼻翼软骨内侧脚
鼻中隔	尾端鼻中隔
下鼻甲前端	翼缘
鼻底	鼻槛

M. Stavrakas (✉)
University Hospitals Plymouth NHS Trust, Plymouth, UK
e-mail: mstavrakas@doctors.org.uk

M. Atfeh
ENT Department, University Hospitals Plymouth NHS Trust, Plymouth, UK

Honorary University Fellow, Peninsula Medical School, University of Plymouth, Plymouth, UK
e-mail: Mihiar.atfeh@nhs.net

H. S Khalil
University Hospitals Plymouth NHS Trust, Plymouth, UK

Peninsula Medical School, University of Plymouth, Plymouth, UK
e-mail: Hisham.khalil@plymouth.ac.uk

© Springer Nature Switzerland AG 2021
M. Stavrakas, H. S Khalil (eds.), *Rhinology and Anterior Skull Base Surgery*,
https://doi.org/10.1007/978-3-030-66865-5_20

细的临床检查是必不可少的。鼻瓣膜功能障碍的原因可分为黏膜性原因和结构性原因，后者包括外伤、特发性因素、医源性因素（鼻整形术—重建解剖单元失败）和衰老。

静态阻塞：鼻瓣膜的解剖学狭窄部分（Poiseuille 定律）。

原因：外伤，既往鼻整形。

动态阻塞：吸气时鼻侧壁塌陷（Bernouli 原理）。

原因：鼻中隔软骨突出，如张力型鼻。

外鼻瓣膜塌陷不太常见，与以前的鼻手术有关，而内鼻瓣膜塌陷有解剖学背景，可能随着年龄的增长而出现。

20.3 临床实践

20.3.1 病史

这包括既往有鼻外伤或手术史，如鼻整形术或肿瘤切除术。

20.3.2 查体

（1）检查：在吸气和自然状态下检查。中间 1/3 收缩可能与鼻瓣膜功能障碍有关。检查以前的隆鼻瘢痕 / 切口。

（2）触诊：可提供鼻软骨强度、鼻翼边缘强度和鼻尖支撑的信息。评估皮肤厚度。

（3）内部检查：评估鼻中隔和潜在的鼻中隔偏曲、下鼻甲肥大、鼻侧壁塌陷和瓣膜狭窄。鼻内镜检查也可能有用。

患者吸气时左鼻翼塌陷（图 20.1）。

Cottle 手法（图 20.2）是检查鼻功能障碍时常用的测试方法。尽管如此，这仍然是一个非特异性的测试，即使在没有鼻瓣膜功能障碍的患者中，它也能改善鼻气流。改良的 Cottle 手法被认为是一种替代方法，旨在预测手术结果。这并没有得到太多的文献支持，因为只有 Barrett 等（2016）的一项研究证明了这一点。

鼻瓣膜功能障碍的客观指标包括鼻声反射测量法、鼻腔测压、鼻吸气气流峰值、CT 影像学。

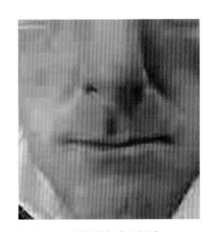

图 20.1　吸气时左鼻翼塌陷

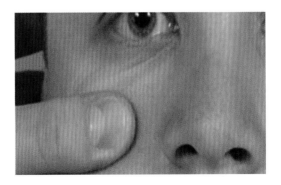

图 20.2　右鼻腔的 Cottle 手法

20.3.3　治疗

　　患者接受了双侧鼻翼板条移植手术，尽管他的鼻翼塌陷主要在左侧。这是为了达到术后的对称性，并将手术的美学影响降至最低。

　　鼻翼板条移植手术涉及通过软骨间切开将软骨条（鼻中隔、耳廓）放置在鼻外侧软骨、大翼软骨交界区水平的皮下袋中（图 20.3、图 20.4）。除非移植物的口袋太大，否则不需要用经皮缝线将移植物缝合固定。软骨间切口处用可吸收缝合材料闭合，我们倾向于用可溶解的鼻填塞物和 Steri-Strips 免缝胶带包扎来支撑该区域。通常情况下，采用鼻翼板条移植联合鼻中隔成形术和 / 或下鼻甲减容手术，潜在的并发症包括出血、感染、症状改善不佳、移植物移位、鼻中 1/3 变宽。我们必须非常清楚地向患者解释最后一个风险，手术会不可避免地改变鼻子的形状，并影响美观。

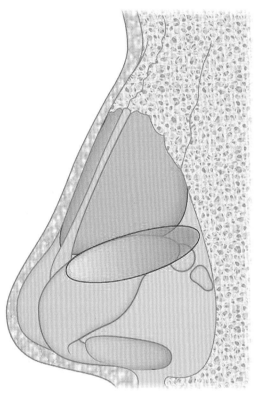

图 20.3　插图描绘了鼻翼板条移植物的放置

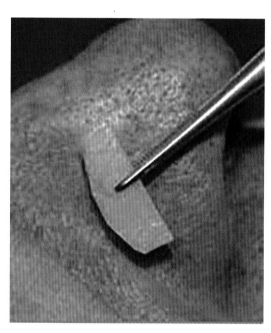

图 20.4　右鼻翼板条

- 鼻瓣膜功能障碍的多种治疗方法 :
（1）非外科的方法 :
- 通气鼻贴。
- 使用鼻夹板。
（2）内鼻瓣外科手术 :
- 软骨扩展移植物（非静态）。
- 扩张皮瓣（非静态）。

- 扩展缝合（静态 / 动态）。
- 使用蝶形移植物（INV/ENV－静态 / 动态）。
- 鼻侧壁悬吊（非静态 / 动态）。

（3）外鼻瓣外科手术：

- 鼻翼板条移植（静脉 / 静脉－动态）。
- 使用鼻翼缘轮廓线移植物（静态 / 动态）。
- 使用外侧脚支撑移植物（静态 / 动态）。
- 外侧脚翻转（环境－静态 / 动态）。

（4）更新的方法：

- 射频诱导热疗（INV/ENV）。
- 使用上外侧支撑移植物（INV）。
- 使用阶梯移植物。
- 鼻瓣膜提升和鼻尖提升（INV/ ENV）。

总结及作者观点：

（1）鼻中隔成形术后，鼻瓣膜功能障碍导致高达 13% 的慢性鼻塞和高达 95% 的持续性鼻塞。

（2）在决定手术治疗鼻塞之前，我们应该仔细评估鼻瓣膜。

（3）应该根据患者的特点和外科医师的专业知识来选择治疗方式。

参考文献

[1] Khalil HS, Foxton CR, Mitchell-Inness AM. Septoplasty with alar battens for the treatment of alar collapse: how we do it. Clin Otolaryngol. 2011;36(6):575－578.

[2] Cheang P, Atfeh M, Khalil HS. Nasal valve surgery for nasal obstruction: a systematic review. Otolaryngologist. 2014;7(2):80－88.

[3] Elwany S, Thabet H. Obstruction of the nasal valve. J Laryngol Otol. 1996;110(3):221－224.

[4] Chambers KJ, Horstkotte KA, Shanley K, Lindsay RW. Evaluation of improvement in nasal obstruction following nasal valve correction in patients with a history of failed septoplasty. JAMA Facial Plast Surg. 2015;17(5):347－350.

[5] Khosh MM, Jen A, Honrado C, Pearlman SJ. Nasal valve reconstruction: experience in 53 consecutive patients. Arch Facial Plast Surg. 2004;6(3):167－171.

[6] Barrett DM, Casanueva FJ, Cook TA. Management of the nasal valve. Facial Plast Surg Clin. 2016;24(3):219－234.

[7] Millman B. Alar batten grafting for management of the collapsed nasal valve. Laryngoscope. 2002;112(3):574－579.

[8] Kasperbauer JL, Kern EB. Nasal valve physiology. Implications in nasal surgery. Otolaryngol Clin N Am. 1987;20(4):699－719.

[9] Ballert JA, Park SS. Functional rhinoplasty: treatment of the dysfunctional nasal sidewall. Facial Plast Surg. 2006;22(01):49－54.

[10] Rhee JS, Weaver EM, Park SS, Baker SR, Hilger PA, Kriet JD, et al. Clinical consensus statement: diagnosis and management of nasal valve compromise. Otolaryngol Neck Surg. 2010;143(1):48－59.

[11] Antunes MB, Goldstein SA. Surgical approach to nasal valves and the midvault in patients with a crooked nose. Facial Plast Surg. 2011;27(05):422－436.

[12] Cem Miman M, Deliktaş H, Özturan O, Toplu Y, Akarçay M. Internal nasal valve: revisited with objective facts. Otolaryngol Neck Surg. 2006;134(1):41－47.

[13] Constantinides M, Galli SKD, Miller PJ. A simple and reliable method of patient evaluation in the surgical treatment of nasal obstruction. Ear Nose Throat J. 2002;81(10):734－737.

[14] Motamedi KK, Stephan SJ, Ries WR. Innovations in nasal valve surgery. Curr Opin Otolaryngol Head Neck Surg. 2016;24(1):31 – 36.

（莫锦营）译，（张少杰）校

21 招风耳的耳廓成形术

Marios Stavrakas

21.1 病例展示

一名 6 岁男孩在父母的陪同下来就诊，男孩耳廓畸形很明显，父母述说患儿曾因此而受到欺凌。他们未曾使用过任何非侵入性方法如夹板固定，现在他们要求进行矫正。患儿主要的解剖异常是对耳轮阙如；因此，我们选择了 Mustarde 术式。我们主张任何的整形手术都需要有详细的知情同意程序，以及掌握回授法健康教育。

21.2 背景知识

这是一种常见的耳廓畸形，在英国总人口中的患病率为 6%。

正常耳的特征：
（1）耳轮边缘与乳突的距离→ 17 ~ 21mm。
（2）耳廓乳突角→ 20° ~ 30°（图 21.1 ~ 图 21.3）。

常见解剖异常：
（1）对耳轮缺失 / 发育不全。
（2）耳甲腔肥大。
（3）合并以上两种解剖异常。
（4）耳垂突出。

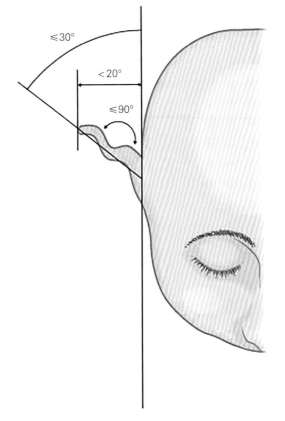

图 21.1 正常耳廓乳突角

M. Stavrakas (✉)
University Hospitals Plymouth NHS Trust,
Plymouth, UK
e-mail: mstavrakas@doctors.org.uk

© Springer Nature Switzerland AG 2021
M. Stavrakas, H. S Khalil (eds.), *Rhinology and Anterior Skull Base Surgery*,
https://doi.org/10.1007/978–3–030–66865–5_21

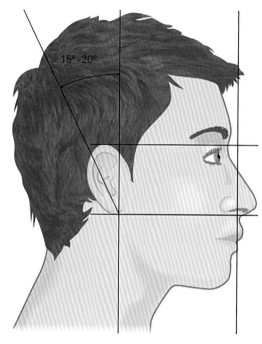

图 21.2　耳廓的正常位置

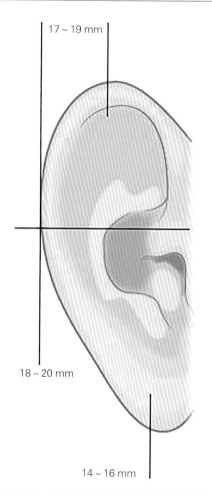

图 21.3　各种解剖投影下耳廓与乳突之间的距离

21.3　临床实践

21.3.1　治疗

术前计划

（1）术前摄影。

（2）测量耳廓上、中、下 1/3 的投影。

由于母体血液循环中雌激素的影响，新生儿耳廓软骨非常柔韧。耳廓夹板（EarBuddies™）在出生后的前几周可用于改善耳廓的塑形。早期的发现及辨别认识，可以对突出的耳廓和其他畸形如垂耳、Stahl 耳、耳廓边缘蜷缩和杯状畸形耳进行非手术矫正。在畸形不严重的情况下，"Ear well"系统被证明与非手术方式同样有效。

技术方法

（1）软骨保留：

- Mustarde 术式。
- Furnas 耳甲腔后移。

（2）软骨评分，如 Chongchet 评分。

（3）同时采用上述两种方法。

（4）耳垂后移。

笔者倾向于单独或联合使用软骨保留手术方式（图 21.4）。我们所遵循的手术步骤如下：

（1）术前准确测量。

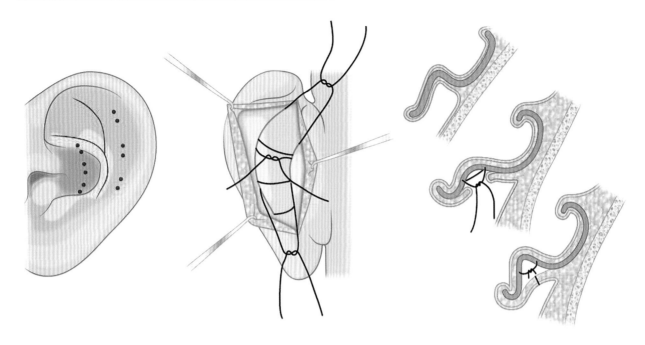

图 21.4 Mustarde 软骨保留手术术式的手术步骤

（2）用亚甲蓝对耳轮的预设计位置进行标记（3 对点）。

（3）耳廓背面用利多卡因 + 肾上腺素浸润麻醉后做切口（楔形皮肤切除）。

（4）水平褥式缝合（无色丝线，Mersilene）——留缝线较长，并在末端打结。

（5）如果需要后移外耳，则在外耳与乳突骨膜之间进行缝合。

（6）缝合切口并记录术后测量值。

（7）头部绷带包扎。

21.3.2　并发症

- 血肿。
- 感染 / 软骨膜炎。
- 皮肤 / 切口愈合不良。
- 缝合线相关问题。
- 疼痛和瘙痒。
- 美学效果不佳，需要修正。
- 不对称 / 电话耳。

手术时机取决于外科医师的经验和习惯，还需遵从患儿及家长的选择。一些外科医师认为可以选择早期矫正，因为 3 岁时 85% 的耳廓已经发育形成。其他医师则选择在孩子年龄较大后可以参与咨询并表达希望矫正的愿望时进行手术。我们的常规做法是在孩子上学之前进行手术，因为耳畸形患儿可能会在与其他同龄人社交时产生不良的心理影响。

21.3.3 随访

术后护理

- 敷料加压包扎，通常持续 1 周。
- 随后建议患儿使用弹性头带，尤其是在睡眠期间（3 ~ 6 周）。

根据 Sadhra 等（2017）的研究报道，保留软骨技术的复发率和需要二次修正手术的概率较高。基于软骨评分手术的皮肤 / 切口愈合不良发生率较高。

招风耳所引起的心理应激是不容忽视的，而手术矫正可以减轻其产生的不利心理影响。

总结及作者观点：

（1）建议在术前访视期间进行详细的讨论，包括 teach-back 技巧。

（2）出生后早期可考虑非侵入性的矫正方法。

（3）手术的时机及具体的术式选择需要讨论确定。

参考文献

[1] Sadhra SS, Motahariasl S, Hardwicke JT. Complications after prominent ear correction: a systematic review of the literature. J Plast Reconstr Aesthetic Surg. 2017;70(8):1083 - 1090.

[2] Ahmad Z, Ahmad F. Pinnaplasty–A dwindling art in today's modern NHS. J Plast Reconstr Aesthetic Surg. 2009;62(2):159 - 160.

[3] Campbell AC. Otoplasty. Facial Plast Surg. 2005;21(04):310 - 316.

[4] Kelley P, Hollier L, Stal S. Otoplasty: evaluation, technique, and review. J Craniofac Surg. 2003;14(5):643 - 653.

[5] Sclafani AP, Ranaudo J. Otoplasty. eMedicine. 2006.

[6] Ha R, Hackney F. Selected readings in plastic surgery. Plast Surg Ear. 2005;10(9):1 - 35.

[7] Green B, Nikkhah D, Chow W. Pinnaplasty – a step by step guide. Core Surg. 2013;3(1):28 - 33.

[8] Kenny FM, Angsusingha K, Stinson D, Hotghkiss J. Unconjugated estrogens in the perinatal period. Pediatr Res. 1973;7(10):826 - 831.

[9] Fraser L, Starritt N, Melia L, Kubba H. Development of a screening service for neonatal ear deformity using neonatal hearing screeners and an information leaflet. Int J Pediatr Otorhinolaryngol. 2013;77(4):538 - 543.

[10] DanAili LN, Rezzadeh K, Shell C, Trovato M, Ha R, Byrd HS. Classification of newborn ear malformations and their treatment with the EarWell Infant Ear Correction System. Plast Reconstr Surg. 2017;139(3):681 - 691.

[11] Hope N, Smith CP, Cullen JR, McCluney N. A retrospective study of patient outcomes and satisfaction following pinnaplasty. Patient Relat Outcome Meas. 2016;7:49.

（王汉伟）译，（韦嘉章）校

22　鼻重建

Marco Malahias，Platon Trigkatzis

胚胎学、解剖学与美学的关系

在子宫内，鼻从孕期第 3 周起开始发育；在孕第 3 周、第 4 周，前脑的额鼻隆突分化为鼻腔和嗅基板，并进一步发育为鼻突内侧和外侧。鼻突内侧将发育成为前颌骨、人中、鼻小柱和鼻尖。

鼻突外侧将发育为鼻翼。这些部分随后将成为外鼻形态的构成要素。在孕第 5 周、第 6 周，鼻突在扩大，以及向中线延伸后融合。

- 动脉供应：内眦动脉（面动脉的终末支）供应鼻末端和侧壁；上唇动脉供应鼻梁、鼻小柱和鼻中隔；眶下动脉（上颌动脉的终末支）供应鼻背和鼻侧壁。静脉引流与动脉血流走行相似。
- 神经分布：包括从面神经运动支对降眉间肌、鼻肌和鼻中隔减压肌的运动支配，以及三叉神经的感觉支配。三叉神经眼支（V1）支配鼻梁、鼻根、鼻背和鼻尖；三叉神经上颌支（V2）支配鼻小柱、鼻前庭侧方和鼻外侧下半部。

外鼻由 9 个美学亚单位组成，包括 1 个鼻背、1 个鼻尖、1 个鼻小柱和 2 个鼻侧壁、2 个鼻翼、2 个鼻软三角。

手术切除后的许多重建类型已被描述，如横幅皮瓣、双叶皮瓣和眉间皮瓣，简单举几个例子。

笔者提供以下术后重建的选择：

（1）鼻唇沟皮瓣伴同侧鼻甲软骨移植：

- 标记要切除的病变。
- 在病变周围标记 3 ~ 6 mm 宽的安全边界。
- 当病变侵犯其下方软骨时，将病变与下方软骨一并切除。
- 通过耳前径路获取同侧耳甲腔软骨。
- 将软骨置入缺损处。
- 掀起同侧鼻唇沟皮瓣，皮瓣尖端去除脂肪组织并修平整。
- 用 Prolene 5/0 线缝合术口。

M. Malahias (✉) · P. Trigkatzis
Department of Plastic Surgery, Queen Elizabeth
Hospital, University Hospitals Birmingham,
Birmingham, UK

© Springer Nature Switzerland AG 2021
M. Stavrakas, H. S Khalil (eds.), *Rhinology and Anterior Skull Base Surgery*,
https://doi.org/10.1007/978-3-030-66865-5_22

- 缝合线在 10 天后拆除。
- 注意：在征得患者同意及配合的情况下予同侧鼻腔填塞，直到术后水肿消退。

带有同侧鼻软骨移植的鼻唇沟皮瓣的手术照片见图 22.1～图 22.4。

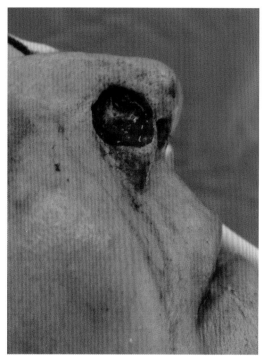

图 22.1 鼻翼缺损，包括切除的鼻软骨

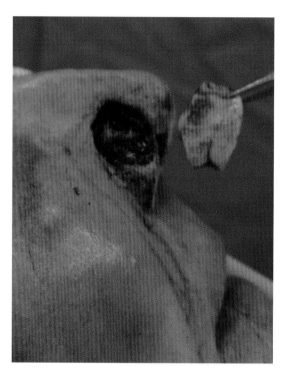

图 22.2 游离软骨移植

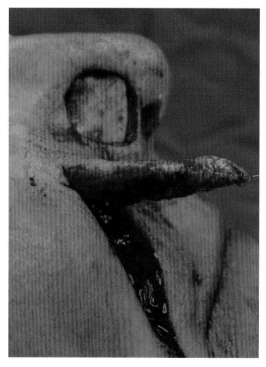

图 22.3 掀起鼻唇沟皮瓣

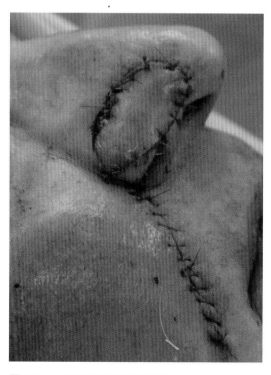

图 22.4 皮瓣和被修复区域缝合

（2）眉间皮瓣：

- 标记要切除的病变。
- 在病变周围标记 3 ~ 6 mm 的安全边界。
- 切除皮肤病变。
- 将额纹线之间的眉间皮肤掀起成为厚三角瓣，并保持基底附着。
- 将皮瓣旋转到缺损处，并根据缺损定制设计三角皮瓣。
- 用 Moncoryl 4/0 锚定缝线缝合。
- 用 Prolene 5/0 缝线间断缝合，10 天后拆线。

眉间皮瓣的手术照片见图 22.5 ~ 图 22.8。

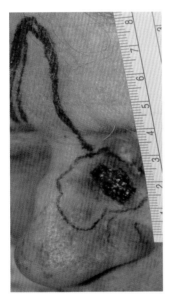

图 22.5　标记的病变和皮瓣

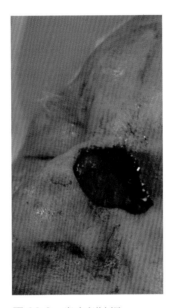

图 22.6　鼻左侧缺损

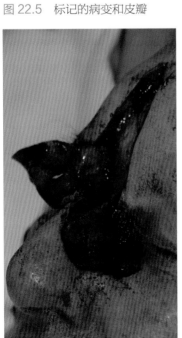

图 22.7　皮瓣转位

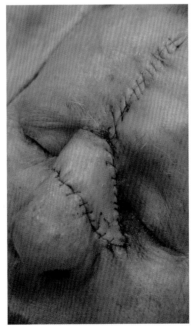

图 22.8　皮瓣和供区分层缝合

（3）Rieger 皮瓣：

- 标记要切除的病变。
- 在病变周围标记 3~6 mm 的安全边界。
- 将皮肤病变切除至骨 / 软骨。
- 整个鼻背和眉间皮肤在软骨膜表面游离。
- 松解皮瓣周围皮肤，将有利于皮瓣旋转到缺损处。
- 用 Monocryl 4/0 缝线缝合皮肤边缘。
- 用 Prolene 5/0 间断或连续缝合，10 天后拆线。

Rieger 皮瓣的手术照片见图 22.9 ~ 图 22.13。

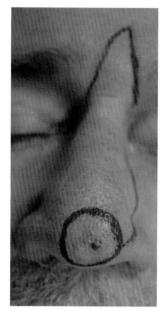

图 22.9　病变和皮瓣勾勒

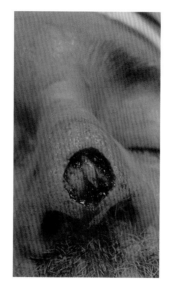

图 22.10　切除病变

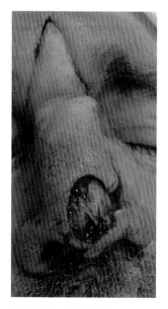

图 22.11　掀起皮瓣

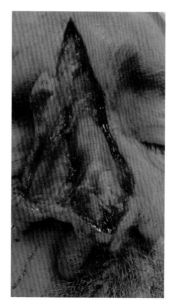

图 22.12　松解皮瓣以增加灵活性

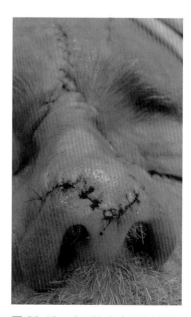

图 22.13　分层缝合皮瓣和缺损

（4）斧形皮瓣：

- 标记要切除的病变。
- 在病变周围标记 3 ~ 6 mm 宽的安全边界。
- 切除皮肤病变。
- 掀起鼻侧的斧形皮瓣，使基底附着于上唇提肌上。
- 鼻翼肌和鼻横肌，从而保护内眦动脉鼻支免受损伤。
- 将皮瓣推进缺损部位，皮瓣供体部位的近端以 V–Y 模式缝合。
- 用 Monocryl 4/0 缝线缝合。
- 用 Prolene 5/0 缝线间断缝合，10 天后拆线。

斧形皮瓣的手术照片见图 22.14 ~ 图 22.18。

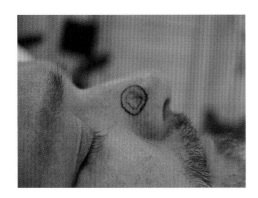

图 22.14　标记病变的边界

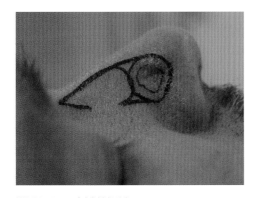

图 22.15　皮瓣的设计

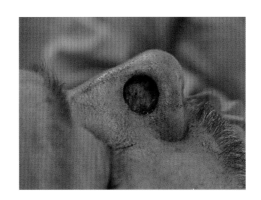

图 22.16　切除病变

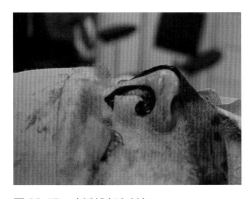

图 22.17　皮瓣掀起和松解

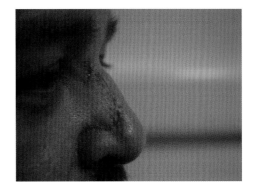

图 22.18　切口缝合 2 周后

参考文献

[1] Kawamoto HK Jr. Rare craniofacial clefts. In: McCarthy JG, editor. Plastic Surgery, vol. 4. Cleft lip and palate and craniofacial anomalies. Philadelphia: WB Saunders; 1990.

[2] Oneal RM, Beil RJ Jr, Schlesinger J. Surgical anatomy of the nose. Clin Plast Surg. 1996;23:195.

[3] Gunter JP, Landecker A, Cochran CS. Nomenclature for frequently used grafts in rhinoplasty. Presented at the Twenty-second annual Dallas rhinoplasty symposium, Dallas, TX, March 2005.

[4] Burget GC, Menick FJ, editors. Aesthetic reconstruction of the nose. St Louis: Mosby - Year Book; 1994.

[5] Muzaffar AB, English JM. Nasal reconstruction. Sel Read Plast Surg. 2000;9:5.

[6] Esser JF. Gestielte locale nasenplastic mit zweizipfligen lappen, deckung des sekundaren defektes vom ersten Zipfel durch den zweiten. Deutsch Z Chir. 1918;143:385.

[7] Rohrich RJ, Barton FE, Hollier L. Nasal reconstruction. In: Aston SJ, Beasley RW, Thorne HM, editors. Grabb and Smith's plastic surgery. 5th ed. Philadelphia: Lippincott Williams & Wilkins; 1997.

（王汉伟）译，（韦嘉章）校

23 耳重建

Marco Malahias，Platon Trigkatzis

胚胎学、解剖学和美学的关系

怀孕至第 6 周时，子宫内的胎儿耳廓开始发育，由第一鳃弓（称为"下颌弓"）和第二鳃弓（称为"舌骨弓"）及其所包含的鲍沟，以及其间的 6 个中胚间质组织（通常称为 Hiss 小丘）衍化而来。第一至第三 Hiss 小丘出现于第一鳃弓，第四至第六 Hiss 小丘出现于第二鳃弓。

第一、第二和第三 Hiss 小丘（第一鳃弓）分别形成耳屏、耳轮脚和耳轮上部，而第四、第五和第六 Hiss 小丘（第二鳃弓）分别形成对耳轮、对耳屏、耳垂。

这就解释了为什么耳朵各个部位的血液供应、神经支配和淋巴引流有所差异。

（1）动脉供应来自耳后动脉（主要的供血血管）、颞浅动脉和枕动脉。然而，静脉引流进入耳后静脉、颞浅静脉和下颌后静脉。

（2）神经支配包括：耳大神经（C2、C3）支配下半耳；枕小神经（C2、C3）支配耳廓后上部；耳颞神经（Ⅴ3）支配耳外侧上部及外耳前壁；迷走神经的 Arnold 支［它与颅神经Ⅶ（面神经）和颅神经Ⅸ（舌咽神经）的分支存在交通］，支配外耳道后壁和耳廓的内侧凹陷面。

（3）淋巴引流分别对应于 Hiss 小丘的 6 个小丘样结节，细分如下：耳屏——第一 Hiss 小丘、耳轮脚——第二 Hiss 小丘和耳轮上部——第三 Hiss 小丘（前小丘）均流入腮腺淋巴结；对耳轮——第四 Hiss 小丘、对耳屏——第五 Hiss 小丘和耳垂——第六 Hiss 小丘（后小丘）引流入颈部淋巴结。

成年人的耳朵尺寸为 5.5~6.5 cm，与嘴角和眼外眦之间的距离相对应；其宽度约为其高度的 55%。外耳从头皮的侧面突出 1~2 cm，与头皮的平均倾斜度为 21°~25°。

目前已经报道了许多类型的外耳切除后重建，如应用 Antia-Buch 皮瓣、Tanzer 手术、应用 Flip Flop 皮瓣，以及 Dieffenbach 干预，以下仅举几例：

作者提出了以下切除后重建的选择：

（1）楔形切除术：

1）标记要切除的病变部位。

M. Malahias (✉)・P. Trigkatzis
Department of Plastic Surgery, Queen Elizabeth
Hospital, University Hospitals Birmingham,
Birmingham, UK

© Springer Nature Switzerland AG 2021
M. Stavrakas, H. S Khalil (eds.), *Rhinology and Anterior Skull Base Surgery*,
https://doi.org/10.1007/978-3-030-66865-5_23

2）在病变周围标记出 3～6 mm 的安全界线。

3）将圆形三角化。

4）全厚度楔形切除。

5）用 Monocryl 4/0 缝线行皮下缝合。

6）10 天后拆除间断缝合的 Prolene 5/0 皮肤缝线。

7）注意事项。在知情同意告知的过程中，除了常规提到的任何其他皮肤手术的常规风险和并发症外，还必须提及永久性麻木、皮肤坏死、撕裂和菜花样畸形。

楔形切除术的手术照片见图 23.1～图 23.4。

（2）应用反向 Antia Buch 皮瓣：

1）标记要切除的病变部位。

2）在病变周围标记出 3～6 mm 的安全界线。

3）全厚度矩形切除。

4）耳朵沿耳廓折叠纵向分为前部真皮软骨和后部皮瓣。

5）沿纵向裂口从耳垂切除部分厚度的椭圆形皮肤。

6）将耳朵尾部沿头牵拉，不需要任何张力即可闭合缺损。

7）用单根 Monocryl 4/0 缝线行皮下缝合。

8）10 天后拆除间断缝合的 Prolene 5/0 皮肤缝线。

9）将 Jelonet® 10 cm×10 cm 片材模制成耳廓折叠，并使用绷带加压，以防止血肿形成。

10）注意事项。在知情同意告知的过程中，除了常规提到的任何其他皮肤手术的常规风险和并发症外，还必须提及永久性皮肤麻木、皮肤坏死、撕裂和菜花样畸形。

应用反向 Antia-Buch 皮瓣的手术照片见图 23.5～图 23.8。

（3）应用旋转皮瓣：

1）标记要切除的病变部位。

2）在病变周围标记出 3～6 mm 的安全界线。

3）切除皮肤病变和受累的内层软骨。

4）提起整个皮瓣；皮瓣游离缘的曲率应与缺损的头侧边缘一致。

5）从皮瓣周围的皮肤基底部将皮瓣游离将有助于皮瓣的旋转和供区的闭合。

6）放置 Monocryl 4/0 锚定缝线于供体和受体部位的皮肤边缘。

7）用 Prolene 5/0 缝线间断或连续缝合，并在 10 天后拆除。

8）将 Jelonet® 10 cm×10 cm 片材模制成耳廓折叠，并使用绷带加压，以防止血肿形成。

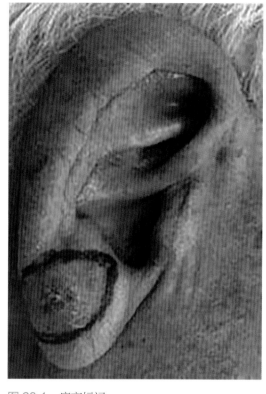

图 23.1　病变标记

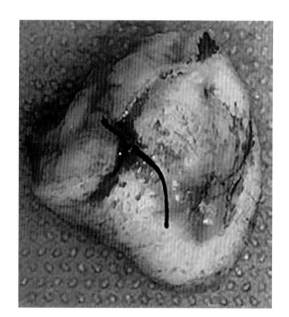

图 23.2　楔形切除

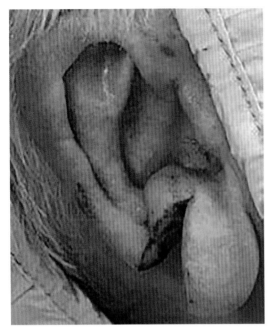

图 23.3　全层楔块

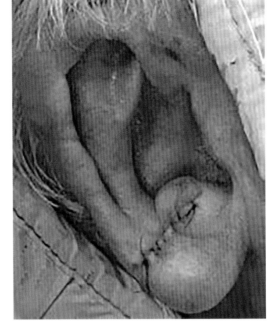

图 23.4　双层闭合

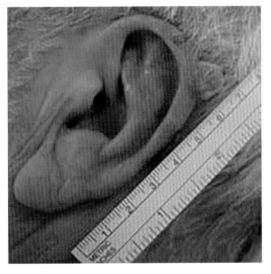

图 23.5　左耳上极病变

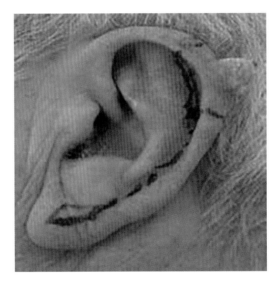

图 23.6　标记皮肤切口

9）注意事项。在知情同意告知的过程中，除了常规提到的任何其他皮肤手术的常规风险和并发症外，还必须提及永久性皮肤麻木、皮肤坏死、撕裂和菜花样畸形。

应用旋转皮瓣的示例照片见图 23.9 ~ 图 23.13。

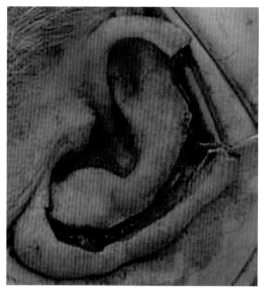

图 23.7　病变切除，耳垂三角形切除，耳裂开

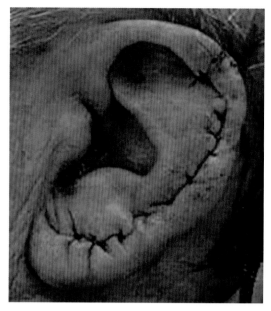

图 23.8　两层伤口闭合

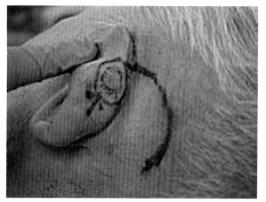

图 23.9　左耳后部病变和旋转皮瓣轮廓

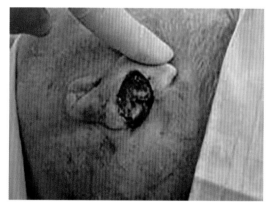

图 23.10　皮肤和软骨切除

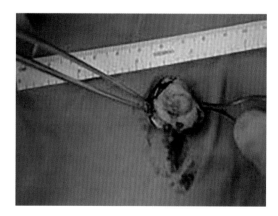

图 23.11　切除的病灶

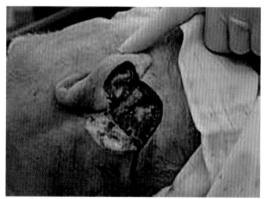

图 23.12　抬高乳突皮瓣

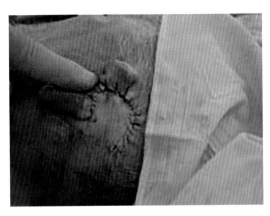

图 23.13　皮肤闭合

参考文献

[1] Allison GR. Anatomy of the external ear. Clin Plast Surg. 1978;5:419–422.

[2] Songcharoen S, Smith RA, Jabaley ME, et al. Tumors of the external ear and reconstruction of defects. Clin Plast Surg. 1978;5:447–457.

[3] Park C, Lineaweaver WC, Rumley TO, et al. Arterial supply of the anterior ear. Plast Reconstr Surg. 1992;90:38–44.

[4] Brent B. Reconstruction of the auricle. In: McCarthy JG, editor. Plastic surgery, vol. 3. Philadelphia: WB Saunders; 1990.

[5] Beahm EK, Walton RL. Auricular reconstruction for microtia: part 1. Anatomy, embryology, and clinical evaluation. Plast Reconstr Surg. 2002;109:2473–2482.

[6] Farkas L. Anthropometry of normal and anomalous ears. Clin Plast Surg. 1978;5:401–412.

[7] Antia NH, Buch VI. Chondrocutaneous advancement flap for the marginal defect of the ear. Plast Reconstr Surg. 1967;39:472–477.

[8] Tanzer R. Deformities of the auricle. In: Converse JM, editor. Reconstructive plastic surgery. 2nd ed. Philadelphia: WB Saunders; 1977.

[9] Talmi YP, Wolf M, Horowitz Z, et al. "Second look" at auricular reconstruction with a postauricular island flap: "flip–flop flap". Plast Reconstr Surg. 2002;109:713–715.

[10] Aguilar EA. Traumatic total or partial ear loss. In: Evans GR, editor. Operative plastic surgery. New York: McGraw–Hill; 2000.

（郑少川）译，（翁敬锦）校

24　唇重建

Marco Malahias，Platon Trigkatzis

胚胎学、解剖学和美学的关系

在子宫内，唇是在胎儿妊娠第 4 周和第 7 周时发育的，由 5 个面部原基组成，包括额鼻隆突、双侧上颌隆突和双侧下颌隆突。

内侧鼻突无法连接到上颌隆突会导致唇裂。

唇部动脉血供来自面动脉的分支：双侧上唇动脉和下唇动脉。静脉回流到相应的上唇和下唇静脉，再汇集到面静脉中。

神经支配包括第 V 支三叉神经（感觉）和第 Ⅶ 支面神经（运动）。

淋巴回流进入颏下和颌下的淋巴结。

嘴唇的各层包括：皮肤、皮下脂肪、肌肉（内在的口轮匝肌和外在的颊肌、降口角肌、降下唇肌、提口角肌、提上唇肌、上唇鼻翼提肌、颏肌、颈阔肌、笑肌、颧大肌和颧小肌）和黏膜。

外部标志包括口角、唇弓、人中嵴（由交叉的口轮匝肌形成的嵴）、人中、唇珠、唇红缘（由口轮匝肌形成的嵴）和红线（唇红干湿交界线）。

嘴唇的美学亚单元包括由一个内侧（正中）、两个外侧亚单元形成的上唇和被认为是一个单一单元的下唇。

许多类型的切除后修复已有描述，如 Abbe 皮瓣修复、Estlander 皮瓣修复以及 Karapandzic 皮瓣修复，作者提出了以下切除后重建的方案：

（1）楔形切除：

1）要切除的病变周围标记 3 ~ 6 mm 的安全范围。

2）全层楔形切除，沿着颏隆凸的侧缘延长切口。

M. Malahias (✉)

Department of Plastic Surgery, Queen Elizabeth Hospital, University Hospitals Birmingham, Birmingham, UK

P. Trigkatzis

Plastic and Reconstructive Surgery, University Hospitals Birmingham, Birmingham, UK

© Springer Nature Switzerland AG 2021

M. Stavrakas, H. S Khalil (eds.), *Rhinology and Anterior Skull Base Surgery*,

https://doi.org/10.1007/978-3-030-66865-5_24

3）用 Monocryl 4/0 缝线缝合唇实质以对合分开的口轮匝肌。

4）用 Prolene 5/0 缝线间断缝合皮肤，并在第 10 天拆线。

5）用 Vicryl Rapide 4/0 缝线间断缝合黏膜和唇红楔形切除病例的手术照片见图 24.1 ~ 图 24.3。

（2）Estlander 皮瓣：

1）适用于较大的侧唇缺损。

2）要切除的病灶周围标有 3 ~ 6 mm 的安全范围。

3）全层三角楔形切除。

4）在对侧唇解剖出一全层三角形皮瓣，保留在嘴唇实质内走行的唇动脉。

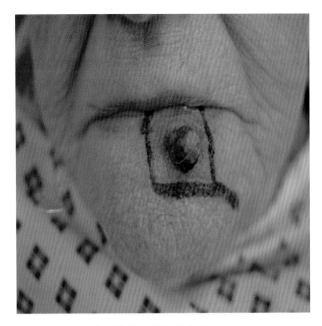

图 24.1 包括安全缘的手术切除范围

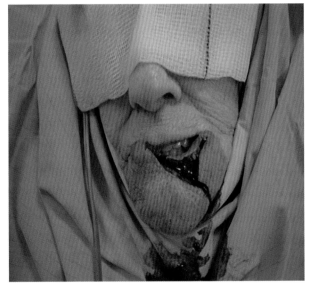

图 24.2 全层楔形切除

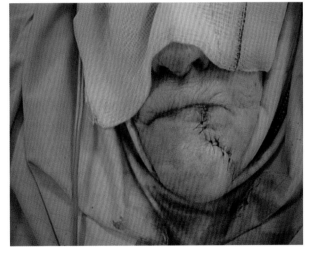

图 24.3 三层直缝闭合

5）Hilton 技术可以在不损伤唇血管的情况下进行唇血管结扎。

6）用 Monocryl 4/0 缝线缝合唇实质。

7）用 Prolene 5/0 缝线间断缝合皮肤，并在第 10 天拆线。

8）用 Vicryl Rapide 4/0 缝线间断缝合黏膜和唇红。

9）注意：重点关注的是术后嘴角可能会变圆，需要在 3 个月后进行整形。

Estlander 皮瓣修复病例的手术照片见图 24.4 ~ 图 24.9。

（3）改良 Karapandzic 皮瓣：

1）这适用于上唇的中央（人中/内侧）缺损。

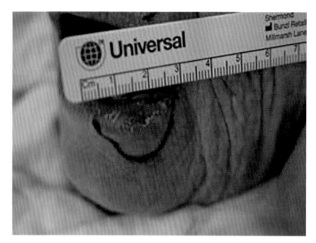

图 24.4　病变标记

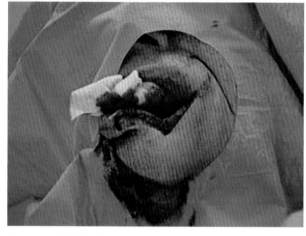

图 24.5　全层切除

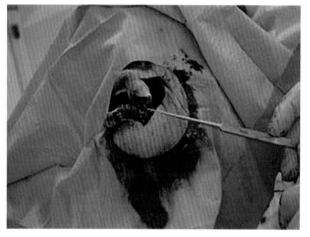

图 24.6　上唇皮瓣的制备

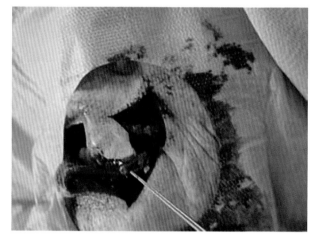

图 24.7　关闭皮瓣

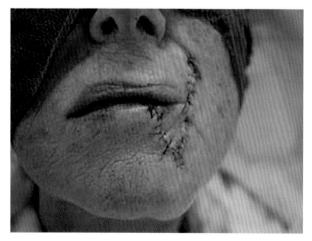

图 24.8　缝合伤口和供区

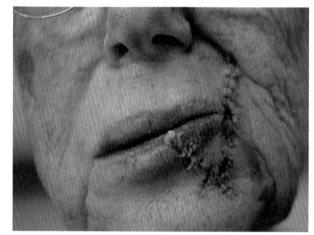

图 24.9　手术后第 3 天

2）要切除的病变周围标记有 3 ~ 6 mm 的安全范围。

3）全层切除皮肤病变。

4）从鼻的两侧切除部分厚度 Burrow 三角形以促进皮肤对接与闭合。

5）皮瓣周围的皮下松解将有助于皮瓣的旋转和供区的直接闭合。

6）用 Monocryl 4/0 缝线缝合供区和受区部位的皮肤边缘。

7）用 Prolene 5/0 缝线间断或连续缝合，并于第 10 天拆线。

8）用 Vicryl Rapide 4/0 缝线间断缝合黏膜和唇红。

改良 Karapandzic 皮瓣与鼻旁两侧的 Burrow 三角修复病例的手术照片见图 24.10 ~ 图 24.14。

（4）Labio-Mandibular 皮瓣：

1）要切除的病变周围标记有 3 ~ 6 mm 的安全边缘。

2）部分厚度楔形切除。

3）在肌平面上取 Labio-Mandibular 皮瓣，皮肤切口位于鼻唇沟的尾端。

4）用 Monocryl 4/0 缝线将皮瓣固定在伤口中。

5）用 Prolene 5/0 缝线间断缝合皮肤两侧，10 天后拆线。

Labio-Mandibular 皮瓣修复病例的手术照片见图 24.15 ~ 图 24.18。

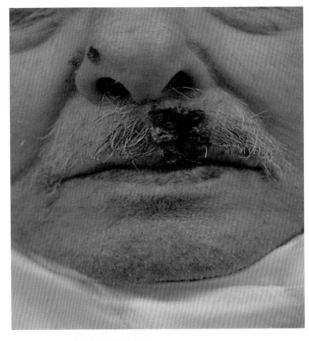

图 24.10　上唇中部的病变

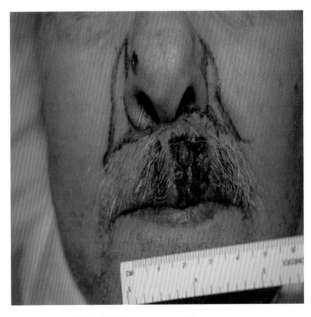

图 24.11　鼻腔两侧的 Burrow 三角

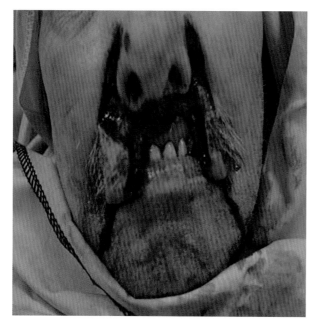

图 24.12　切除术的中央全层切除

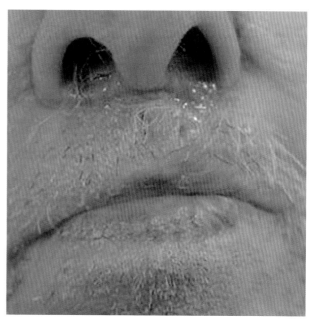

图 24.13　术后 6 周闭口情况

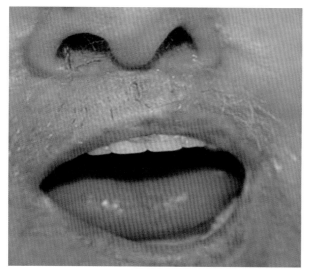

图 24.14　术后 6 周张口情况

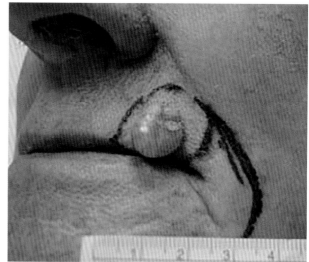

图 24.15　病变与皮瓣设计

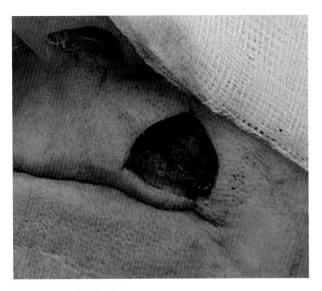

图 24.16 病变切除

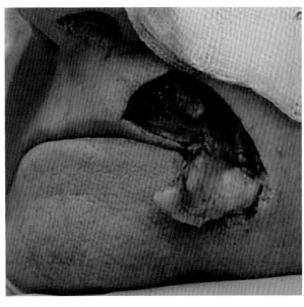

图 24.17 皮瓣翻起

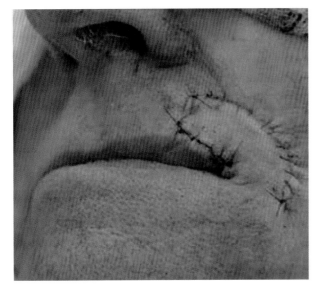

图 24.18 两层闭合

参考文献

[1] Wantia N, Rettinger G. The current understanding of cleft lip malformations. Facial Plas Surg. 2002;18:147 - 153.

[2] Bentz M, Bauer B, Zucker R. Principles and practice of pediatric plastic surgery. St Louis: Quality Medical Publishing; 2008.

[3] Lindberg R. Distribution of cervical lymph node metastases from squamous cell carcinoma of the upper respiratory and digestive tracts. Cancer. 1972;29:1446 - 1449.

[4] Medina JE. A rational classification of neck dissections. Otolaryngol Head Neck Surg. 1989;100:169 - 176.

[5] Freilinger G, Gruber H, Happak W, et al. Surgical anatomy of the mimic muscle system and the facial nerve: importance for reconstructive and aesthetic surgery. Plast Reconstr Surg. 1987;80:686.

[6] Burget GC, Menick FJ. Aesthetic restoration of one half of the upper lip. Plast Reconstr Surg. 1986;78:583.

[7] Behmand RA, Rees R. Reconstructive lip surgery. In: Achauer BM, Eriksson E, Guyuron B, et al., editors. Plastic surgery: indications, operations, and outcomes. Philadelphia: Mosby - Year Book; 2000.

[8] Estlander JA. Eine Methode aus der einen Lippe Substanzverluste der Anderen zu ersetzen. Arch Kim Chir. 1872;14:622.

[9] Karapandzic M. Reconstruction of lip defects by local arterial flaps. Br J Plast Surg. 1974;27:93.

（莫丽萍）译，（张少杰）校

25 常用局部皮瓣

Marios Stavrakas，Platon Trigkatzis

常用局部皮瓣见图 25.1 ~ 图 25.3。

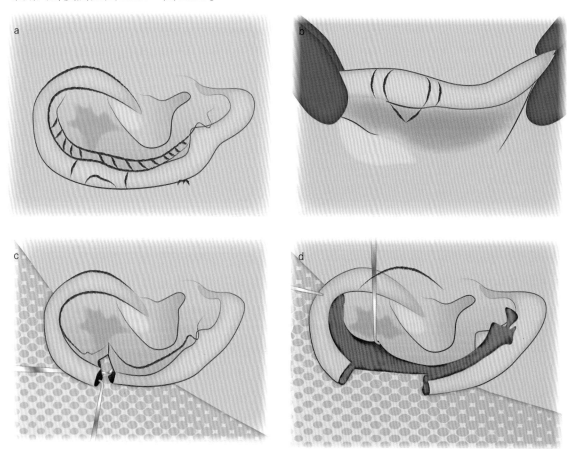

图 25.1　Antia-Buch 皮瓣（推移皮瓣的一种类型）。a、b. 沿标记病变切除边缘。c. 根治性切除皮肤病变。d. 耳轮边缘内切开（穿过表层皮肤，穿过软骨，保留基底部皮肤完整），解剖软骨皮瓣（前方皮肤及软骨与后方皮肤分离）耳轮的推进和对齐、缝合

M. Stavrakas (✉)
University Hospitals Plymouth NHS Trust, Plymouth, UK
e-mail: mstavrakas@doctors.org.uk

P. Trigkatzis
University Hospitals Birmingham, Birmingham, UK

© Springer Nature Switzerland AG 2021
M. Stavrakas, H. S Khalil (eds.), *Rhinology and Anterior Skull Base Surgery*,
https://doi.org/10.1007/978-3-030-66865-5_25

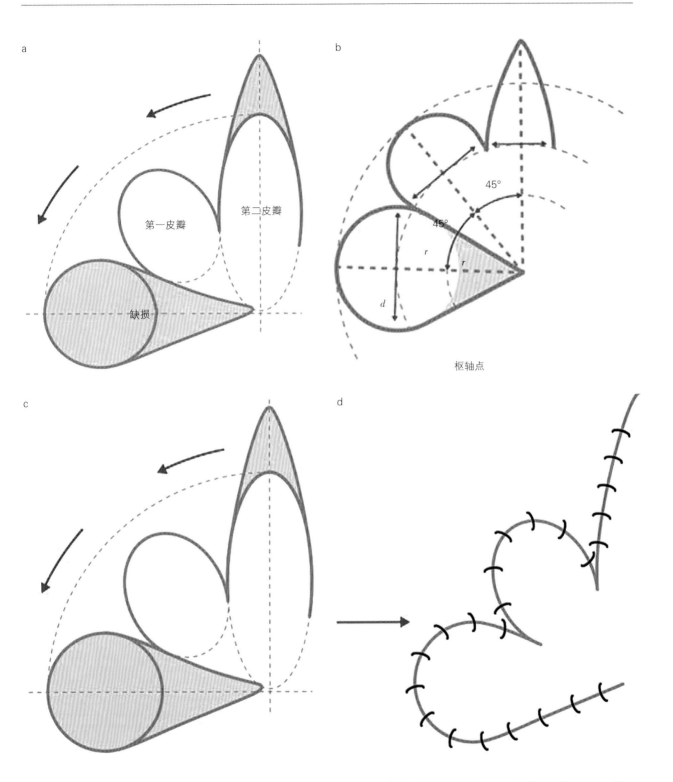

图 25.2　双叶瓣（属于转位瓣类型之一）。a. 第一皮瓣修复缺损，第二皮瓣覆盖第二缺损。b、c. 测量缺损的半径，枢轴点在距离缺损一个"r"距离处，总轴弧形角度等于 90°，每个皮瓣之间的关键角度为 45°，第一皮瓣等于或略小于缺损，第二皮瓣较小，可约为第一皮瓣尺寸的 1/3。d. 缝合后的情况

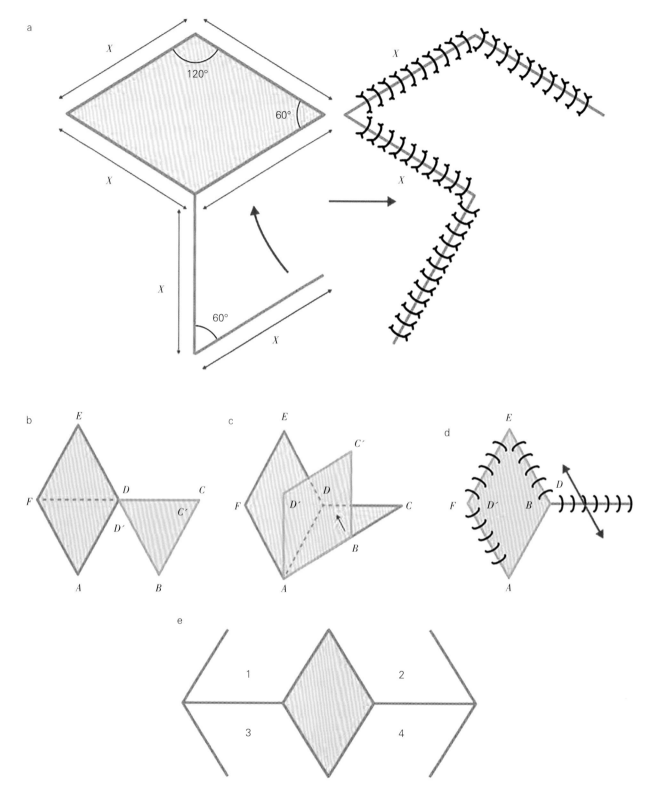

图 25.3　菱形（Limberg）瓣（属于转位瓣类型的一种）。a. 以 60° 和 120° 角的菱形形状切除，缝合后的情况。b ~ d. 菱形皮瓣的设计，皮瓣的转位、缝合。e. 对于任何菱形缺损，可以设计 4 种不同的菱形瓣

参考文献

[1] Antia N, Buch V. Chondrocutaneous advancement flap for the marginal defect of the ear. Plast Reconstr Surg. 1967;39:472‒477.

[2] Ramsey ML, Marks VJ, Klingensmith MR. The chondrocutaneous helical rim advancement flap of Antia and Buch. Dermatol Surg. 1995;21:970‒974.

[3] Steiger JD. Bilobed flaps in nasal reconstruction. Facial Plast Surg Clin. 2011;19:107‒111.

[4] Zitelli JA. The bilobed flap for nasal reconstruction. Arch Dermatol. 1989;125:957‒959.

[5] Chasmar LR. The versatile rhomboid (Limberg) flap. Can J Plast Surg. 2007;15:67‒71.

[6] Chung K. Grabb and Smith's plastic surgery: Lippincott Williams & Wilkins; 2019.

（唐　杰）译，（韦嘉章）校

26 基底细胞癌（BCC）

Platon Trigkatzis，Marco Malahias

26.1　简介

- BCC 是世界范围内最常见的人类恶性肿瘤。
- 基底细胞癌是一种生长缓慢的局部浸润性恶性表皮肿瘤，来源于表皮多潜能上皮细胞（表 26.1）和毛囊（来自基底层）。主要影响白种人。
- 转移极为罕见；发生率为 0.0028% ~ 0.55%。

表 26.1　皮肤和表皮的构造

皮肤的构造	表皮的构造
上皮	角质层
真皮	透明层
皮下组织	颗粒层
	棘层
	基底层

26.2　流行病学特征

- 占皮肤癌的 80%。
- 发病风险：20% ~ 30%。
- 80% 的基底细胞癌出现在头颈部区域。

26.3　病因

- 遗传因素。
- 紫外线辐射。

P. Trigkatzis (✉)
University Hospitals Birmingham, Birmingham, UK

M. Malahias
Department of Plastic Surgery, Queen Elizabeth
Hospital, University Hospitals Birmingham,
Birmingham, UK

© Springer Nature Switzerland AG 2021
M. Stavrakas, H. S Khalil (eds.), *Rhinology and Anterior Skull Base Surgery*,
https://doi.org/10.1007/978–3–030–66865–5_26

26.4 危险因素

- 皮肤类型 Fitzpatrick Ⅰ、Ⅱ型（表 26.2）。
- 紫外线辐射 / 阳光照射。
- 高龄。
- 免疫抑制。
- 致癌物：紫外线 / 砷。
- 癌前病变：
    - Jadassohn 皮脂腺痣。
    - 痣样基底细胞综合征（Gorlin 综合征）。

表 26.2 皮肤的 Fitzpatrick 分型

皮肤的 Fitzpatrick 分型
Ⅰ. 苍白的皮肤：总是晒伤，从不晒黑
Ⅱ. 白皙的皮肤：易于晒伤，难以晒黑
Ⅲ. 浅棕色的皮肤：有时晒伤，逐渐晒黑
Ⅳ. 中等棕色的皮肤：很少晒伤，总是晒黑
Ⅴ. 深棕色皮肤：很少晒伤，很容易晒黑
Ⅵ. 深褐色至黑色皮肤：从不晒伤

26.5 基底细胞癌特征

常见的有：
- 边缘隆起。
- 凹陷中心区域。
- 毛细血管扩张。
- 可能出现鳞状萎缩或慢性炎症引起的瘢痕形成。

26.6 亚型

浸润 + 变形的 = 侵略性最强	结节状 + 浅表的 = 侵袭性最小

- 结节状占所有基底细胞癌的 60%。
- 小结节占 15%。
- 浅表病变 10% ~ 15%。
- 色素。
- 囊性。
- 浸润性形态。
- Morpheaform 基底细胞癌。

26.7　复发与新原发癌的发生风险

手术切除后 5 年内复发率 < 2%。

新发的原发性基底细胞癌：

　　－ 35% 出现在首次基底细胞癌后 3 年内。

　　－ 50% 出现在首次基底细胞癌后 5 年内。

- 转移率 < 1%（淋巴结、肺、骨）。

26.8　治疗

- 破坏性方法。
  - 刮除与灼烧（C&C）：用刮匙去除可见的肿瘤，烧灼（电凝）去除残留的肿瘤细胞。伤口愈合为次要考虑。
  - 低温外科治疗：适用于由小到大的基底细胞癌。长时间水肿（4~6 周）。永久性色素损失。
  - 激光治疗（CO_2 激光）：无法评估手术切缘。对浅表基底细胞癌是良好选择。
  - 光动力疗法治疗：光活化的光敏药物通过产生杀伤肿瘤的氧自由基发挥作用。
- 手术。
  - Mohs 手术：不同水平面连续切除病变并重复，直到所有边缘均为阴性（需要同时在显微镜下进行标本组织学检查）。这是最有效的治疗方法，99% 可治愈。
  - 手术切除（表 26.3）。

表 26.3　不同指南对基底细胞癌手术切缘的建议

		低风险基底细胞癌	高风险基底细胞癌
BAD （英国皮肤科医师协会）	体表	4~5 mm （95% 治愈率）	5~10 mm Morpheaform 基底细胞癌 15 mm
	深层	通过皮下脂肪	通过皮下脂肪
NCCN （美国国立综合癌症网络）	体表	4 mm	> 4 mm
	深层	未明确	未明确
EDF （欧洲皮肤病学论坛）	体表	4 mm	> 5 mm
	深层		达底层筋膜或软骨膜（耳部）

作者建议：

- 低风险以及明确界定的基底细胞癌与下一层脂肪的安全切缘为 4 mm。
- 高风险以及不明确的基底细胞癌至底层筋膜的安全切缘为 5~10 mm（表 26.4）。

表 26.4　基底细胞癌的风险评估

大小 < 2 cm （在面部 < 6 mm）	> 2 cm
边界清楚	边界模糊
首发	复发
结节状，浅表	Morpheaform 基底细胞癌，浸润性

26.9　随访（F/U）

　　针对基底细胞癌的随访并没有明确的指南，根据笔者的经验，患者在切除肿瘤且手术边界清楚并深度足够的情况下可予以出院，除非有如下情况：

- 基底细胞癌有神经或血管周围侵犯。病例必须进行多学科会诊讨论，通常给予放射治疗。
- 基底细胞癌虽完全切除，但安全切缘不足，可1年内，每6个月1次随访。
- 复发性基底细胞癌、多发性基底细胞癌、高危基底细胞癌（Morpheaform 基底细胞癌）患者应该3年内，每6个月1次随访（英国卫生保健系统内没有明确做法，因此应根据病例个体化决定）。
- 高危患者（如基底细胞痣综合征、肾移植患者）须终身随访。

26.10　典型基底细胞癌手术病例（表 26.5）

- 首先在明亮的光线下标记病变，最好使用放大镜。

表 26.5　右脸颊部基底细胞癌手术治疗的典型病例

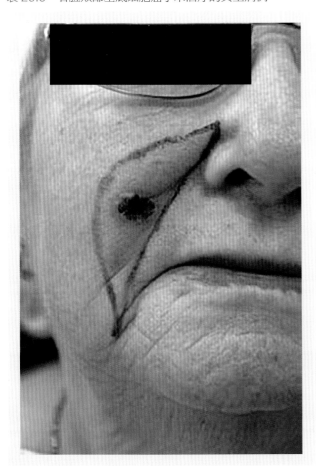

右面颊内侧的基底细胞癌（鼻唇沟）。按所标记 6 mm 的切缘切除

续表

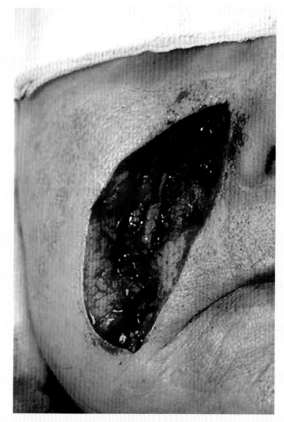

肿瘤切除后的缺损

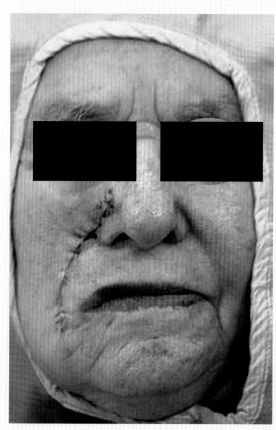

面颊皮瓣稍往下方推移后直接对位闭合

- 标记切除范围。
- 情况允许的情况下，将瘢痕设计成平行于皮肤皱纹或自然折痕。
- 边缘深度：脂肪或下层筋膜。
- 用标记针（最好是 5-0 丝线）定位标本（笔者选择在 12 点钟方位标记）。

参考文献

[1] Lear W, et al. Basal cell carcinoma: review of epidemiology, pathogenesis, and associated risk factors. J Cutaneous Med Surg. 2007;11(1):19–30.

[2] Newlands C, et al. Non-melanoma skin cancer: United Kingdom national multidisciplinary guidelines. J Laryngol Otol. 2016;130(S2):S125–132.

[3] Wysong A, et al. Update on metastatic basal cell carcinoma: a summary of published cases from 1981 through 2011. JAMA Dermatol. 2013;149(5):615–616.

[4] Gordon R. Skin cancer: an overview of epidemiology and risk factors. Seminars in oncology nursing: Elsevier; 2013.

[5] Lanoue J, Goldenberg G. Basal cell carcinoma: a comprehensive review of existing and emerging nonsurgical therapies. J Clin Aesthetic Dermatol. 2016;9(5):26.

[6] Janis JE. Essentials of plastic surgery: CRC Press; 2014.

[7] Samarasinghe V, Madan V. Nonmelanoma skin cancer. J Cutan Aesthet Surg. 2012;5(1):3.

[8] Fitzpatrick TB. The validity and practicality of sun-reactive skin types I through VI. Arch Dermatol. 1988;124(6):869–871.

[9] Trakatelli M, et al. Update of the European guidelines for basal cell carcinoma management. Eur J Dermatol. 2014;24(3):312–329.

[10] Vantuchova Y, Curik R. Histological types of basal cell carcinoma. Scr Med (Brno). 2006;79(5–6):261–270.

[11] Rowe DE, et al. Long-term recurrence rates in previously untreated (primary) basal cell carcinoma: implications for patient follow-up. J Dermatol Surg Oncol. 1989;15(3):315–328.

[12] Rubin AI, et al. Basal-cell carcinoma. N Engl J Med. 2005;353(21):2262–2269.

[13] Telfer N, et al. Guidelines for the management of basal cell carcinoma. Br J Dermatol. 2008;159(1):35–48.

[14] Nahhas AF, et al. A review of the global guidelines on surgical margins for nonmelanoma skin cancers. J Clin Aesthetic Dermatol. 2017;10(4):37.

[15] Randle HW. Basal cell carcinoma identification and treatment of the high-risk patient. Dermatol Surg. 1996;22(3):255–261.

[16] Bichakjian CK, et al. Basal cell skin cancer, version 1.2016, NCCN clinical practice guidelines in oncology. J Natl Compr Cancer Netw. 2016;14(5):574–597.

[17] Bower C, et al. Basal cell carcinoma follow-up practices by dermatologists: a national survey. Br J Dermatol. 2001;145(6):949–956.

（唐　杰）译，（韦嘉章）校

27 鳞状细胞癌（SCC）

Platon Trigkatzis，Marco Malahias

27.1 定义

- 鳞状细胞癌是一种表皮及其附属物角质细胞来源的恶性肿瘤。
- 鳞状细胞癌是第二常见的皮肤癌，仅次于基底细胞癌（约占每年新发皮肤癌的 20%）。

27.2 风险因素

- 通常与长期过度的紫外线照射有关。
- 白皮肤：Fitzpatrick Ⅰ 型和 Ⅱ 型。
- 阳光暴露。
- 年龄＞50 岁。
- 男性（男女比例 1.7∶1）。
- 免疫抑制（如器官移植、艾滋病及白血病患者）。
- 既往患非黑色素瘤皮肤癌病史。
- 人乳头瘤病毒感染。
- 致癌物：砷、有机烃。
- 烧伤、瘘管所引起的经久不愈的伤口或瘢痕。
- 白化病，色素沉着。
- 癌前病变：光化性角化病（AK）、白斑、Bowen 病（原位鳞状细胞癌）。

P. Trigkatzis (✉)
University Hospitals Birmingham, Birmingham, UK

M. Malahias
Department of Plastic Surgery, Queen Elizabeth
Hospital, University Hospitals Birmingham,
Birmingham, UK

© Springer Nature Switzerland AG 2021

M. Stavrakas, H. S Khalil (eds.), *Rhinology and Anterior Skull Base Surgery*,
https://doi.org/10.1007/978-3-030-66865-5_27

27.3 局部复发及转移率

- 96% 的局部复发发生在手术切除后的 2 年内。
- 神经末梢侵犯与局部复发和淋巴结转移密切相关。
- 5 年局部复发率约为 7%。
- 鳞状细胞癌在躯干的远处转移率约为 5%，在头颈部和四肢的远处转移率为 10%～20%。
- 区域性淋巴结是最常见的转移部位。转移到骨骼、大脑、肺部的概率较小。
- 最常见的受累淋巴结是颈部淋巴结（41%），其次是腋窝淋巴结（28%）、腮腺淋巴结（22%）、腹股沟淋巴结（3%）。
- 鳞状细胞癌发生转移通常预后较差，3 年无病生存率（Disease free survival rate）仅为 56%。

27.4 临床表现——最常见的特征

- 病变基底部红斑、结节状块状或结痂性病变。
- 边缘隆起。
- 中央区溃疡。
- 数周至数月内病变范围扩大。

27.5 临床分型

- 疱疹型：分化良好的鳞状细胞癌，外生型，生长缓慢，很少发生局部转移。
- 溃疡型：侵袭性鳞状细胞癌，边缘隆起，中心溃疡。可发生区域性淋巴结转移。
- Marjolin 溃疡：一种侵袭性溃疡型鳞状细胞癌，发生于曾受过创伤、慢性炎症或有瘢痕的皮肤。据报道，Marjolin 溃疡有极高的转移率（> 30%），其复发病灶具有很强的侵袭性。
- 指甲下型：出现在指甲床的鳞状细胞癌。易出现红斑、肿胀、局部疼痛和指甲萎缩，可发展为结节、溃疡和出血。因肿瘤生长非常缓慢，所以病变经常被误诊为疣、甲沟炎或化脓性肉芽肿。

27.6 局部复发和转移的预测因素

- 可能发生转移的部位（风险由低到高）：
  - 发生于长期太阳光暴露区域（不包括嘴唇和耳朵）的鳞状细胞癌。
  - 发生于嘴唇的鳞状细胞癌。

- 发生于耳部的鳞状细胞癌。
- 发生于非日晒部位（如足底、会阴）的鳞状细胞癌。
- 发生于瘢痕和迁延不愈伤口的鳞状细胞癌。

- 病灶长径 > 2 cm。
- 浸润深度和范围：肿瘤 > 4 mm 深，或侵犯超出皮下组织（Clark 水平分级 V）。
- 肿瘤细胞分化程度（低分化及中分化的复发率高于高分化的复发率）。
- 周围神经、淋巴或血管受侵犯。
- 亚型：棘皮层溶解型、纺锤型和结缔组织增生型预后较差。
- 宿主免疫功能抑制。
- 治疗方案过时。

27.7 SCC 的临床分期（表 27.1）

英国皮肤科医师协会和皇家病理学院遵循国际抗癌联盟发布的第 8 版 TNM 分期（UICC–TNM 第 8 版分期）。

表 27.1 SCC 的临床分期

T：肿瘤原发灶。每个临床医师必须测量鳞状细胞癌的最大直径来确定 T 分期。如果临床实际中最大直径无法测量，此情况下可使用组织病理学测量	
Tis	原位鳞状细胞癌（Bowen 病）
T1	最大直径 ≤ 2 cm
T2	最大直径在 2 ~ 4 cm 范围内
T3	最大直径 > 4 cm
T4a	侵犯骨皮质 / 骨髓
T4b	侵犯颅底、轴心骨架、椎间孔至硬膜外间隙
N：头颈部 SCC 颈部淋巴结转移分期	
N0	无区域性淋巴结转移
N1	单侧淋巴结转移，且最大直径 ≤ 3 cm
N2a	单侧淋巴结转移，且最大直径 > 3 cm，≤ 6 cm
N2b	有多个同侧淋巴结转移，且直径均 ≤ 6 cm
N2c	双侧或原发灶的对侧淋巴结转移，直径均 ≤ 6 cm
N3	淋巴结转移灶 > 6 cm
M：远处转移	
M0	无远处转移
M1	有远处转移

续表

分期标准

分期	T	N	M
0	Tis	N0	0
I	T1	N0	0
II	T2	N0	0
III	T3	N0	0
	T1,2,3	N1	
IV A	T1,2,3	N2,3	0
	T4	任何 N 分期	
IV B	任何 T 分期	任何 N 分期	M1

27.8 治疗

- 保守治疗：
  - 放疗：适用于有手术禁忌证的患者，一般作为辅助治疗和肿瘤治疗后复发后的综合治疗。
  - 化疗：氟尿嘧啶（5-FU），仅用于癌前病变（如日光性角化病）。
  - 光动力疗法：用于癌前病变。
- 侵入性的治疗：
  - 刮除术、烧灼术及低温冷冻手术可以用于小的浅表病变，但上述方法无法获取用于组织学和安全切缘评估的病理标本。
- 手术切除：
  - 这是治疗绝大部分鳞状细胞癌的首选方案。
  - 对于直径＜ 2 cm，边界清楚的低风险鳞状细胞癌：在 95% 的病例中，保留 4 mm 的手术边缘，即可以完整切除肿瘤。
  - 对于直径＞ 2 cm，界限不清，中分化或低分化，以及原发于耳部、唇部、头皮、眼睑、鼻部的高风险鳞状细胞癌：建议保留≥ 6 mm 的安全切缘，或采用 Mohs 手术切除肿瘤。
  - 基底部切缘范围：无论是低风险还是高风险的鳞状细胞癌，作者均建议切除范围至肿瘤底部的筋膜解剖平面。
  - 鳞状细胞癌行 Mohs 手术的适应证与基底细胞癌相同，有非常高的成功率（＞ 95%），可完整切除肿瘤，并且可用于难以重建的外观容貌结构（如眼睑、鼻）。
  - 目前暂时没有前瞻性随机研究比较传统手术和 Mohs 手术的预后差异。

27.9 随访

- 所有的鳞状细胞癌病例均应经过皮肤癌多学科会诊讨论，决定是进一步治疗或是密切随访。
- 通常情况下：
  - 对于如何检查自身的手术瘢痕部位、局部皮肤及淋巴结，应给予明确的指导。
  - 对于低风险鳞状细胞癌，除非多学科诊疗另有建议，否则在确认肿瘤浸润基底部及外周的安全切缘为阴性后无须随访。
  - 对于高风险鳞状细胞癌（如低分化鳞状细胞癌），术后前 2 年每 3 个月随访 1 次，从术后第 3 年开始每 6 个月随访 1 次（共随访 5 年）。
  - 某些高风险患者（如肾移植患者）可能需要终身随访。

27.10 病例展示（表 27.2）

表 27.2 右面颊部鳞状细胞癌切除及 V–Y 皮瓣修复术

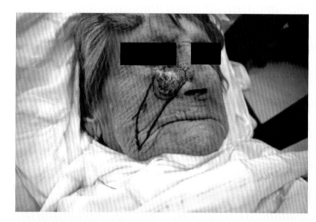

右侧脸颊内侧及鼻部的鳞状细胞癌，肿瘤外周切除边缘为 6 mm，行 V–Y 推动带蒂皮瓣成形术

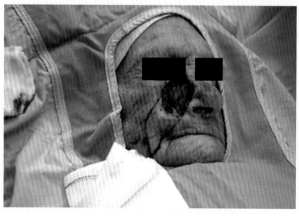

鳞状细胞癌已被切除，手术切缘为 6 mm，基底部切除范围至肌肉筋膜层

续表

采用 V-Y 推动带蒂皮瓣修复缺损

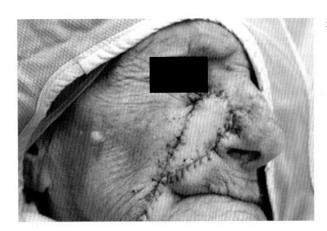

参考文献

[1] Motley R, et al. British Association of Dermatologists. Multi-professional guidelines for the management of the patient with primary cutaneous squamous cell carcinoma. 2018.

[2] Janis JE. Essentials of plastic surgery: CRC Press; 2014.

[3] Samarasinghe V, Madan V. Nonmelanoma skin cancer. J Cutan Aesthet Surg. 2012;5(1):3.

[4] Gamse C, LeapmanM. Contemporary approaches to cutaneous squamous cell carcinoma.

[5] Mourouzis C, et al. Cutaneous head and neck SCCs and risk of nodal metastasis - UK experience. J Cranio-Maxillofac Surg. 2009;37(8):443 - 447.

[6] Rowe DE, et al. Prognostic factors for local recurrence, metastasis, and survival rates in squamous cell carcinoma of the skin, ear, and lip: implications for treatment modality selection. J Am Acad Dermatol. 1992;26(6):976 - 990.

[7] Yanofsky VR, et al. Histopathological variants of cutaneous squamous cell carcinoma: a review. J Skin Cancer. 2011;2011.

[8] Alam M, et al. Guidelines of care for the management of cutaneous squamous cell carcinoma. J Am Acad Dermatol. 2018;78(3):560 - 578.

[9] Huang SH, O'Sullivan B. Overview of the 8th edition TNM classification for head and neck cancer. Curr Treat Options in Oncol. 2017;18(7):40.

[10] Karia PS, et al. Evaluation of American Joint Committee on Cancer, International Union Against Cancer, and Brigham and Women's Hospital tumor staging for cutaneous squamous cell carcinoma. J Clin Oncol. 2014;32(4):327.

[11] Keohane S, et al. The new 8th edition of TNM staging and its implications for skin cancer: a review by the British Association of Dermatologists and the Royal College of Pathologists, UK. Br J Dermatol. 2018;179(4):824 - 828.

[12] Fahradyan A, et al. Updates on the management of non-melanoma skin cancer (NMSC): Healthcare, Multidisciplinary Digital Publishing Institute; 2017.

[13] Newlands C, et al. Non-melanoma skin cancer: United Kingdom national multidisciplinary guidelines. J Laryngol Otol. 2016;130(S2):S125 - 132.

[14] Brodland DG, Zitelli JA. Surgical margins for excision of primary cutaneous squamous cell carcinoma. J Am Acad Dermatol. 1992;27(2):241 - 248.

[15] Nahhas AF, et al. A review of the global guidelines on surgical margins for nonmelanoma skin cancers. J Clin Aesth Dermatol. 2017;10(4):37.

[16] Zhou TC, et al. Surgical considerations in advance basal cell carcinoma, cutaneous squamous cell carcinoma, and cutaneous melanoma: a head and neck perspective. Curr Otorhinolaryngol Rep. 2018;6(2):140 - 150.

（王奕峥）译，（韦嘉章）校

28　恶性黑色素瘤

Platon Trigkatzis，Marco Malahias

28.1　定义

- 恶性黑色素瘤是起源于表皮基底层的黑色素细胞（产生黑色素的细胞）的恶性肿瘤。
- 也可起源于：
    - 黏膜（例如：口咽、鼻咽、食道、肛门直肠、生殖器）。
    - 眼睛：视网膜、葡萄膜。
    - 脑膜。
- 恶性黑色素瘤是英国第三大常见的皮肤癌。

28.2　风险因素

- Fitzpatrick Ⅰ型或Ⅱ型皮肤（易灼伤、不晒黑或难以晒黑）。
- 过度暴露在阳光下（UVA）。
- 晒伤，尤其是间歇性晒伤。
- 日光浴床（UVB）。
- 遗传易感性。
- 既往有发育不良痣。
- 多个痣，数量＞50个。
- 先天性巨大痣。

P. Trigkatzis (✉)
University Hospitals Birmingham, Birmingham, UK

M. Malahias
Department of Plastic Surgery, Queen Elizabeth
Hospital, University Hospitals Birmingham,
Birmingham, UK

© Springer Nature Switzerland AG 2021
M. Stavrakas, H. S Khalil (eds.), *Rhinology and Anterior Skull Base Surgery*,
https://doi.org/10.1007/978-3-030-66865-5_28

- 黑色素瘤或其他皮肤癌病史。
- 免疫抑制。
- 家族史。

大多数黑色素瘤可以以新痣出现，也可以在现有痣中或附近缓慢发展（20%～30% 的黑色素瘤）。

28.3　黑色素瘤可疑病变的临床检查和评估

- 美国体系。

不对称　　如果您将色素性病变"分割"成 4 等份，则它们不匹配。

边界　　　不规则、模糊、缺口。

颜色　　　各个区域颜色不一样，有的区域色素沉着较深，有的区域有多种色素沉着。

直径　　　> 6 mm。

进展　　　大小、形状、颜色的变化。

- 七点检查表。

NICE 推荐英国全科医师常规使用以供转诊。所有得分为 3 分或以上的可疑色素性病变应在 2 周内转诊。

主要特点（各 2 分）：
- 大小改变。
- 形状不规则。
- 颜色不规则。

次要标志（每项 1 分）：
- 最大直径 7 mm 或以上。
- 炎症。
- 渗出。
- 感觉的变化。

患者检查发现有多发性色素病变时，经验做法是切除或建议切除突出的、看起来与其他痣不同的痣。这被称为"丑小鸭征"，但这种方法有局限性。

皮肤镜检查可以对色素性病变进行最准确的评估。皮肤镜检查是对肉眼不可见的表皮、真皮－表皮交界处和真皮乳头的色素沉着和微结构进行非侵入性的体内评估。

28.4 黑色素瘤的类型

- 浅表扩散性黑色素瘤：最常见的类型，约占所有黑色素瘤的 70%。通常由已存在的病变引起，表现为扁平不规则色素沉着，具有长时间（可能是数年）的水平生长期（早期阶段水平生长期局限在表皮内，有时已进入真皮乳头层）。预后良好。
- 结节性黑色素瘤：占所有黑色素瘤的 15% ~ 20%。容易复发，具有侵袭性，处于垂直生长期（向更深层延伸）。
- 恶性雀斑样黑色素瘤：占所有黑色素瘤的大约 5%。明显与日晒有关。通常在老年人脸上的前驱病变 / 雀斑（Hutchison 雀斑）慢慢变得不规则，具有多种颜色。黑色素瘤中预后最好。
- 肢端雀斑样黑色素瘤：通常在手掌、脚底、指甲下。占所有黑色素瘤的 2% ~ 3%，是非洲裔加勒比人和深色皮肤人群中最常见的类型。
- 无色素性黑色素瘤：罕见且由于缺乏色素沉着难以诊断。通常表现为不对称的粉红色或淡红色斑疹，或在周围有一些轻微的色素沉着。
- 促纤维增生性黑色素瘤：占所有黑色素瘤的 1%。主要发生在老年人的头颈部，通常缺乏典型的黑色素瘤特征，形似瘢痕组织，有神经周围侵犯倾向（也称为嗜神经性黑色素瘤），区域淋巴结转移率高。

28.5 组织学特征

- 最重要的预后因素是 Breslow 厚度：测量从上覆表皮的颗粒层（或溃疡性黑色素瘤的溃疡基底）到累及真皮的最深层恶性细胞的距离便是肿瘤厚度（表 28.1）。

表 28.1 肿瘤 Breslow 厚度

Breslow 厚度 < 1 mm	Breslow 厚度 1 ~ 4 mm	Breslow 厚度 > 4 mm
薄的黑色素瘤	中等的黑色素瘤	厚的黑色素瘤

- 基本组织学特征。
  - 大小。
  - Breslow 厚度。
  - 溃疡。
  - 有丝分裂率。
  - 外周和深部边缘状态。
  - 微卫星灶。

- 可出现的组织学特征。
  - 总体描述。
  - 淋巴血管侵犯。
  - 嗜神经性 / 神经周围侵犯。
  - 消退。
  - Clark 分级：根据侵入皮肤分层制定的解剖分级，5 个级别如下：

    局限于表皮层，无向下侵袭：原位黑色素瘤。

    侵入真皮乳头层。

    侵入乳头层和网状层交界处。

    侵入真皮网状层。

    侵入皮下组织。
  - 水平 / 垂直生长。
  - 组织学亚型。
  - 肿瘤浸润淋巴细胞（TIL）。

28.6 转移性黑色素瘤

- 黑色素瘤可通过淋巴管或血管转移到邻近皮肤、远处皮肤、淋巴结或其他器官（主要是肺、肝、脑和骨）。

非淋巴结区域转移：

- 移行转移：黑色素瘤转移至皮肤的真皮和真皮下淋巴的淋巴管内，位于距黑色素瘤原发灶超过 2 cm 且位于区域淋巴结之前的部位。
- 卫星转移：发生在肿瘤原发灶 2 cm 以内的转移。
- 微卫星转移：在切除标本上进行组织病理学测定。

淋巴结转移：

- 首先受累的淋巴结是区域淋巴结。
- 前哨淋巴结活检（SLNB）：切除和检查癌细胞可能从原发肿瘤转移到的第一个淋巴结。
- 可在手术前使用核素淋巴显像和 / 或术中注射蓝色染料进行检测。
- 前哨淋巴结活检的适应证：
  - Breslow 厚度＞ 0.8 mm 的黑色素瘤（在一些医疗机构中，当＞ 1mm 时才进行前哨淋巴结活检）。

以下情况也可考虑行前哨淋巴结活检：

- Breslow 厚度＜ 0.8 mm 的黑色素瘤伴有溃疡、高有丝分裂率、Clark Ⅳ 或 Ⅴ、淋巴血管侵犯。
- Breslow 厚度＞ 4 mm 和临床淋巴结阴性的黑色素瘤。

28.7　原发性皮肤黑色素瘤

患者的管理

- 例如，患者因疑似色素沉着病变被转诊至诊所。
  - 病史、检查（包括淋巴结）、病变皮肤镜检查（有条件的情况下）。
- 如果病变在临床上怀疑为恶性黑色素瘤，我们会进行切除活检，即切除 2 mm 边缘和少量底层脂肪。
- 注意，不要留下不必要的长瘢痕，一定要考虑瘢痕的方向，以便在需要时便于后期进行局部扩大切除（WLE）。
- 初始活检大的切缘：① 会使局部扩大切除更加困难；② 会破坏微淋巴管，如果需要行前哨淋巴结活检，可能会影响前哨淋巴结活检或使前哨淋巴结活检不可行。
- 如果组织学报告证实切除的病变为恶性黑色素瘤，则必须在皮肤癌 MDT 上讨论该病例。

无论前哨淋巴结活检是否阳性，都推荐恶性黑色素瘤瘢痕局部扩大切除。

局部扩大切除降低局部复发的风险

局部扩大切除的切缘取决于黑色素瘤的 Breslow 厚度（表 28.2）。

- 这些切缘在不同的解剖区域并不总能实现。
- 深切缘：没有关于局部扩大切除深度的随机对照试验。最常见的做法是切除：
  - 深入到下方筋膜（保持筋膜完好无损）。
  - 在四肢切至肌肉筋膜。
  - 在颈部切至颈阔肌筋膜。
  - 在头部切至骨膜（应切除帽状腱膜）。
  - 在鼻部切至软骨膜或骨膜。
  - 在耳部也最好切至软骨。

表 28.2　局部扩大切除的指南

Breslow 厚度	切除边缘
原位	5 mm
< 1mm	1 cm
1 ~ 2 mm	1 ~ 2 cm
2 ~ 4 mm	2 cm
> 4 mm	2 cm

28.8　黑色素瘤的分期

临床 TNM 分期（cTNM）和病理 TNM（pTNM）分期使用从原发性黑色素瘤、局部扩大切除、前哨淋巴结活检和 / 或区域淋巴结清扫获得的信息。

英国皮肤科医师协会和皇家病理学院根据国际抗癌联盟的分类（UICC–TNM 第 8 版分期），将黑色素瘤分为 0 ~ Ⅳ 期。UICC–TNM 第 8 版分期现在与美国 AJCC–TNM 第 8 版对黑色素瘤的分期相同。这是 2018 年推出最新的黑色素瘤分期。

- T：与原发性肿瘤有关。
- N：由淋巴结受累 / 状态决定。

- M：转移到其他器官或身体其他部位（包括远处皮肤部位和远处淋巴结）。
- T 分期（Ⅰ、Ⅱ期）定义了原发性肿瘤，如表 28.3 所示。

Breslow 厚度和溃疡是主要参数。最新的 AJCC-TNM 第 8 版分期中删除了有丝分裂率和 Clark 分级。

- N 分期（Ⅲ期）包括从 SLNB、核心活检、临床检测到的淋巴结和淋巴结清扫获得的信息。

表 28.4 是淋巴结状态的简化摘要。后缀 a（Na）表示临床上隐匿的淋巴结（即检测到 SLNB）。

后缀 b（Nb）表示临床检测到的淋巴结。

后缀 c（Nc）表示在移行、卫星或微卫星转移。

- M 分期（Ⅳ期）定义远处转移（表 28.5）。

后缀 0 表示非升高的血清乳酸脱氢酶（LDH）水平。例如 M1a（0）。

后缀 1 表示 LDH 水平升高，例如 M1c（1）（表 28.5）。

28.9 随访（F/U）

建议所有患者每月自检 1 次。

- 原位黑色素瘤：局部扩大切除后无须随访。
- Ⅰ A 期：随访 1 年（复查 2~4 次）。
- IB ~ ⅡC 阶段：随访 5 年（前 3 年每 3 个月随访 1 次，后 2 年每 6 个月随访 1 次）。
- Ⅲ ~ Ⅳ期：随访 10 年（前 3 年每 3 个月随访 1 次，后 2 年每 6 个月随访 1 次，后 5 年每年随访 1 次）。
  - 根据 MDT 的建议，可能需要进行的检查包括全身 CT 检查和血液检查、血清乳酸脱氢酶（LDH）水平检查。

表 28.3 无淋巴结受累（N0）或转移（M0）的原发肿瘤（T）

分期	T		N	M
0	Tis	原位	0	0
Ⅰ A	T1a	< 0.8 mm，无溃疡	0	0
Ⅰ A	T1b	< 0.8 mm，有溃疡；0.8~1mm，有或没有溃疡	0	0
Ⅰ B	T2a	> 1~2 mm，无溃疡	0	0
Ⅱ A	T2b	> 1~2 mm，有溃疡	0	0
Ⅱ A	T3a	> 2~4 mm，无溃疡	0	0
Ⅱ B	T3b	> 2~4 mm，无溃疡	0	0
Ⅱ B	T4a	> 4 mm，无溃疡	0	0
Ⅱ C	T4b	> 4 mm，有溃疡	0	0

表 28.4 无转移淋巴结状态（M0）

分期	N	M
ⅢA - ⅢD	N1a：1 个临床隐匿性淋巴结	0
	N1b：1 个临床检测到的淋巴结	0
	N1c：没有淋巴结，存在卫星、微卫星、移行转移	0
	N2a：2~3 个临床隐匿性淋巴结	0
	N2b：2~3 个临床检测到的淋巴结	0
	1 个淋巴结，存在卫星、微卫星、移行转移	0
	≥ 4 个淋巴结，其中至少有 1 个临床隐匿性淋巴结	0
	≥ 4 个淋巴结，其中至少有 1 个临床检测到的淋巴结	0
	≥ 2 个淋巴结，存在卫星、微卫星、移行转移	0

表 28.5 转移性疾病

分期	M
Ⅳ	M1a：远处皮肤和 / 或非区域性淋巴结转移
	肺转移
	转移到非中枢神经系统器官
	向中枢神经系统转移

– 高 LDH 水平是远处转移患者的不良预后因素，特别是在肺和肝中。

28.10 病例展示（表 28.6）

表 28.6 右脸颊恶性雀斑样黑素瘤局部扩大切除及脸颊旋转皮瓣重建

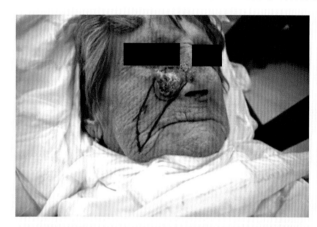

根据 MDT 建议，切除右脸颊标记的恶性雀斑样黑素瘤，边缘 5 mm。脸颊旋转皮瓣设计用于创面修复

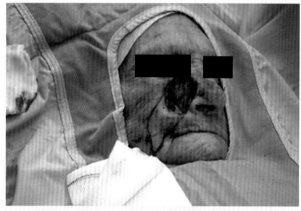

手术切除后的创面

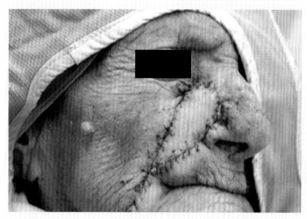

抬起皮瓣覆盖下面解剖平面（SMAS）上

续表

用 5-0 Prolene 缝合线缝合伤口

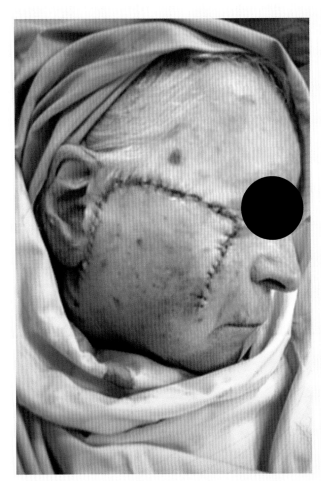

参考文献

[1] Janis JE. Essentials of plastic surgery: CRC Press; 2014.

[2] Marsden J, et al. Revised UK guidelines for the management of cutaneous melanoma 2010. Br J Dermatol. 2010;163(2):238 - 256.

[3] Stewart BW, Kleihues P. World cancer report. 2003.

[4] Cymerman RM, et al. De novo vs nevus-associated melanomas: differences in associations with prognostic indicators and survival. J Natl Cancer Inst. 2016;108(10).

[5] Argenziano G, et al. Epiluminescence microscopy for the diagnosis of doubtful melanocytic skin lesions: comparison of the ABCD rule of dermatoscopy and a new 7-point checklist based on pattern analysis. Arch Dermatol. 1998;134(12):1563 - 1570.

[6] Walter FM, et al. Using the 7-point checklist as a diagnostic aid for pigmented skin lesions in general practice: a diagnostic validation study. Br J Gen Pract. 2013;63(610):e345 - 353.

[7] Gaudy-Marqueste C, et al. Ugly duckling sign as a major factor of efficiency in melanoma detection. JAMA Dermatol. 2017;153(4):279 - 284.

[8] Kittler H, et al. Diagnostic accuracy of dermoscopy. Lancet Oncol. 2002;3(3):159 - 165.

[9] Filosa A, Filosa G. Melanoma diagnosis: the importance of histopathological report. Dermatopathology. 2018;5(1):41 - 43.

[10] Jeffrey GJ. 8th Edition AJCC Melanoma Staging System M. A. C. C. University of Texas; 2018.

[11] Nurdjaja V, et al. Essential components of melanoma histopathological reporting: the surgical oncologist's perspective. J Skin Cancer. 2018:2018.

[12] Egger ME, et al. Should sentinel lymph node biopsy be performed for all T1b melanomas in the new 8th Edition American Joint Committee on Cancer Staging System? J Am Coll Surg. 2019;228(4):466 – 472.

[13] Ferrara G, et al. Sentinel node biopsy in melanoma: a short update. Dermatopathology. 2018;5(1):21 – 25.

[14] Phan GQ, et al. Sentinel lymph node biopsy for melanoma: indications and rationale. Cancer Control. 2009;16(3):234 – 239.

[15] Bichakjian CK, et al. Guidelines of care for the management of primary cutaneous melanoma. J Am Acad Dermatol. 2011;65(5):1032 – 1047.

[16] Swetter SM, et al. Guidelines of care for the management of primary cutaneous melanoma. J Am Acad Dermatol. 2019;80(1):208 – 250.

[17] Grotz TE, et al. Mayo Clinic consensus recommendations for the depth of excision in primary cutaneous melanoma. Mayo Clinic Proceedings: Elsevier; 2011.

[18] Moncrieff M. Excision margins for melanomas: how wide is enough? Lancet Oncol. 2016;17(2):127 – 128.

[19] Macbeth F, et al. Melanoma: summary of NICE guidance. bmj 351: h3708; 2015.

[20] Slater D. The new 8th edition of TNM staging and its implications for skin cancer: a review by the British Association of Dermatologists and the Royal College of Pathologists, United Kingdom. 2018.

[21] Teterycz P, et al. Comparison of seventh and eighth edition of AJCC staging system in melanomas at locoregional stage. World J Surg Oncol. 2019;17(1):129.

[22] Trotter SC, et al. A global review of melanoma follow- up guidelines. J Clin Aesth Dermatol. 2013;6(9):18.

（桂　志）译，（张少杰）校

29 鼻赘

Hisham S. Khalil，Marios Stavrakas

29.1 病例展示

　　一名 61 岁的患者被转诊到鼻科诊所，讨论他的鼻赘的治疗方案。他之前没有接受过任何治疗，鼻部的畸形逐渐恶化，对他的自信心和社交生活产生了负面影响。他没有任何其他皮肤病问题，正在服用华法林治疗房颤。在讨论了手术治疗后，拍摄了术前照片（图 29.1），并且在围术期将华法林替换成

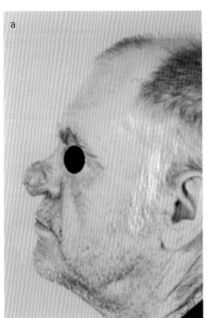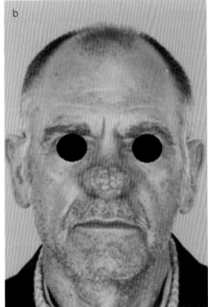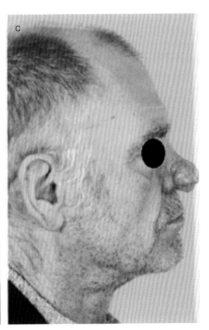

图 29.1　a ～ c. 术前照片

H. S Khalil

University Hospitals Plymouth NHS Trust, Plymouth, UK

Peninsula Medical School, University of Plymouth, Plymouth, UK
e-mail: Hisham.khalil@plymouth.ac.uk

M. Stavrakas (✉)
University Hospitals Plymouth NHS Trust, Plymouth, UK
e-mail: mstavrakas@doctors.org.uk

© Springer Nature Switzerland AG 2021
M. Stavrakas, H. S Khalil (eds.), *Rhinology and Anterior Skull Base Surgery*,
https://doi.org/10.1007/978-3-030-66865-5_29

为低分子肝素。他接受了吸切器辅助的鼻赘切除术，并进行了活检以排除任何皮肤恶性肿瘤（图29.2）。伤口用非黏性敷料和抗生素软膏覆盖，待二期愈合。定期复查（前4周每周复查1次）以评估伤口愈合情况并排除任何伤口感染。美容效果令人满意，无须再进行修复手术。

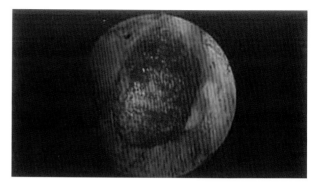

图 29.2 使用大型清创器进行最终清理后的术中照片

29.2 背景知识

鼻赘是一种罕见的疾病，主要影响白种人男性，男女比例为（12 ~ 30）：1。其确切发病机制仍不清楚。鼻赘与玫瑰痤疮密切相关，更具体地说，与Ⅲ型玫瑰痤疮密切相关。另一个可能的病因是毛囊蠕形螨定植于皮脂腺。

29.3 临床实践

29.3.1 诊断

诊断基于临床查体和基本检查。鉴别诊断包括基底细胞癌（BCC）（据报道其在鼻赘组织中的发生率为 5% ~ 10%）、鳞状细胞癌（SCC）、皮脂腺癌、血管肉瘤、转移性疾病、嗜酸性肉芽肿、结节病和淋巴瘤。

29.3.2 治疗

药物治疗（早期阶段），尤其是在鼻赘的早期阶段，尽管在文献中没有确凿的证据证实这些治疗是成功的。

- 低剂量异维 A 酸→减缓疾病进展。
- 他莫昔芬→减少鼻赘相关成纤维细胞产生和分泌 TGFb2。

治疗鼻赘的主要方法是手术：

- 冷冻手术：如果使用得当，主要优点是出血少，疼痛小，不会破坏鼻腔软骨。另一方面，它可能导致皮肤变色和瘢痕。
- 刀片切除：它仍然被广泛使用。当前有一种改进刀具是 Shaw 热凝止血刀，它可以同时切割组织和凝固血管。这种方法的缺点是术后疼痛、轻微瘢痕和鼻翼轻微塌陷。
- 低温消融：将温度提高到 60 ~ 70℃，而 Shaw 手术刀的温度为 150 ~ 200℃。通过这种方式，低温消融确保了无血的术野和最小的痛苦。该方法的缺点是皮肤色素减退和长时间的红斑。
- 移植技术和亚单位方法：后者旨在解决肥大的皮脂腺组织、皮肤过多的问题，以及支持的破坏。

- 其他手术方法：Harmonic 超声手术刀、磨削术、电外科、水动力清创系统。此外，已经描述了激光辅助治疗，包括 CO_2 激光、铒：YAG 激光和二极管激光。
- 吸切器辅助下鼻赘切除术在文献中并不是一种新方法，尽管迄今为止很少有病例报道。在我们的案例中，我们采用两步法。手术刀刀片切除可以快速去除主要组织块并获得组织样本用于组织学检查。同时，使用吸切器有利于快速塑造鼻部亚单位的轮廓和塑形，降低对底层软骨结构的损害风险。我们认为，直的吸切器刀头适用于鼻尖改良和鼻翼周围的工作。保留更深的皮肤层可以使上皮再生并减少瘢痕，同时手术医师从吸切器刀头中获得触觉反馈。由于它是一种相对快速的方法，可以减少术中失血和感染的风险。

29.3.3　随访

在我们的实践中，我们在吸切器辅助的鼻赘切除术后，让伤口二期愈合。重要的是在术后密切监测患者，防止任何感染并观察伤口愈合过程。我们建议创面使用非黏性敷料和抗生素软膏。

总结及作者观点：

(1) 鼻赘是一种罕见病，发病机制不明。

(2) 鉴别诊断应包括皮肤恶性肿瘤，如 BCC（5%～10%）和 SCC。

(3) 治疗的主要方法是手术切除。作者更喜欢采用吸切器辅助的鼻赘切除术。

参考文献

[1] Fink C, Lackey J, Grande DJ. Rhinophyma: a treatment review. 2017. https://journals.lww.com/ dermatologicsurgery.

[2] Wiemer DR. Rhinophyma. Clin Plast Surg. 1987;14:357.

[3] Elliott JRA, Hoehn JG, et al. Rhinophyma: surgical refinements. Ann Plast Surg. 1978;1(3):298－301.

[4] Rohrich RJ, Griffin JR, Adams WP. Rhinophyma: review and update. Plast Reconstr Surg. 2002;110(3):860－870.

[5] Schweinzer K, Kofler L, Spott C, Krug M, Schulz C, Schnabl SM, et al. Surgical treatment of rhinophyma: experience from a german cohort of 70 patients. Eur J Dermatol. 2017;27:281－285.

[6] Gupta AK, Chaudhry MM. Rosacea and its management: an overview. J Eur Acad Dermatol Venereol. 2005;19(3):273－285.

[7] Crawford GH, Pelle MT, James WD. Rosacea: I. Etiology, pathogenesis, and subtype classification. J Am Acad Dermatol. 2004;51(3):327－341.

[8] Acker DW, Helwig EB. Rhinophyma with carcinoma. Arch Dermatol. 1967;95(3):250－254.

[9] Broadbent NRG, Cort DF. Squamous carcinoma in longstanding rhinophyma. Br J Plast Surg. 1977;30(4):308－309.

[10] Traaholt L, Larsen TE. Rhinophyma and angiosarcoma of the nose. Scand J Plast Reconstr Surg. 1978;12(1):81－83.

[11] Motley RJ, Douglas-Jones AF, Holt PJA. Sebaceous carcinoma: an unusual cause of a rapidly enlarging rhinophyma. Br J Dermatol. 1991;124(3):283－284.

[12] Keefe M, Wakeel RA, McBride DI. Basal cell carcinoma mimicking rhinophyma. Arch Dermatol. 1988;124:1077－1079.

[13] Nesi R, Lynfield Y. Rhinophymalike metastatic carcinoma.Cutis. 1996;57(1):33－36.

[14] Chatelain R, Bell SA, Konz B, Röcken M. Granuloma eosinophilicum faciei simulating rhinophyma. Therapeutic long-term outcome after surgical intervention. Hautarzt. 1998;49(6):496－498.

[15] Goldenberg JD, Shamsai R, Kotler HS, Gruber B. Sarcoidosis of the external nose mimicking: rhinophyma case report and review of the literature. Ann Otol Rhinol Laryngol. 1998;107(6):514－518.

[16] Sadick H, Goepel B, Bersch C, Goessler U, Hoermann K, Riedel F. Rhinophyma: diagnosis and treatment options for a disfiguring tumor of the nose. Ann Plast Surg. 2008;61(1):114 - 120.

[17] Payne WG, Ko F, Anspaugh S, Wheeler CK, Wright TE, Robson MC. Down-regulating causes of fibrosis with tamoxifen: a possible cellular/molecular approach to treat rhinophyma. Ann Plast Surg. 2006;56(3):301 - 305.

[18] Payne WG, Wang X, Walusimbi M, Ko F, Wright TE, Robson MC. Further evidence for the role of fibrosis in the pathobiology of rhinophyma. Ann Plast Surg. 2002;48(6):641 - 645.

[19] Kempiak SJ, Lee PW, Pelle MT. Rhinophyma treated with cryosurgery. Dermatologic Surg. 2009;35(3):543 - 545.

[20] Vural E, Royer MC, Kokoska MS. Sculpting resection of rhinophyma using the Shaw scalpel. Arch Facial Plast Surg. 2009;11(4):263 - 266.

[21] Roje Z, Racic G. Management of rhinophyma with coblation. Dermatologic Surg. 2010;36(12):2057 - 2060.

[22] Hetherington HE. Coblation-assisted decortication for the treatment of rhinophyma. Laryngoscope. 2009;119(6):1082 - 1084.

（桂　志）译，（张少杰）校

第五部分：前颅底疾病

30　脑脊液鼻漏

Hisham S. Khalil

30.1　病例展示

42 岁男性，有反复流水样涕、嘴有咸味病史。他曾被诊断为创伤性脑脊液漏，并在神经外科行经鼻 – 蝶骨修复手术。既往有脑积水、学习困难病史及脑室 – 腹腔分流手术史。CT 脑池图显示左侧蝶窦有缺损及渗漏。取出旧的脑室 – 腹腔（VP）分流器后再置入新分流器，然后经鼻内镜使用阔筋膜和脂肪移植修复蝶骨缺损。

30.2　背景知识

脑脊液鼻漏由创伤性和非创伤性病因引起，其中创伤性病因最为常见。创伤性原因可以是医源性的，也可以是意外事故引起的头部损伤。

脑脊液鼻漏的治疗取决于原发病因、脑脊液漏的部位和大小。对于创伤性原因，大多数患者可采用保守治疗方法，包括仰卧、避免紧张和 3 ~ 5 天持续腰椎穿刺。医源性脑脊液漏的治疗最好是在手术当中进行。对于术后发现的脑脊液鼻漏患者，影像学检查对于漏出部位的定位，以及预防、治疗感染（包括脑膜炎）的措施非常重要。目前的治疗方法倾向于经鼻内镜入路，但对于反复及持续的脑脊液鼻漏，并且内镜入路修补失败的患者，可能不得不采取开颅手术修复缺损。

治疗持续性颅内病变所伴随的复发性脑脊液鼻漏患者是具有挑战性的。在耳鼻喉科、神经外科和颌面外科医师的共同参与下，采用多学科方法评估和治疗这类患者十分重要。另外，确认和治疗颅内压升高的原因也极其重要，其中包括良性颅内高压、脑积水和不可切除的颅内肿瘤。颅底肿瘤患者在放化疗后可能会出现脑脊液鼻漏，这是因为治疗后肿瘤组织缩小，脑脊液（CSF）可经肿瘤破坏的颅底缺损漏出。对于这类持续水样鼻漏的患者，应首先怀疑脑脊液漏的可能。由于存在感染的高风险，及时处理鼻漏也同样重要。

H. S Khalil (✉)

Pennsula Medical School, University of Plymouth, Plymouth, UK

University Hospitals Plymouth NHS Trust, Plymouth, UK
e–mail: Hisham.khalil@plymouth.ac.uk

© Springer Nature Switzerland AG 2021

M. Stavrakas, H. S Khalil (eds.), *Rhinology and Anterior Skull Base Surgery*,
https://doi.org/10.1007/978–3–030–66865–5_30

30.3 临床实践

30.3.1 病史

头部或面部创伤史，神经外科 / 鼻 / 耳手术史与脑脊液鼻漏相关。该患者有创伤史，既往曾接受神经外科手术并有与此相关的脑积水。他现有的脑室－腹腔分流器因感染失去作用。其他相关颅内病变因素还包括良性颅内高压和不可手术切除的肿瘤。对于鼻窦、前颅底或鼻支架手术后出现鼻腔清亮水样分泌物的患者，需考虑脑脊液鼻漏的可能性。耳－侧颅底手术后也可能发生脑脊液耳鼻漏。除了流清水样涕，患者还经常有咸的味觉感受。

30.3.2 查体

对疑似脑脊液鼻漏患者的检查包括鼻内镜检查，它可以发现鼻腔内清亮液体（图 30.1）或鼻腔病变，这可能与脑膜膨出或脑膜脑膨出有关。鼻内镜还能识别颅底脑脊液漏区周围的轮廓。耳部检查对于有耳部手术史和颞骨岩部骨折的患者是极其重要的。良性颅内高压所导致的脑脊液鼻漏的患者可有双侧视盘水肿的体征。

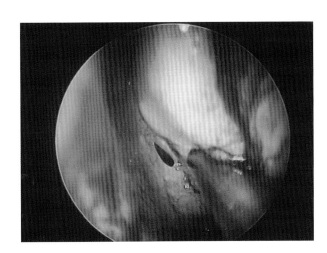

图 30.1　脑脊液鼻漏从左侧蝶窦口发出

30.3.3 检查

生化检查　采用普通无菌容器收集鼻漏液（患者头低位取样）后检测 B2 转铁蛋白（TAU 蛋白）非常重要，通常需要 3 ~ 5 mL 鼻漏液样本来完成检测。

在理想情况下，B2 微量蛋白检测可以用少量收集到的鼻漏样本确认脑脊液漏的存在。患者往往会得到一个在家中专门收集鼻漏的容器。室温条件下，B2 转铁蛋白在体外脑脊液中可在长达 7 天的时间内保持稳定。更谨慎的做法是向患者强调，最好尽快将采集到的鼻漏液送到全科医师诊所或当地医院，以便在采集的 7 天内让样本送达实验室，避免假阴性结果。B2 转铁蛋白的敏感性和特异性都很高，为 90% ~ 100%。

影像学检查　包括头部和鼻窦 MRI 扫描，以及鼻窦 CT 扫描。它们分别用于检测颅内病变与颅底骨缺损。反复鼻漏，应行 CT 脑池造影，以确定漏出部位。

该检查需要鞘内注射造影剂（图 30.2），也可以行 MRI 脑池检查。

30.3.4 治疗

该患者经过颅底 MDT 团队的病情讨论。在行内镜修补前，神经外科团队将旧 VP 分流器取出并重新置入新的 VP 分流器（图 30.3、图 30.4）。随后患者接受内镜下经鼻 – 蝶骨入路的脑脊液漏修复术，使用脂肪和阔筋膜移植覆盖。蝶窦顶部的渗漏部位涉及蝶窦平面与蝶鞍的交界处。鼻漏的部位是通过术中浸泡含有 5% 荧光素的神经外科垫块以达到静脉注射造影剂的效果。因其固有的神经毒性风险，故不能在术中行鞘内注射稀释荧光素。脑脊液与荧光素接触处有绿色荧光显示（图 30.5）。

所用的移植材料类型取决于发生鼻漏的部位。脂肪移植填充对于蝶窦渗漏有很好的效果，它可以作为"哑铃"移植物填充颅内和颅外结构 。此外，阔筋膜也可用作起支撑作用的移植材料（图 30.6）。颅底其他部位可应用阔筋膜移植、鼻甲黏膜移植和变性牛心包补片。对于颅底缺损较大的患者，可采用阔筋膜移植支撑或鼻中隔软骨移植覆盖骨缺损，再用阔筋膜组织覆盖等多层修复方法来完成修补。移植物用组织胶（纤维蛋白胶或硬脑膜胶）黏合在原位。术后尽可能避免插入腰大池引流管，可降低感染和肺炎的风险。对于持续性颅内压（ICP）升高的患者，建议采用脑室 – 腹腔（VP）分流术。图 30.7 为术后 3 年患者怀疑脑脊液漏复发时的脑池 CT 造影图，显示修复完好。

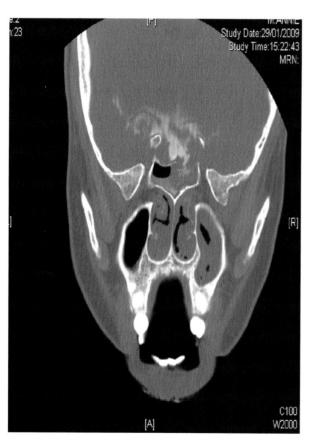

图 30.2　CT 脑池造影显示左侧蝶窦顶部的脑脊液漏出

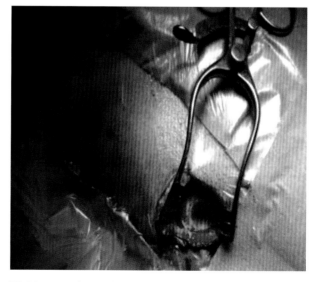

图 30.3　置入 VP 分流器

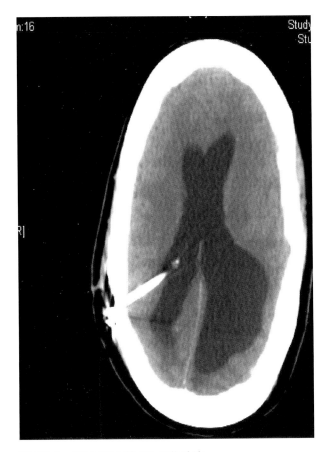

图 30.4 CT 扫描上的 VP 原位分流

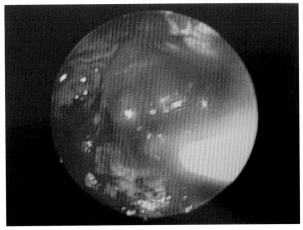

图 30.5 局部应用荧光素后漏液部位的绿色荧光显示

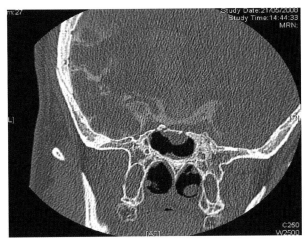

图 30.7 手术修复 3 年后的脑池 CT 图

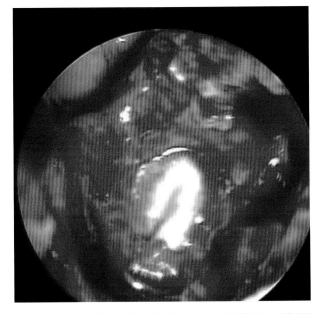

图 30.6 阔筋膜组织修复缺损处起到支撑作用，腹部脂肪作为修复蝶窦的第二层组织

z

总结及作者观点：

（1）脑脊液鼻漏多为创伤性，保守治疗对大多数此类患者有效。

（2）对有持续颅内病变患者的脑脊液鼻漏管理具有挑战性，需要通过多学科合作方式来管理。

（3）要避免再次发生鼻漏，必须解决引起颅内压升高的原发病因。

参考文献

[1] Phang SY, Whitehouse K, Lee L, Khalil H, McArdle P, Whitfield PC. Management of CSF leak in base of skull fractures in adults. Br J Neurosurg. 2016;30(6):596‐604. https://doi.org/10.1080/026886 97.2016.1229746.

[2] Bleier BS, Debnath I, O'Connell BP, Vandergrift WA III, Palmer JN, Schlosser RJ. Preliminary study on the stability of beta‐2 transferrin in extracorporeal cerebrospinal fluid. Otolaryngol Head Neck Surg. 2011;144(1):101‐103. https://doi. org/10.1177/0194599810390887.

[3] Haft GF, Mendoza SA, Weinstein SL, Nyunoya T, Smoker W. Use of beta‐2‐transferrin to diagnose CSF leakage following spinal surgery: a case report. Iowa Orthop J. 2004;24:115‐118.

[4] Mathias T, Levy J, Fatakia A, McCoul ED. Contemporary approach to the diagnosis and management of cerebrospinal fluid rhinorrhea. Ochsner J. 2016;16(2):136‐142.

[5] Saafan ME, Ragab SM, Albirmawy OA. Topical intranasal fluorescein: the missing partner in algo‐algorithms of cerebrospinal fluid fistula detection. Laryngoscope. 2006;116(7):1158‐1161. https://doi. org/10.1097/01.mlg.0000217532.77298.a8.

[6] Chin CJ, Kus L, Rotenberg BW. Use of duraseal in repair of cerebrospinal fluid leaks. J Otolaryngol Head Neck Surg. 2010;39(5):594‐599.

（韦云钟）译，（韦嘉章）校

31 无功能性的垂体腺瘤

Ellie Edlmann，Samiul Muquit

31.1 病例展示

一位 71 岁女士向她的社区全科医师描述她的右眼视力逐渐模糊 1 年的病史，并曾就诊于眼科。检查显示右眼视力下降为 20/70，而左眼视力正常（20/20）。此外还发现双眼颞侧视野缺损，以右侧更为严重（图 31.1）。

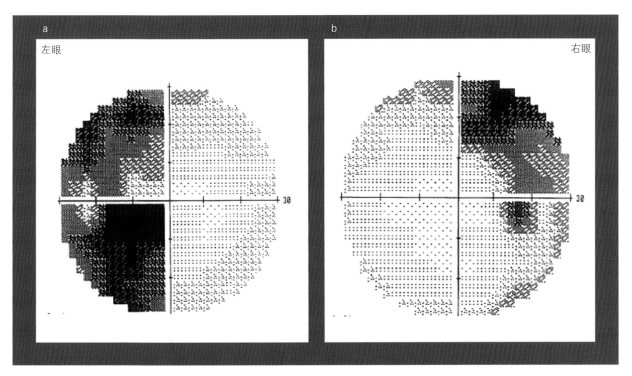

图 31.1 a、b. 术前视野评估

E. Edlmann
University of Plymouth, Plymouth, UK
e-mail: eedlmann@nhs.net

S. Muquit (✉)
South West Neurosurgery Centre, Derriford Hospital, Plymouth, UK
e-mail: s.muquit@nhs.net

© Springer Nature Switzerland AG 2021
M. Stavrakas, H. S Khalil (eds.), *Rhinology and Anterior Skull Base Surgery*,
https://doi.org/10.1007/978-3-030-66865-5_31

眼科团队为患者行大脑和眼眶成像以进一步评估病变（图31.2）。图中可见一源自蝶鞍区的巨大病灶，大小为 36 mm×21 mm×26 mm，侵犯海绵窦。病变引起视交叉受压和抬高，右侧更为严重，并伴有囊性区域的不均匀增强。

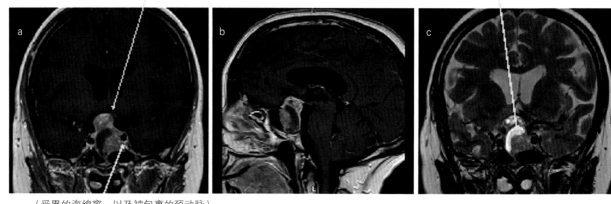

（受压迫的视交叉）

（动脉的囊性变）

（受累的海绵窦，以及被包裹的颈动脉）

图 31.2 a. 冠状位 T1 增强图像显示视交叉受压及海绵窦受累。b. 矢状位 T1 增强图像。c. 冠状位 T2 增强图像显示囊性区域

进一步询问病史，患者没有内分泌异常的相关症状，全面的内分泌血液检验也显示无异常。该病例在神经内分泌多学科会议上进行了讨论，确定为无功能性垂体腺瘤（NFPA）。由于对视神经交叉的压迫，以及有视力继续受损的风险，患者接受了早期肿瘤切除手术。

31.2 背景知识

31.2.1 解剖学

垂体位于垂体窝，或称蝶鞍，是中颅窝蝶骨内的一个凹陷。在其下面是含气的蝶窦腔，它为经鼻腔手术提供了一个良好的经鼻腔 - 蝶窦的入路。视神经交叉位于脑垂体上方，随着垂体肿瘤生长，其容易受到压迫，导致视力下降（图31.3）。与垂体两侧相邻的是海绵窦，包含颈内动脉和第Ⅲ及Ⅵ颅神经。垂体肿瘤可侵犯海绵窦。常采用 Knosp 分级对肿瘤累及的范围和部位进行分级。

31.2.2 病理生理学

美国最近发表的一份报告称，16.6% 的脑肿瘤发生在垂体区域。垂体瘤是最常见的腺瘤。在横断面流行病学研究中发现每 10 万人中有 78～94 人患有此病。最常见的亚型是泌乳素瘤，占 57%～66%，其次为无功能性垂体腺瘤（NFPA），占 15%～28%。NFPA 之所以被称为惰性腺瘤，是因为它们不会导致垂体激素的高分泌。因其是非功能性，故通常是偶然发现的，或是肿瘤大到足以引起局部肿块压迫的症

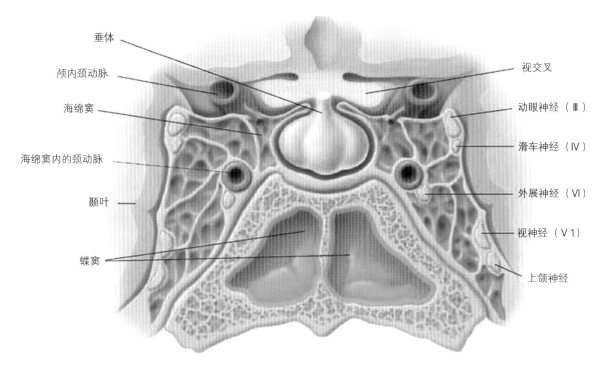

图 31.3　垂体解剖示意图，包括垂体上方的视交叉和下方的蝶骨及蝶窦示意图（参考"http://what-when-how.com/acp-medicine/pituitary-part-1/"）

状时才被发现。大量经治疗的 NFPA 显示，92% 为大腺瘤（> 10 mm），平均大小为 23 ~ 25 mm。由于诊断时间较晚，患者也往往比泌乳素瘤等其他垂体肿瘤者的年龄更大（平均年龄 65 岁）。

31.2.3　组织学

世界卫生组织（WHO）根据垂体转录因子和腺垂体激素的免疫组化检测确定其细胞来源，对垂体肿瘤进行分类，其中包括催乳素（PRL）、生长激素（GH）、促卵泡激素（FSH）、促黄体生成素（LH）、促甲状腺激素（TSH）和促肾上腺皮质激素（ACTH）。不含激素染色的极少 NFPA 被确定为裸细胞肿瘤（2%），而其他所有 NFPA 是"惰性的"，尽管没有激素高分泌，但也有激素染色。最常见的是促性腺激素（如 FSH、LH），约占 80%，其次是促肾上腺皮质激素（ACTH），占 15%，后者恶性程度更高，具有更强的侵袭性及复发风险。其余的激素很少见，偶尔会同时出现。另外，Ki-67 染色对评估增殖很重要，Ki-67 高表达与肿瘤复发相关。

31.3 临床实践

31.3.1 诊断

最常见的症状包括视觉障碍和 / 或头痛，其次是垂体功能减退（性欲低下、月经不调、乳漏和阳痿），眼肌麻痹和垂体麻痹则更为少见。对视力和 Goldman 视野进行规范的视力评估是必要的，因为视野缺损可达 75%，视力损失可达 55%，但患者可能没有相应的症状主诉。视力缺陷在 NFPA 中很常见，一方面是由于肿瘤的大小，另一方面是由于其优先往鞍上方向的生长模式，而不是像其他垂体肿瘤那样往鞍下方向生长。

内分泌学的基线（治疗干预前）检查也很重要，因为在 41% ~ 61% 的 NFPA 患者中发现垂体前叶功能缺陷。这包括了 7% ~ 20% 的垂体功能减退，以及最常见的促性腺激素或促甲状腺激素分泌不足。垂体柄的受压也可能导致泌乳素轻度升高，但这会在手术后降低。

31.3.2 治疗原则

有症状或持续增大的 NFPA 的一线治疗是经蝶窦手术，对微腺瘤和偶然发现的病变可先观察，因为通常只有 10% 的微腺瘤会生长。内科治疗通常用于功能性垂体腺瘤，特别是对多巴胺激动剂反应强烈的泌乳素瘤和一些对生长抑素类似物具有良好反应性的分泌生长激素的腺瘤。然而对于 NFPA，激素的过多分泌并不值得担心，也不建议进行药物治疗。放疗仅用于不能耐受手术的患者，但可以作为手术的辅助治疗，以达到减少肿瘤复发的目的。这可能对于侵袭性 NFPA 更具针对性，如那些肿瘤较大、有海绵窦侵犯或具有例如低表观弥散系数值 / 比的 MRI 影像特征的 NFPA。

如果出现切除不完全或术后复发，也可采用延迟二次治疗。对 NFPA 的回顾性研究报道了良好的切除率，约 20% 的患者有残留肿瘤，中位减瘤占 80%。对于那些累及鞍上体积较大的肿瘤，以及连续成像显示残留灶在术后早期即持续增大的肿瘤，通常需要进行二期手术或放射治疗。据报道，患者接受二次治疗率为 22% ~ 24%，其中包括放疗（13% ~ 16%）或再次手术（6% ~ 9%）。对比常规放射治疗，立体定向放射治疗可能是更好的治疗手段，因为可以获得等效的肿瘤生长控制效果，并且潜在的副作用发生率更低。

31.3.3 手术治疗及术后护理

经蝶窦手术可以使用显微镜或内镜进行，后者的临床应用越来越广泛。2017 年的一项对 23 项研究的荟萃分析总结显示，内镜手术在带来更高的肿瘤切除术率的同时，并没有增加并发症，这可能是由于内镜具有更好的外侧及顶部的视野。最近一项临床研究也表明，即使是经验尚浅的外科医师使用内镜进行 NFPA 手术，其肿瘤切除术率也与显微镜手术相类似，而且并发症更少，支持该项技术的进一步推广应用。

该患者采用经双侧鼻腔，在硬性 0° 内镜引导下经蝶窦（ETS）切除垂体腺瘤。术前 CT（图 31.4）

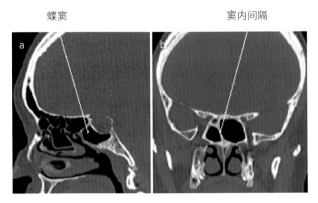

蝶窦　　　　　　窦内间隔

图 31.4　a. 术前 CT 示蝶窦含气腔。b. 术前 CT 示窦内间隔

可评估蝶窦含气腔情况，为海螺状（2%）、蝶鞍前（21%）、蝶鞍（55%）、蝶鞍后（22%）。对蝶窦间隔的评估也有助于制订手术计划。CT 可用于术中神经导航和解剖定位。

手术技术包括中鼻甲外移和鼻中隔后部（垂直板）的切除，以便得到清晰的蝶窦进路。必要时可取鼻中隔黏膜瓣修补。用高速钻头从前壁打开蝶窦。必要时蝶窦内的骨间隔也可用高速钻去除。需要注意的是不能用折断方法去除上述结构，因其常常连接于一侧或双侧颈动脉。接着用术中导航确认蝶鞍前壁及其周围解剖标志，再钻一个小口以进入垂体窝。打开硬脑膜后，用刮匙和微创手术刀将垂体肿瘤仔细清除，直到蛛网膜进入视野中。30°镜可用于检查和切除外侧隐窝和鞍上区域的肿瘤。缝合修复方法有很多种，但笔者更倾向于使用镶嵌式合成贴片（Lyoplant®）和纤维蛋白胶（DuraSeal®）。如有 CSF 漏，则用脂肪移植覆盖 ± 鼻中隔黏膜瓣修复，其他选择还包括阔筋膜移植。有报道称，使用钛网重建鞍底可能会降低术后脑脊液漏的发生率。蝶窦和鼻后间隙填充可吸收的填塞物，经后鼻腔吸除干净血液，最后将中鼻甲移回正常生理解剖位置。

术后并发症可分为：

- 视觉并发症：视野或视力恶化或未能改善，复视。
- 内分泌并发症：新发尿崩症（DI）或低钠血症，术前内分泌功能障碍未能改善或新发全垂体功能低下。
- 手术并发症：脑脊液漏，脑膜炎，血管并发症，长时间缺氧 / 嗅觉丧失。
- 其他并发症：任何手术都可能发生的情况（如深静脉血栓）。

NFPA 的 ETS 术后的视觉并发症非常罕见，在 300 例患者中只有 3% 出现视力永久恶化，通常与术后血肿有关。在术前有视觉功能缺陷的患者中，42% 完全恢复，45% 部分恢复。据报道，视野缺损（44% 恢复正常）比视力丧失（27% 恢复正常）改善的可能性更大，术后应对视野及视力进行常规检查。

关于术后内分泌功能障碍改善的报道差异很大，许多外科医师预计术前功能障碍的患者不会有改善。然而一些病例报告显示，在术后几个月到几年时间里，32%～55% 患者表现出一些功能的改善。高达 23% 术前内分泌功能正常的患者术后会出现新的功能障碍。最关键的是，术后早期必须继续使用氢化可的松，直到检验出皮质醇充分反应。我们常规做法是麻醉诱导时给予 100 mg，术后第 1 天给予 3 次，剂量为 20 mg、10 mg、10 mg，之后剂量减少到 10 mg、5 mg、5 mg。可在术后第 3 天检查清晨皮质醇水平，以确定是否需要继续给予皮质醇。每日尿量、尿渗透压和血清钠也必须监测，因为术后早期存在低钠血症（通常是由于抗利尿激素分泌不当综合征）或 DI 的风险。我们也建议在 1 周后复查血钠，因为低钠血症是手术后再次入院的最常见原因。常规的液体限制可以降低发生低钠血症的风险。

术中脑脊液漏是常见的（在 300 例接受 ETS 患者中有高达 35% 的发生率），但稳固的修复使得术后很少发生脑脊液漏（上述 300 例患者中只有 3%）。后者与脑膜炎的发生风险有关，如果不能及时及有效治疗可致命。

31.3.4　随访

术后进行 MRI 检查可评估肿瘤切除的情况，除非有特别的临床要求，否则应延迟 3~4 个月检查，以消除术后早期改变（血液/碎片/填塞）的干扰。本例中 NFPA 切除良好，视神经交叉完全减压（图 31.5），视力得到改善（图 31.6），术后内分泌功能正常，光学相干断层扫描有助于预测视力的恢复程度。该患者继续接受神经内分泌科 MDT 诊疗团队的随访，并每年定期进行影像学检查，以监视肿瘤是否复发。

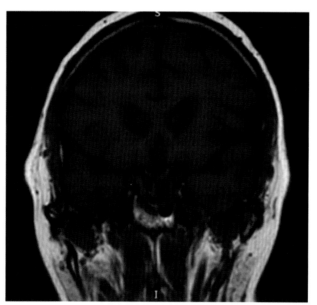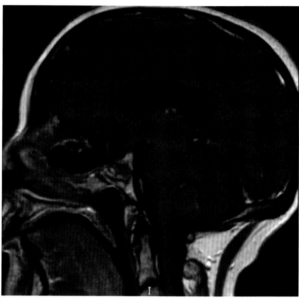

图 31.5　a、b. 术后 MRI

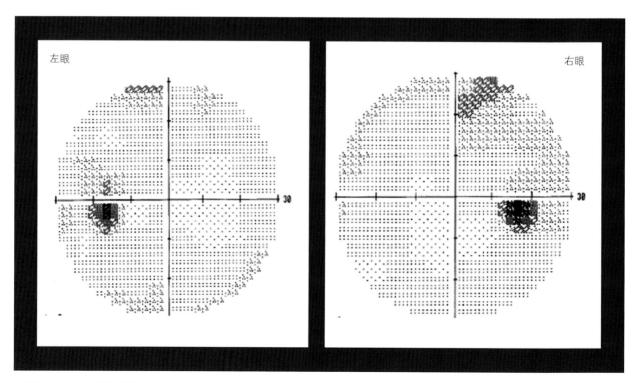

图 31.6　a、b. 术后视野

总结及作者观点：

（1）NFPA 通常晚期表现为大腺瘤（＞ 10mm），伴有视觉功能障碍，但患者可能并没有意识到，因此必须进行临床评估。

（2）许多 NFPA 患者常因激素分泌不足，尤其是促性腺激素（Gondaotropins，如 FSH、LH）和促甲状腺激素（Thyrotropin，TSH）分泌不足，而出现内分泌功能障碍。

（3）有症状 NFPA 的一线治疗是内镜经蝶入路手术切除。必须首先排除泌乳素瘤。

（4）术后早期应常规进行皮质醇水平的管理、评估体液平衡和血钠，以避免因内分泌功能紊乱引起的并发症。

参考文献

[1] Burke WT, Cote DJ, Iuliano SI, Zaidi HA, Laws ER. A practical method for prevention of readmission for symptomatic hyponatremia following transsphenoidal surgery. Pituitary. 2018;21(1):25–31. https:// doi.org/10.1007/s11102–017– 0843–5.

[2] Casanueva FF, Molitch ME, Schlechte JA, Abs R, Bonert V, Bronstein MD, et al. Guidelines of the Pituitary Society for the diagnosis and management of prolactinomas. Clin Endocrinol. 2006;65(2):265–273. https://doi.org/10.1111/j.1365–2265.2006.02562.x.

[3] Chen L, White WL, Spetzler RF, Xu B. A prospective study of nonfunctioning pituitary adenomas: presentation, management, and clinical outcome. J Neurooncol. 2011;102(1):129–138. https://doi. org/10.1007/s11060–010– 0302– x.

[4] Daly AF, Rixhon M, Adam C, Dempegioti A, Tichomirowa MA, Beckers A. High prevalence of pituitary adenomas: a cross-sectional study in the province of Liege, Belgium. J Clin Endocrinol Metab. 2006;91(12):4769–4775. https://doi.org/10.1210/jc.2006–1668.

[5] Fernandez A, Karavitaki N, Wass JA. Prevalence of pituitary adenomas: a community–based, cross–sectional study in Banbury (Oxfordshire, UK). Clin Endocrinol (Oxf). 2010;72(3):377–382. https://doi. org/10.1111/j.1365–2265.2009.03667. x.

[6] Gheorghiu ML, Fleseriu M. Stereotactic radiation therapy in pituitary adenomas, is it better than conventional radiation therapy? Acta Endocrinol (Buchar).2017;13(4):476–490. https://doi.org/10.4183/aeb.2017.476.

[7] Hamid O, El Fiky L, Hassan O, Kotb A, El Fiky S. Anatomic variations of the sphenoid sinus and their impact on trans–sphenoid pituitary surgery. Skull Base. 2008;18(1):9–15. https://doi. org/10.1055/s–2007– 992764.

[8] Harary M, DiRisio AC, Dawood HY, Kim J, Lamba N, Cho CH, et al. Endocrine function and gland volume after endoscopic transsphenoidal surgery for nonfunctional pituitary macroadenomas. J Neurosurg. 2018:1–10. https://doi.org/10.3171/2018. 5.JNS181054.

[9] Imran SA, Shankar J, Hebb ALO, Croul SE, Clarke DB. Radiological growth patterns of prolactinomasand nonfunctioning adenomas. Can J Neurol Sci/Journal Canadien des Sciences Neurologiques. 2017;44(5):508–513. https://doi.org/10.1017/cjn.2017.203.

[10] Jaffe CA. Clinically non–functioning pituitary adenoma. Pituitary. 2006;9(4):317–321. https://doi. org/10.1007/s11102–006– 0412– 9.

[11] Kawaguchi T, Ogawa Y, Tominaga T. Retinal nerve fiber layer thickness measurement for predicting visual outcome after transsphenoidal surgery: optic disc atrophy is not the deciding indicator. World Neurosurg. 2019;127:e427–435. https://doi. org/10.1016/j.wneu.2019.03.143.

[12] Knosp E, Steiner E, Kitz K, Matula C. Pituitary adenomas with invasion of the cavernous sinus space: a magnetic resonance imaging classification compared with surgical findings. Neurosurgery. 1993;33(4):610–7.; discussion 617–618. https://doi. org/10.1227/00006123–199310000– 00008.

[13] Ko C–C, Chen T–Y, Lim S–W, Kuo Y–T, Wu T–C, Chen J–H. Prediction of recurrence in solid nonfunctioning pituitary macroadenomas: additional benefits of diffusion–weighted MR imaging. J Neurosurg. 2019:1–9. https://doi.org/10.3171/2018.10. Jns181783.

[14] Li A, Liu W, Cao P, Zheng Y, Bu Z, Zhou T. Endoscopic versus microscopic transsphenoidal surgery in the treatment of pituitary adenoma: a systematic review and meta–analysis. World Neurosurg. 2017;101:236–246. https://doi.org/10.1016/j.

wneu.2017.01.022.

[15] Little AS, Kelly DF, White WL, Gardner PA, Fernandez–Miranda JC, Chicoine MR, et al. Results of a prospective multicenter controlled study comparing surgical outcomes of microscopic versus fully endoscopic transsphenoidal surgery for nonfunctioning pituitary adenomas: the Transsphenoidal Extent of Resection (TRANSSPHER) Study. J Neurosurg. 2019:1 – 11. https://doi.org/10.3171/2018.11. JNS181238.

[16] Magro E, Graillon T, Lassave J, Castinetti F, Boissonneau S, Tabouret E, et al. Complications related to the endoscopic endonasal transsphenoidal approach for nonfunctioning pituitary macroadenomas in 300 consecutive patients. World Neurosurg. 2016;89:442 – 453. https://doi.org/10.1016/j.wneu.2016.02.059.

[17] Manojlovic–Gacic E, Engstrom BE, Casar– Borota O. Histopathological classification of non–functioning pituitary neuroendocrine tumors. Pituitary. 2018;21(2):119 – 129. https://doi.org/10.1007/ s11102–017– 0855– 1.

[18] Mehta GU, Lonser RR. Management of hormone–secreting pituitary adenomas. Neuro–oncology. 2017;19(6):762 – 773. https://doi.org/10.1093/neuonc/ now130.

[19] Molitch ME. Diagnosis and treatment of pituitary adenomas. JAMA. 2017;317(5) https://doi.org/10.1001/ jama.2016.19699.

[20] Ostrom QT, Gittleman H, Farah P, Ondracek A, Chen Y, Wolinsky Y, et al. CBTRUS statistical report: Primary brain and central nervous system tumors diagnosed in the United States in 2006–2010. Neuro Oncol. 2013;15(Suppl 2):ii1 – 56. https://doi.org/10.1093/neuonc/not151.

[21] Ratnasingam J, Lenders N, Ong B, Boros S, Russell AW, Inder WJ, Ho KKY. Predictors for secondary therapy after surgical resection of nonfunctioning pituitary adenomas. Clin Endocrinol (Oxf). 2017;87(6):717 – 724. https://doi.org/10.1111/ cen.13402.

[22] Shaftel KA, Cole TS, Little AS. National trends in hospital readmission following transsphenoidal surgery for pituitary lesions. Pituitary. 2019; https://doi. org/10.1007/s11102–019– 01007– 0.

[23] Starke RM, Williams BJ, Jane JA Jr, Sheehan JP. Gamma Knife surgery for patients with nonfunctioning pituitary macroadenomas: predictors of tumor control, neurological deficits, and hypopituitarism. J Neurosurg. 2012;117(1):129 – 135. https://doi.org/10.3 171/2012.4.JNS112250.

[24] Yildirim AE, Sahinoglu M, Ekici I, Cagil E, Karaoglu D, Celik H, et al. Nonfunctioning pituitary adenomas are really clinically nonfunctioning? Clinical and endocrinological symptoms and outcomes with endoscopic endonasal treatment. World Neurosurg. 2016;85:185 – 192. https://doi.org/10.1016/j. wneu.2015.08.073.

（韦云钟）译,（韦嘉章）校

32 内镜下斜坡脊索瘤切除术

Daniel M. Fountain，Bilal Anwar, Samiul Muquit,
Gareth Roberts，Aprajay Golash，Sachin Mathur,
Samuel Gregson，John De Carpentier,
Vinay Varadarajan

32.1 病例展示

患者在 50 岁时出现非特异性头痛，随后出现复视。磁共振检查提示毗邻脑干处有一扩张性斜坡肿块（图 32.1）。后该患者被转诊并接受专家评估和治疗。在颅底多学科讨论（MDT）后，患者同意进行内镜切除术（图 32.2），组织学检查证实为斜坡脊索瘤。术后患者接受质子束放射治疗。

32.2 背景知识

脊索瘤是一种罕见的具有硬脑膜上皮 / 间充

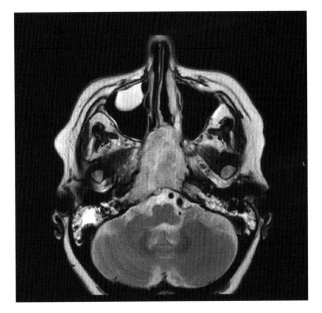

图 32.1 术前轴位 T2 MRI 扫描显示明显的扩张性斜坡肿块，与脊索瘤一致

D. M. Fountain・G. Roberts・A. Golash
Department of Neurosurgery, Lancashire Teaching Hospitals NHS Foundation Trust, Preston, UK
e-mail: gareth.roberts@lthtr.nhs.uk; aprajay.golash@lthtr.nhs.uk

B. Anwar・J. De Carpentier・V. Varadarajan (✉)
Department of Rhinology/Otolarynogology, Lancashire Teaching Hospitals NHS Foundation Trust, Preston, UK
e-mail: john.decarpentier2@lthtr.nhs.uk;
vinay.varadarajan@nhs.net

S. Muquit
South West Neurosurgery Centre, Derriford Hospital, Plymouth, UK
e-mail: s.muquit@nhs.net

S. Mathur・S. Gregson
Department of Neuroradiology, Lancashire Teaching Hospitals NHS Foundation Trust, Preston, UK
e-mail: sachin.mathur@lthtr.nhs.uk; samuel.gregson@lthtr.nhs.uk

© Springer Nature Switzerland AG 2021
M. Stavrakas, H. S Khalil (eds.), *Rhinology and Anterior Skull Base Surgery*,
https://doi.org/10.1007/978-3-030-66865-5_32

155

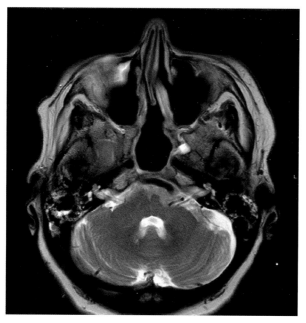

图 32.2 内镜切除后的 MRI 轴位扫描。患者继续接受质子束放射治疗

- 上：后床突和鞍背至鞍底。
- 中：鞍底至蝶窦底水平。
- 下：蝶窦底水平至枕骨大孔。

质分化特性的脊索源性肿瘤，通常起源于沿颅脊轴的骨内。其呈惰性生长，但仍具有局部侵袭性并且可向远处转移。由于其易复发的特点，故其治疗仍极具挑战性，最佳治疗方法仍存在争议。1/3 的脊索瘤起源于颅底斜坡以及其他区域，包括骶骨（50%），很少起源于颈椎（3% ~ 7%）。脊索瘤的发病率为 0.08/100 000，男性占大多数。任何年龄段均可患病，但主要集中于 40 ~ 60 岁的年龄段。

32.2.1 解剖学

斜坡是由枕骨腹侧部分组成的倾斜中线表面，将鼻咽与后颅窝分开。位于颅底中心、枕骨大孔前方、鞍背后方。Rhoton 从前到后将斜坡分为 3 个部分：

与斜坡相关的病变发生在脑桥、基底动脉和第 III ~ XII 对颅神经等关键结构附近。这样的位置使脊索瘤的治疗面临巨大的挑战，现有的手术和放射治疗方法存在对周围重要神经血管结构造成损害的巨大风险。

32.2.2 病理生理学

脊索瘤起源于脊索，脊索经胚胎分化形成脊柱和颅底。基于脊索瘤形成和胚胎脊索之间的这种关系，此类肿瘤可以发生在轴向骨骼的任何部位。脊索瘤最常见于骶骨、斜坡和颈椎。斜坡脊索瘤是其中一种重要的亚型，由于其所处的位置，其手术具有独特的挑战性。

32.2.3 组织学

脊索瘤具有与胎儿脊索组织相似的特征性外观，成纤维细胞样的细胞包裹上皮样肿瘤细胞。组织学诊断通常结合显微镜和免疫组化进行。根据目前世界卫生组织（WHO）的分类，脊索瘤可以分为如下类型：

- 经典型 / 传统型——最常见的，为嗜酸性和透明空泡细胞构成的细胞岛及细胞索，这些细胞位于嗜碱性黏液中。
- 软骨样脊索瘤——预后好，存在软骨样分化的细胞。

- 去分化型——罕见且预后不良，间充质成分含量突出，具有恶性和间充质成分。
- 肉瘤样型——通常与脊索瘤相关的肉瘤样上皮样细胞被梭形细胞取代有关。

脊索瘤中 brachyury 转录因子表达的鉴定证实了脊索瘤的诊断，从而促进了 brachyury 免疫组织化学在临床实践中的发展。然而，值得注意的是，在去分化脊索瘤中并未发现 brachyury 转录因子的表达。

32.3 临床实践

32.3.1 诊断

考虑到脊索瘤通常呈惰性生长，当患者最终出现外展神经麻痹伴复视等神经症状时，通常会告知长期的非特异性非局限性症状病史。斜坡脊索瘤的影像学特征包括 MRI T1 加权的等信号形态、T2 加权的钆高增强信号。除了典型的边界清楚的肿瘤外，周围还可能有溶骨性侵蚀。

32.3.2 药物治疗

目前，在脊索瘤的治疗中尚无许可的药物治疗。一项针对脊索瘤分子靶向治疗的系统综述包括了 PDGFR 抑制剂、EGFR 抑制剂、VEGFR 抑制剂和 mTOR 抑制剂使用情况在内的 33 项研究。调查伊马替尼作用的研究占多数，主要来自病例报告、病例系列和 I ~ II 期研究，结果参差不齐。其他治疗方式包括短效疫苗，但目前正在等待 II 期研究结果。最近，基于鉴定缺陷同源重组 DNA 修复基因为脊索瘤的驱动因素，PARP 抑制剂奥拉帕利被应用于一名不能进行手术的骶尾部脊索瘤患者。

32.3.3 手术适应证

治疗以初次手术和辅助放射治疗为基础。对于斜坡脊索瘤的患者，有必要进行多学科诊疗计划，最好是在专攻颅底的科室进行。在进行手术切除之前，必须充分考虑所有的治疗方式。特别是有计划扩大的鼻内入路时，如果瘤周骨受累延伸至枕髁，则必须考虑颅颈的稳定性。

32.3.4 手术治疗和术后护理

关于内镜颅底手术的国际共识包括斜坡脊索瘤的治疗。在多学科背景下，建议在有足够经验的医疗中心采用内镜方法治疗中线斜坡肿瘤。对于某些累及侧斜坡和下斜坡的病例，可以与开放式入路结合使用（图 32.3 ~ 图 32.6）。内镜入路出现显著神经血管并发症的可能性不大，但没有与开放式方法进行直接比较。

通常使用基于术前 CT 和 MRI 扫描的图像进行术中导航。在一些医疗中心，如果可行，术中 MRI 扫描可用于实时评估肿瘤切除情况。手术分为 3 个重要阶段：肿瘤暴露、肿瘤切除和颅底重建。在

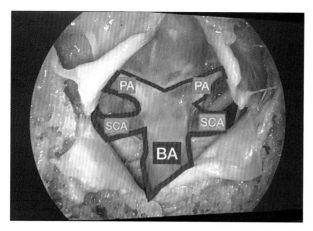

图 32.3 尸头解剖经斜坡入路，显露基底动脉及分支。
PA– 大脑后动脉，SCA– 小脑上动脉，BA– 基底动脉

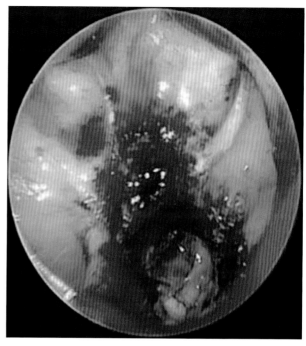

图 32.4 脊索瘤肿块的初始鼻内镜视图。注意双侧蝶窦
切除术及充足的蝶骨嘴切除术和后鼻中隔切除术

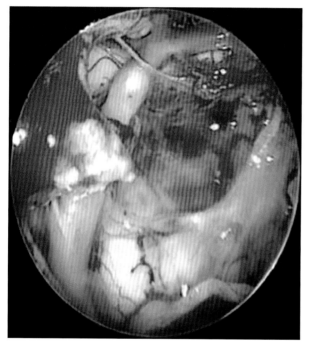

图 32.5 术中脊索瘤切除显示基底动脉第一视图

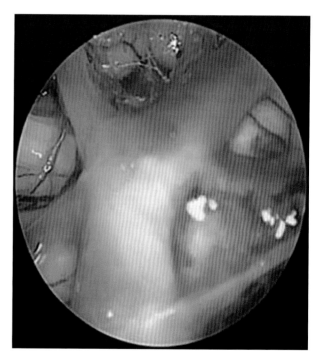

图 32.6 基底动脉及终末支术中视图

进行颅底重建时，必须认识到这是一个高流量脑脊液漏的部位，建议多层封闭。许多移植材料可用于实现多层封闭这一目标，但最关键的因素是手术技术。移植物选项包括自体移植物（如腹部脂肪、阔筋膜张肌），同种异体移植物（如 Alloderm®），异种移植物（如 Biodesign®），以及许多商业产品（如Duragen®）。使用带血管蒂黏膜瓣如鼻中隔黏膜瓣等，可显著降低术后脑脊液漏的发生率。必须进行细致的修复，我们建议在修复后进行 Valsava 动作，以确认任何可在术中解决的残留泄漏问题。术者倾向于尽可能利用脂肪、阔筋膜和鼻中隔黏膜瓣进行多层重建。

内镜图像：尸体解剖和术中视图。

Al Mefty 和 Borba 在 1997 年对脊索瘤的外科分类包括：

* 1 型——肿瘤局限于一个腔室。
* 2 型——肿瘤涉及两个或多个连续区域，但只需要一次手术。
* 3 型——肿瘤延伸到多个区域，需进行多次手术。

术中 MRI 可能有助于手术切除。Metwali 等（2019）研究表明，MRI 有助于术中对脊索瘤体积、位置和切除程度进行评估。未来的外科进步可能包括进一步的微创技术。Henry 等（2019）描述了经腭 - 经口机器人手术，但这绝不是常见 / 标准的治疗方式。

32.3.5　随访

由于肿瘤的位置和脊索瘤的性质，尽管进行了全手术切除，肿瘤复发率仍然很高。因此，术后放疗有利于得到长期肿瘤控制的效果。与单纯放疗相比，联合手术治疗是有益的，因为它可使邻近结构得以减压，减少对正常组织的放疗剂量，从而降低并发症的发生率。因此，全球共识是，如果肉眼可见的肿瘤边缘 < 1 mm，则应考虑对所有斜坡脊索瘤进行放射治疗。放射治疗可以以调强放射治疗（IMRT）的形式进行，但最好是采用质子束放射治疗，因其可提供更紧密的剂量传递。

总结及作者观点：
(1) 斜坡脊索瘤是一种罕见的肿瘤，尽管其生长缓慢，但由于局部骨侵袭和位于关键神经血管结构附近，使得治疗极具挑战性。
(2) 目前没有许可的斜坡脊索瘤治疗的药物，主要治疗方法为手术切除。
(3) 内镜鼻腔入路由于能够避免大脑回缩，同时可近距离观察以实现肿瘤的良好可视化，而备受青睐。
(4) 术后可考虑对患者进行辅助放疗或质子束治疗，如果肿瘤完全切除，则预后良好。

参考文献

[1] Anagiotos A, Preuss SF, Drebber U, Jumah MD. Multiple craniocervical chordomas presenting as a parapharyngeal mass. Head

Neck. 2013;35:E325‐327.

[2] McMaster ML, Goldstein AM, Bromley CM, Ishibe N, Parry DM. Chordoma: incidence and survival patterns in the United States, 1973–1995. Cancer Causes Control. 2001;12:1‐11.

[3] Campbell RG, Prevedello DM, Filho LD, Otto BA, Carrau RL. Contemporary management of clival chordomas. Curr Opin Otolaryngol Head Neck Surg. 2015;23:153‐161.

[4] Rhoton AL. The Cerebellar Arteries. Neurosurgery. 2000;47:S29‐68.

[5] Sommer J. Building a global consensus approach to chordoma: a position paper from the medical and patient community. Lancet Oncol. 2015;16:e71‐83.

[6] Fletcher CDM, World Health Organization, International Agency for Research on Cancer. WHO classification of tumours of soft tissue and bone: IARC Press; 2013.

[7] Vujovic S, Henderson S, Presneau N, Odell E, Jacques T, Tirabosco R, Boshoff C, Flanagan A. Brachyury, a crucial regulator of notochordal development, is a novel biomarker for chordomas. J Pathol. 2006;209:157‐165.

[8] Wang EW, Gardner PA, Zanation AM. International consensus statement on endoscopic skull‐base surgery: executive summary. Int Forum Allergy Rhinol. 2019;9:S127‐144.

[9] Metwali H, Samii A, Gerganov V, Giordano M, Fahlbusch R, Samii M. The significance of intraoperative magnetic resonance imaging in resection of skull base chordomas. World Neurosurg. 2019;128:e185‐194.

[10] Mendenhall WM, Mendenhall CM, Lewis SB, Villaret DB, Price Mendenhall N. Skull base chordoma. Head Neck. 2005;27:159‐165.

[11] Meng T, Jin J, Jiang C, Huang R, Yin H, Song D, Cheng L. Molecular targeted therapy in the treatment of chordoma: a systematic review. Front Oncol. 2019;9:30.

[12] QUILT‐3.011 Phase 2 Yeast‐Brachyury Vaccine Chordoma‐Full Text View‐ClinicalTrials.gov. https://clinicaltrials.gov/ct2/show/NCT02383498. Accessed 5 Feb 2020.

[13] Gröschel S. Defective homologous recombination DNA repair as therapeutic target in advanced chordoma. https://doi.org/10.1038/s41467‐019‐09633‐9.

[14] Cappabianca P, Cavallo LM, De Divitiis O, Esposito F. Midline skull base surgery.

[15] Al‐Mefty O, Borba LAB. Skull base chordomas: a management challenge. J Neurosurg. 1997;86:182‐189.

[16] Henry LE, Haugen TW, Rassekh CH, Adappa ND, Weinstein GS, O'Malley BW. A novel transpalatal‐transoral robotic surgery approach to clival chordomas extending into the nasopharynx. Head Neck. 2019;41:hed.25747.

（黄文林）译，（张少杰）校

33 颅底软骨肉瘤

Hisham S. Khalil，Mihiar Atfeh

33.1 病例展示

患者女性，57 岁，主要表现为左侧面部疼痛、深部头痛和左侧耳鸣数月。就诊于耳鼻喉科门诊，初步诊断不明确。需对其头部进行 MRI 扫描，结果显示斜坡上有一个巨大的破坏性肿块。进一步的颅底 CT 和内镜活检证实该病变为 Ⅱ 级软骨肉瘤。采用内镜切除和术后质子束治疗。患者在完成治疗 7 年后仍保持无病存活。

33.2 背景知识

软骨肉瘤（CS）是起源于软骨内组织的骨肿瘤，约占颅底肿瘤的 6%。常见部位包括颞枕交界处、鞍旁、蝶筛窦复合体和斜坡。该病通常进展缓慢且无症状，从而导致诊断的延误。

诊断易延误、广泛的局部生长、肿瘤关键位置以及邻近关键结构等特点，无不揭示着其需要复杂的临床管理和多学科方法去治疗。

文献中描述了广泛的治疗策略。

最大安全范围的手术切除及神经血管减压后再进行质子束治疗（PT）被认为是治疗的"金标准"。彻底的手术切除通常会受到显微镜下残留病灶和 / 或可能接近重要结构的影响。

H. S Khalil (✉)
Peninsula Medical School, University of Plymouth, Plymouth, UK

Consultant ENT Surgeon, University Hospitals
Plymouth NHS Trust, Plymouth, UK
e-mail: Hisham.khalil@plymouth.ac.uk

M. Atfeh
ENT Department, University Hospitals Plymouth NHS Trust, Plymouth, UK

Honorary University Fellow, Peninsula Medical School, University of Plymouth, Plymouth, UK
e-mail: Mihiar.atfeh@nhs.net

© Springer Nature Switzerland AG 2021
M. Stavrakas, H. S Khalil (eds.), *Rhinology and Anterior Skull Base Surgery*,
https://doi.org/10.1007/978-3-030-66865-5_33

在颅底软骨肉瘤的治疗中，质子束治疗已成为外科手术的标准辅助手段，因为质子束治疗能够向靶组织提供更高的辐射剂量，同时保留相邻的正常组织，从而避免毒性增加。由于其在目标中能量沉积后的最小出口剂量极其锐利的边缘特性，其可改善相邻结构的保存。质子束治疗的生物有效剂量略大。

33.3 临床实践

33.3.1 病史

患者逐渐出现深部头痛，严重程度逐渐增加，常规镇痛无效。面部疼痛为压迫性疼痛，多位于左侧。无鼻涕、鼻塞、异味、鼻出血史。没有视觉症状。患者还有间歇性左耳鸣，但无听力损失或平衡问题。既往体健无重大疾病史，曾是个吸烟者。

33.3.2 查体

患者看起来状态良好。纤维鼻内镜检查提示正常。颅神经完好无损，无眼眶征象。耳部、咽喉及颈部检查无特殊。纯音测听显示轻度对称性老年性聋。

33.3.3 检查

初步的头部 MRI 检查提示颅底明显异常，随后进行 CT 血管造影。两次扫描（图 33.1 ~ 图 33.4）均显示左侧岩尖肿块穿过岩枕裂延伸至斜坡，导致了骨质侵蚀。肿块包裹并使得颈内动脉移位，但无压迫。

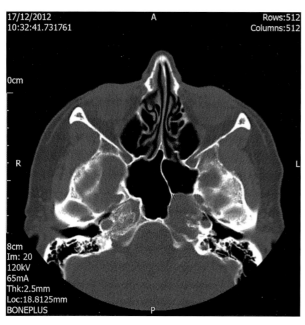

图 33.1 轴位 CT 对比显示左侧岩尖破坏性病变

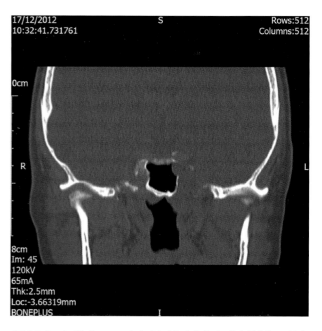

图 33.2 冠状位 CT 显示破坏性肿物侵犯左侧蝶窦，并突破窦间隔进入右侧蝶窦

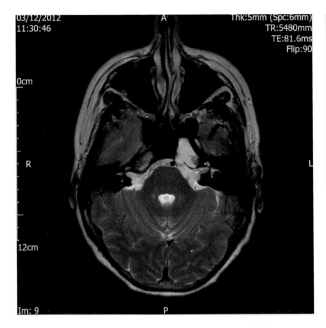
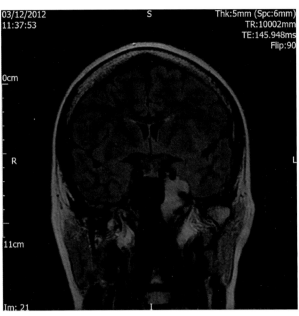

图 33.3 轴位 MRI 扫描显示左侧岩尖及左侧蝶窦可见强化病灶，与左侧前庭 – 耳蜗神经分开

图 33.4 冠状位 T1 加权 MRI 扫描显示左侧蝶窦病变包裹左侧颈内动脉

CT 图像引导下进行了经鼻内镜活检。通过右侧蝶窦和窦间隔进行活检以避开左侧颈内动脉（图 33.5）。组织病理学显示为 Trojani Ⅱ 级软骨肉瘤。

33.3.4 治疗

在 MDT 讨论后，进行内镜下肿瘤切除术，并将患者转诊以进行残留肿瘤的质子束治疗。患者在美国进行了 41 次质子束治疗，每周 5 次，每次 45 min。短期副作用包括乏力、皮肤灼伤和鼻窦炎。长期的副作用包括脱发、鼻后滴漏、结痂和面部疼痛。患者在治疗后每年继续进行监测性 MRI 扫描。在治疗 7 年后仍保持无病存活（图 33.6）。

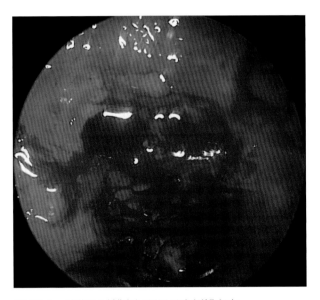

图 33.5 肿物通过蝶窦间隔累及右侧蝶窦内

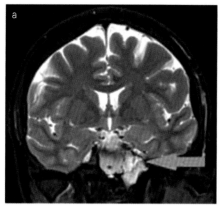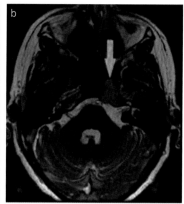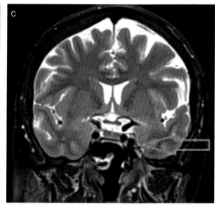

图 33.6　a ~ c. 治疗前 MRI 扫描（实心蓝色箭头）和治疗后 MRI 扫描（空心蓝色箭头）

总结及作者观点：

（1）颅底软骨肉瘤的临床表现各不相同。出现的症状可能具有误导性和非特异性，如果要做出早期诊断，需要临床医师以较低的怀疑指数进行诊断。

（2）诊断和治疗计划的制订需要进行全面评估、影像评估并采用多学科讨论的方法。

（3）安全的手术切除后进行质子束治疗是治疗的"金标准"。

参考文献

[1] Awad M, Gogos AJ, Kaye AH. Skull base chondrosarcoma.J Clin Neurosci. 2016;24:1 – 5.

[2] Simon F, Feuvret L, Bresson D, Guichard J–P, El Zein S, Bernat A–L, et al. Surgery and protontherapy in grade I and II skull base chondrosarcoma: a comparative retrospective study. PLoS One. 2018;13(12):e0208786. https://doi.org/10.1371/journal.pone.0208786.

（黄文林）译，（张少杰）校

34 前颅底脑膜瘤

Jason Yuen，Arif Janjua，Peter Gooderham，
Vinay Varadarajan，Samiul Muquit

34.1 病例展示

患者女性，62 岁，多发性颅内脑膜瘤病史 4 年。曾多次接受开放性脑膜瘤切除手术（外侧蝶骨翼和前镰脑膜瘤）。术后连续 MRI 扫描随访结果显示，蝶骨平台病变迅速增大（图 34.1、图 34.2）。

由于病变迅速增大，患者同意行经内镜鼻入路脑膜瘤切除手术。

34.2 背景知识

34.2.1 解剖

脑膜瘤最常见于大脑凸面（19% ~ 34%）和矢状窦旁（18% ~ 25%），其次是蝶骨翼和中颅窝（18% ~ 25%）、前颅底（10%）、后颅窝（9% ~ 15%）、小脑（5%）和斜坡（1%）。

最常见的前颅底中线脑膜瘤附着部位是鞍结节（3.6%），其次是嗅沟（3.1%）。它们的大部分血供往往来自颅底。图 34.3 展示了手术入路。

由于颅底脑膜瘤与重要的神经血管结构关系密切，且相对难以接近，因此治疗起来很有挑战性。额

J. Yuen
South West Neurosurgery Unit, Derriford Hospital, Plymouth, UK

A. Janjua · P. Gooderham
Endoscopic Skull Base Surgical Unit, Vancouver General Hospital, University of British Columbia, Vancouver, Canada
e-mail: arif.janjua@ubc.ca; peter.gooderham@vch.ca

V. Varadarajan
Rhinology and Endoscopic Skull Base Surgical Unit, Lancashire Teaching Hospitals/Preston Skull Base Group, Preston, UK
e-mail: vinay.varadarajan@nhs.net

S. Muquit (⊠)
South West Neurosurgery Centre, Derriford Hospital, Plymouth, UK
e-mail: s.muquit@nhs.net

© Springer Nature Switzerland AG 2021
M. Stavrakas, H. S Khalil (eds.), *Rhinology and Anterior Skull Base Surgery*,
https://doi.org/10.1007/978-3-030-66865-5_34

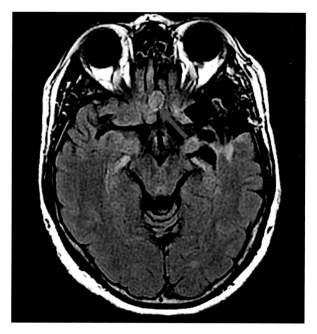

图 34.1 MRI 轴位 T1 扫描显示病变邻近额叶

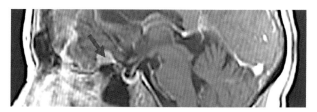

图 34.2 MRI 扫描（T1 序列）矢状位增强图像，红色箭头表示病变

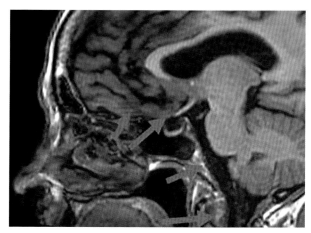

图 34.3 内镜扩大经鼻入路（箭头）。从左到右：跨筛窦；跨平台；跨斜坡；经齿状突

叶和视觉器官等结构是很脆弱的。

鞍结节病变可使视神经和视交叉移位，移位方向取决于视交叉位于视交叉沟之前（固定前交叉，上移位）还是视交叉沟之后（固定后交叉，后移位和侧移位）。

因此，在评估和诊断期间，详细的神经丘脑检查以及术前影像学检查至关重要。

34.2.2 病理生理学

尽管骨内和脑室内的变异是已知的，但脑膜瘤被认为起源于蛛网膜帽状细胞。危险因素包括女性性别、高龄、离子辐射暴露史、遗传易感性（如 II 型神经纤维瘤病），以及可能的头部受伤史。

34.2.3 组织学

根据最近的一份研究报道，脑膜瘤是美国最常见的原发性中枢神经系统（CNS）肿瘤（37%），年发病率为 8.33/100 000。它们大多是良性肿瘤（世界卫生组织，WHO I 级；95%），但也有高级别的变体（WHO II 级和 WHO III 级）。与非颅底脑膜瘤相比，颅底脑膜瘤不太可能具有 WHO II 级和 WHO III 级组织学。

34.3 临床实践

34.3.1 诊断

前颅底脑膜瘤患者可出现头痛、视力丧失（由视觉器官受压引起）、眼肌麻痹、精神状态改变、内分泌功能障碍（由垂体或垂体柄受损引起）、癫痫、嗅觉缺失、鼻窦炎或作为偶然发现的影像学表现。与非颅底脑膜瘤相比，累及颅底的脑膜瘤更容易使患者出现神经功能缺损，但癫痫发作的频率较低。偶尔也可出现 Foster-Kenndy 综合征，包括单侧视神经萎缩、单侧嗅觉缺失和对侧视盘水肿。治疗前的神经视力学和内分泌学评估至关重要。

CT 扫描通常显示等密度病变，该病变随对比度均匀增强，有/无钙化区域（高密度）。脑膜瘤在 T1 MRI 扫描上呈等信号，钆使其均匀增强。可以看到"脑膜尾征"，瘤周的硬脑膜明显强化。仔细研究重要的神经血管结构（如视神经、大脑前动脉和颈内动脉）与肿瘤包膜的关系非常重要，使用磁共振血管造影技术可能会更方便分辨。

34.3.2 非手术治疗

非手术治疗可能包括在有明显的占位效应的情况下采用短期类固醇激素治疗、使用抗癫痫药物（预防性或继发性），以及对症治疗，如应用止吐药物来止吐。对于不适合进行手术的患者、稳定或生长缓慢的病变患者以及高度钙化的脑膜瘤患者，可以考虑进行连续影像学检查监测肿瘤的大小。

立体定向放射外科（SRS），使用基于直线加速器的系统或伽马刀，被认为是外科切除中小型良性脑膜瘤的有效替代方法，也是减少次全切除后肿瘤进展风险的辅助方法。颅神经损伤的发生率普遍较低，尤其是在病变较小和治疗前无颅神经缺损的患者中。癫痫发作概率为 1%~2%。然而，也有关于肿瘤长期进展的病例报道。在对嗅觉和味觉的保护很重要的情况下，如对于那些有特殊职业的人，SRS 可能更可取。肿瘤控制率（体积减小和保持不变）为 84%~93%。一项研究表明，体积< 14 cm³ 的肿瘤更有可能得到有效控制。

34.3.3 手术适应证

手术适应证为：① 连续影像学检查显示进行性增大。② 占位效应引起的症状。③ 视力下降。

34.3.4 手术治疗和术后护理

脑膜瘤的复发率与肿瘤的切除程度、硬脑膜附着，以及受累的病理颅骨直接相关。骨质增生是一种有争议的放射学现象，一些研究表明，组织学上颅底肿瘤骨质增生与肿瘤侵袭相关，范围为 23%~100%，这种侵袭与较高的复发率相关。然而，这种侵袭并不代表恶性，因为大多数颅底脑膜瘤都是良性的，有人认为骨质增生的成分表现为一种缓慢生长的肿瘤。

术前栓塞有时被用作高度血管化肿瘤的辅助手段，以限制手术失血，缩短手术时间，并辅助术中切除。根据系统回顾，与肿瘤栓塞直接相关的并发症发生率为 4.6%，这包括感染、偏瘫、面瘫、弥散性血管内凝血、青光眼、肿瘤肿胀、暂时性抗利尿激素分泌异常综合征（SIADH）、吞咽困难和颅神经缺损，其中 14% 是严重的或致命的并发症。

前颅底脑膜瘤的切除通常有两种途径：经颅和内镜下经鼻入路。文献报道，经颅开放入路治疗嗅沟、鞍结节、蝶骨平台脑膜瘤的全切除率较高，术后脑脊液漏的发生率较低。然而，在某些情况下，通过谨慎的患者选择和良好的多层闭合技术，内镜下经鼻入路可能是合适的，而不会出现与开颅手术相关的并发症。

鞍结节脑膜瘤（TSM）经鼻入路的视力改善可能高于经颅入路，但对于嗅觉沟脑膜瘤（OGM），则不明显，尽管系统综述的作者认为研究的异质性可能是一个因素。两种类型的脑膜瘤患者脑脊液鼻漏率也较高（OGM 分别为 25.1%、10.5%，TSM 分别为 19.3%、5.81%）。重要的是，要认识到不同医疗中心的脑脊液鼻漏率可能有所不同，也取决于所采用的技术。经鼻和经颅入路患者的死亡率无显著差异。

一些人可能建议，内镜经鼻入路可能更适合于主要位于中线的较小病变，而不包绕关键的神经血管结构。然而，这同样取决于医疗中心，以及他们在进行鼻内镜手术方面的经验和技能。

34.3.5 经颅入路

有几种经颅手术入路，如经基底入路和眶颧入路。使用哪种方法的影响因素包括肿瘤大小和神经血管结构的接近程度。重要的是，这些方法通过最大限度地去除相关的骨骼解剖结构来减少大脑回缩。

内镜可用于以"内镜辅助"开放手术的形式改善开放经颅入路的可视化效果。

34.3.6 经鼻入路

经鼻入路避免了对重要神经血管的过度操作和通常经颅入路的大脑回缩情况。它在美容方面更具吸引力，患者认为它比经颅入路侵入性更小。系列病例表明，单纯内镜下经鼻入路可以治疗各种脑膜瘤，其发病率和死亡率可以接受，视力改善的可能性也提高。从鼻内镜入路，掌握良好的神经血管解剖是必不可少的，通常需要在多专业的"内镜颅底手术团队"中积累经验。

手术入路根据病变范围和部位而定。手术分为 3 个阶段：肿瘤暴露（图 34.4）、肿瘤切除（图 34.5、图 34.6）和颅底重建（图 34.7～图 34.9）。传统上，这是由一名鼻科医师和一名神经外科医师共同完成的，采用的是"双人四手"技

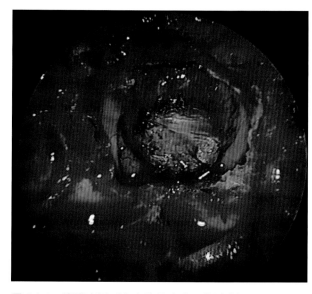

图 34.4 脑膜瘤经平台入路的术中图像清晰可见

术。脑膜瘤切除的原则包括在早期肿瘤血供的阻断（包括筛前动脉和筛后动脉），集中切除肿瘤，以及随后使用精细的解剖策略将所有的肿瘤从周围结构中分离。此外，术中使用角度镜有助于解剖肿瘤，以及确保肿瘤切缘阴性。结果大体上基于病例的选择和医疗中心的经验，而皮质袖带和脑水肿等影像学表现则不太重要。

肿瘤切除后，颅底以多层方式修复，以减少脑脊液漏的风险。实现这一目标所用的材料远不如外科技术重要，外科技术必须精益求精，无懈可击。移植物选择包括自体移植物（如腹部脂肪、阔筋膜），同种异体移植物（如 Alloderm®）、异种移植物（如 Biodesign®），以及许多商业产品（如 Duragen®）。最

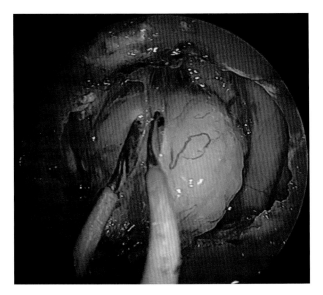

图 34.5　切除过程中使用双极止血

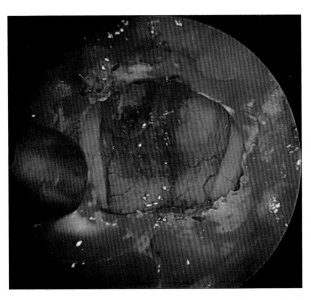

图 34.6　脑膜瘤切除后额叶的内镜视图，注意两侧嗅神经清晰可见

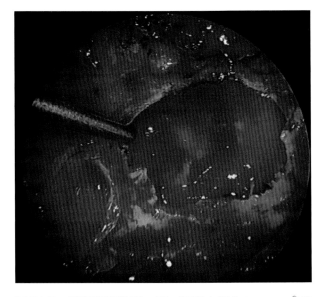

图 34.7　颅底重建的第一层，硬膜内植入 Duragen® 修补材料

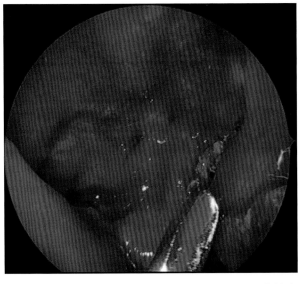

图 34.8　将鼻中隔瓣放置在硬膜内镶嵌和硬膜外嵌 Duragen® 移植物上

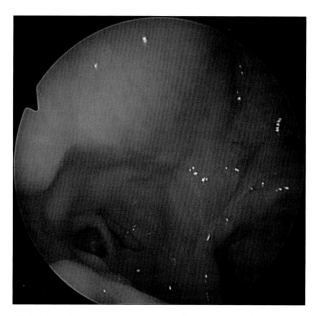

图 34.9 术后 3 个月的视图。鼻中隔黏膜瓣愈合，颅底修复（注：温哥华总医院 Arif Janjua 医师和 Peter Goodherham 医师提供的术中照片）

好在术中进行 Valsalva 动作检查重建后的脑脊液漏和颅底完整性。

一般来说，可以使用硅胶片，以及可吸收和非可吸收鼻腔填塞物的组合来保护和支撑重建。虽然不是必要的，但一些学者主张在愈合的早期阶段使用鼻内球囊导管（提供反压），并使用腰椎引流管来降低术后脑脊液漏的风险。

带血管蒂皮瓣（如鼻中隔黏膜瓣）的使用彻底改变颅底重建，并在颅底重建中常规使用（如可能）。重要的是，黏膜瓣所覆盖的任何骨质都要完全去黏膜化，以减少脑脊液漏，以及将来形成黏液囊肿的可能性。在这种特殊情况下，颅底重建是利用硬膜内 Duragen® 嵌体移植、硬膜外 Duragen® 嵌体移植和鼻中隔黏膜瓣完成的。使用 Tisseel® 手术胶固定边缘，并使用 Slistastic 支架和 Merocel® 鼻腔填塞物加固。

34.3.7 随访

术后，患者使用预防性抗生素治疗，并定期监测体液平衡和电解质。此外，必须定期评估患者是否有感染和脑脊液漏的迹象。术后影像学扫描以评估切除的程度，鼻填塞物通常在术后第 3～5 天取出。对于难以切除的残余肿瘤，或在诊断为高级别组织学病理类型的情况下，可在颅底多学科团队讨论后考虑放射治疗。

总结及作者观点：

（1）前颅底脑膜瘤可能出现颅神经功能障碍、精神状态改变，或在影像学检查时偶然发现。

（2）治疗方法通常包括连续影像学监测、放射治疗、手术。

（3）手术治疗可分为内镜经鼻入路、内镜辅助开放入路和单纯的经颅入路。

（4）内镜下经鼻入路在选择合适的病例中安全且有效。

参考文献

[1] Asthagiri AR, Lonser RR. Surgical management of parasagittal and convexity meningiomas. In: Ae Q–H, editor. Schmidek and sweet: operative neurosurgical techniques 2–volume set: indications, methods and results. Philadelphia: Saunders; 2012.

[2] Abbassy M, Woodard TD, Sindwani R, Recinos PF. An overview of anterior Skull base meningiomas and the endoscopic Endonasal approach. Otolaryngol Clin N Am. 2016;49(1):141－152. https:// doi.org/10.1016/j.otc.2015.08.002.

[3] Gardner PA, Kassam AB, Thomas A, Snyderman CH, Carrau RL, Mintz AH, et al. Endoscopic endonasal resection of anterior cranial base meningiomas. Neurosurgery. 2008;63(1):36 – 52.; discussion–4. https://doi.org/10.1227/01. NEU.0000335069.30319.1E.

[4] Schroeder HW, Hickmann AK, Baldauf J. Endoscope–assisted microsurgical resection of skull base meningiomas. Neurosurg Rev. 2011;34(4):441 – 455. https:// doi.org/10.1007/s10143–011– 0322– 9.

[5] Padhye V, Naidoo Y, Alexander H, Floreani S, Robinson S, Santoreneos S, et al. Endoscopic endonasal resection of anterior skull base meningiomas. Otolaryngol Head Neck Surg. 2012;147(3):575 – 582. https://doi.org/10.1177/0194599812446565.

[6] Buetow MP, Buetow PC, Smirniotopoulos JG. Typical, atypical, and misleading features in meningioma. Radiographics. 1991;11(6):1087 – 1106. https://doi.org/10.1148/radiographics.11.6.1749851.

[7] Ostrom QT, Gittleman H, Truitt G, Boscia A, Kruchko C, Barnholtz–Sloan JS. CBTRUS statistical report: primary brain and other central nervous system tumors diagnosed in the United States in 2011 – 2015. Neuro Oncol. 2018;20(Suppl_4):iv1 – iv86. https:// doi.org/10.1093/neuonc/noy131.

[8] Louis DN, Perry A, Reifenberger G, von Deimling A, Figarella–Branger D, Cavenee WK, et al. The 2016 World Health Organization classification of tumors of the central nervous system: a summary. Acta Neuropathol. 2016;131(6):803 – 820. https:// doi.org/10.1007/s00401–016–1545–1.

[9] Meling TR, Da Broi M, Scheie D, Helseth E. Meningiomas: skull base versus non–skull base. Neurosurg Rev. 2019;42(1):163 – 173. https://doi. org/10.1007/s10143–018– 0976– 7.

[10] Jarus GD, Feldon SE. Clinical and computed tomographic findings in the Foster Kennedy syndrome. Am J Ophthalmol. 1982;93(3):317 – 322. https://doi. org/10.1016/0002–9394(82)90532–3.

[11] Kirsch M, Krex D, Schackert G. Surgical managementof midline anterior skull base meningiomas. In: Quinones–Hinojosa A, editor. Schmidek and sweet: operative neurosurgical techniques 2–volume set: indications, methods and results. Philadelphia: Saunders; 2012.

[12] Couldwell WT, Cole CD, Al–Mefty O. Patterns ofskull base meningioma progression after failed radio–surgery. J Neurosurg. 2007;106(1):30 – 35. https://doi.org/10.3171/jns.2007.106.1.30.

[13] Kondziolka D, Patel AD, Kano H, Flickinger JC, Lunsford LD. Long–term outcomes after gamma knife radiosurgery for Meningiomas. Am J Clin Oncol. 2016;39(5):453 – 457. https://doi.org/10.1097/ COC.0000000000000080.

[14] Starke RM, Przybylowski CJ, Sugoto M, Fezeu F, Awad AJ, Ding D, et al. Gamma knife radiosurgery of large skull base meningiomas. J Neurosurg. 2015;122(2):363 – 372. https://doi. org/10.3171/2014.10.JNS14198.

[15] Iwai Y, Yamanaka K, Ikeda H. Gamma knife radiosurgery for skull base meningioma: longterm results of low–dose treatment. J Neurosurg. 2008;109(5):804 – 810. https://doi.org/10.3171/ JNS/2008/109/11/0804.

[16] Pieper DR, Al–Mefty O, Hanada Y, Buechner D. Hyperostosis associated with meningioma of the cranial base: secondary changes or tumor invasion. Neurosurgery. 1999;44(4):742 – 746; discussion 6–7. https://doi.org/10.1097/00006123–199904000– 00028.

[17] Roser F, Nakamura M, Jacobs C, Vorkapic P, Samii M. Sphenoid wing meningiomas with osseous involvement. Surg Neurol. 2005;64(1):37 – 43.; discussion. https://doi.org/10.1016/j.surneu.2004.08.092.

[18] Li Y, Shi JT, An YZ, Zhang TM, Fu JD, Zhang JL, et al. Sphenoid wing meningioma en plaque: report of 37 cases. Chin Med J. 2009;122(20):2423 – 2427.

[19] Goyal N, Kakkar A, Sarkar C, Agrawal D. Does bony hyperostosis in intracranial meningioma signify tumor invasion? A radio–pathologic study. Neurol India. 2012;60(1):50 – 54.

[20] Bikmaz K, Mrak R, Al–Mefty O. Management of bone–invasive, hyperostotic sphenoid wing meningiomas. J Neurosurg. 2007;107(5):905 – 912. https://doi. org/10.3171/JNS–07/ 11/0905.

[21] Pompili A, Derome PJ, Visot A, Guiot G. Hyperostosing meningiomas of the sphenoid ridge––clinical features, surgical therapy, and long–term observations: review of 49 cases. Surg Neurol. 1982;17(6):411 – 416. https:// doi.org/10.1016/s0090–3019(82)80006–2.

[22] Waldron JS, Sughrue ME, Hetts SW, Wilson SP, Mills SA, McDermott MW, et al. Embolization of skull base meningiomas and feeding vessels arising from the internal carotid circulation. Neurosurgery. 2011;68(1):162 – 169; discussion 9. https://doi. org/10.1227/NEU.0b013e3181fe2de9.

[23] Shah AH, Patel N, Raper DM, Bregy A, Ashour R, Elhammady MS, et al. The role of preoperative embolization for intracranial meningiomas. J Neurosurg. 2013;119(2):364 – 372. https://doi.org/10.3171/2013.3. JNS121328.

[24] Komotar RJ, Starke RM, Raper DM, Anand VK, Schwartz TH. Endoscopic endonasal versus open transcranial resection of anterior midline skull base meningiomas. World Neurosurg. 2012;77(5 – 6):713 – 724. https://doi.org/10.1016/ j.wneu.2011.08.025.

[25] Muskens IS, Briceno V, Ouwehand TL, Castlen JP, Gormley WB, Aglio LS, et al. The endoscopic endonasal approach is not superior to the microscopic transcranial approach for anterior skull base meningiomas–a meta–analysis. Acta Neurochir. 2018;160(1):59 – 75. https://doi.org/10.1007/ s00701–017– 3390– y.

[26] Komotar RJ, Starke RM, Raper DM, Anand VK, Schwartz TH. Endoscopic skull base surgery: a comprehensive comparison with

open transcranial approaches. Br J Neurosurg. 2012;26(5):637 – 648. https://doi.org/10.3109/02688697.2012.654837.

[27] Feiz-Erfan I, Spetzler RF, Horn EM, Porter RW, Beals SP, Lettieri SC, et al. Proposed classification for the transbasal approach and its modifications. Skull Base. 2008;18(1):29 – 47. https://doi. org/10.1055/s-2007- 994292.

[28] Arita N, Mori S, Sano M, Hayakawa T, Nakao K, Kanai N, et al. Surgical treatment of tumors in the anterior skull base using the transbasal approach. Neurosurgery. 1989;24(3):379 – 384. https://doi. org/10.1227/00006123-198903000- 00012.

[29] Liu JK, Silva NA, Sevak IA, Eloy JA. Transbasal versus endoscopic endonasal versus combined approaches for olfactory groove meningiomas: importance of approach selection. Neurosurg Focus. 2018;44(4):E8. https://doi.org/10.3171/2018.1.FO CUS17722.

[30] Hakuba A, Liu S, Nishimura S. The orbitozygomatic infratemporal approach: a new surgical technique. Surg Neurol. 1986;26(3):271 – 276. https://doi. org/10.1016/0090-3019(86)90161–8.

[31] Zabramski JM, Kiris T, Sankhla SK, Cabiol J, Spetzler RF. Orbitozygomatic craniotomy. Technical note J Neurosurg. 1998;89(2):336 – 341. https://doi.org/10.3171/jns.1998.89.2.0336.

[32] Rachinger W, Grau S, Tonn JC. Different microsurgical approaches to meningiomas of the anterior cranial base. Acta Neurochir. 2010;152(6):931 – 939. https://doi.org/10.1007/s00701-010- 0646- 1.

[33] Al-Mefty O. Supraorbital-pterional approach to skull base lesions. Neurosurgery. 1987;21(4):474 – 477. https://doi. org/10.1227/00006123-198710000- 00006.

[34] Lee JY, Barroeta JE, Newman JG, Chiu AG, Venneti S, Grady MS. Endoscopic endonasal resection of anterior skull base meningiomas and mucosa: implications for resection, reconstruction, and recurrence. J Neurol Surg A Cent Eur Neurosurg. 2013;74(1):12 – 17. https://doi.org/10.1055/s-0032- 1322594.

[35] Schroeder HW. Indications and limitations of the endoscopic endonasal approach for anterior cranial base meningiomas. World Neurosurg. 2014;82(6 Suppl):S81 – 85. https://doi.org/10.1016/j. wneu.2014.07.030.

[36] Van Gompel JJ, Frank G, Pasquini E, Zoli M, Hoover J, Lanzino G. Expanded endonasal endoscopic resection of anterior fossa meningiomas: report of 13 cases and meta-analysis of the literature. Neurosurg Focus.2011;30(5):E15. https://doi. org/10.3171/2011.1.FO CUS118.

[37] Khan OH, Anand VK, Schwartz TH. Endoscopic endonasal resection of skull base meningiomas: the significance of a "cortical cuff" and brain edema compared with careful case selection and surgical experience in predicting morbidity and extent of resection. Neurosurg Focus. 2014;37(4):E7. https://doi.org/10.3 171/2014.7.FOCUS14321.

[38] Kassam AB, Prevedello DM, Carrau RL, Snyderman CH, Thomas A, Gardner P, et al. Endoscopic endonasal skull base surgery: analysis of complications in the authors' initial 800 patients. J Neurosurg. 2011;114(6):1544 – 1568. https://doi. org/10.3171/2010.10.JNS09406.

[39] de Divitiis E, Esposito F, Cappabianca P, Cavallo LM, de Divitiis O, Esposito I. Endoscopic transnasal resection of anterior cranial fossa meningiomas. Neurosurg Focus. 2008;25(6):E8. https://doi.org/10.3171/FOC.2008.25.12.E8.

[40] Brunworth J, Padhye V, Bassiouni A, Psaltis A, Floreani S, Robinson S, et al. Update on endoscopic endonasal resection of skull base meningiomas. Int Forum Allergy Rhinol. 2015;5(4):344 – 352. https://doi. org/10.1002/alr.21457.

[41] Snyderman CH, Kassam AB, Carrau R, Mintz A. Endoscopic reconstruction of Cranial Base defects following Endonasal Skull Base surgery. Skull Base. 2007;17(1):73 – 78. https://doi. org/10.1055/s-2006- 959337.

[42] Illing E, Chaaban MR, Riley KO, Woodworth BA. Porcine small intestine submucosal graft for endoscopic skull base reconstruction. Int Forum Allergy Rhinol. 2013;3(11):928 – 932. https://doi. org/10.1002/alr.21206.

（江河）译，（兰桂萍）校

35　Onyx 直接瘤体穿刺栓塞后内镜下切除青少年巨大鼻咽血管纤维瘤

Vinay Varadarajan，Arif Janjua，Manraj K. S. Heran

35.1　病例展示

　　一名 19 岁男大学生，因发现左侧巨大鼻腔肿物 1 年来作者所在医院就诊，症状为左侧鼻腔进行性鼻塞伴流涕、鼻出血和体重下降。查体可见左侧鼻腔中央被一个巨大的肿瘤堵塞。影像学显示，肿瘤表现出对上颌窦后壁的占位效应，且翼突、蝶窦底和中颅窝底内侧均有骨质破坏。MRI 扫描显示中颅窝受累，肿瘤毗邻颞叶，但未见硬脑膜受累（图 35.1）。图 35.2 和图 35.3 为 MRI 矢状位和轴位扫描，显示肿瘤的累及范围。

　　术前成功的瘤体穿刺栓塞，让患者的巨大肿瘤能在内镜下完整切除，并且术中出血量少于 300 mL。

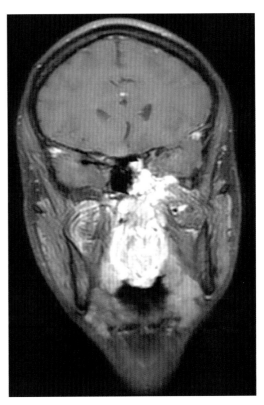

图 35.1　术前冠状位增强 MRI T1 图像显示肿瘤累及左侧翼突、蝶骨体和中颅窝底

V. Varadarajan
Rhinology & Endoscopic Skull Base Surgery, Vancouver General Hospital/University of British Columbia, Vancouver, BC, Canada

Consultant Otolaryngologist Lancashire Teaching Hospitals/Preston Skull Base Group, Preston, UK
e-mail: vinay.varadarajan@nhs.net

A. Janjua
Endoscopic Skull Base Surgical Unit, Vancouver General Hospital, University of British Columbia, Vancouver, Canada
e-mail: arif.janjua@ubc.ca

M. K. S. Heran (✉)
Division of Neuroradiology, Vancouver General Hospital, University of British Columbia, Vancouver, BC, Canada
e-mail: manraj.heran@vch.ca

© Springer Nature Switzerland AG 2021
M. Stavrakas, H. S Khalil (eds.), *Rhinology and Anterior Skull Base Surgery*,
https://doi.org/10.1007/978-3-030-66865-5_35

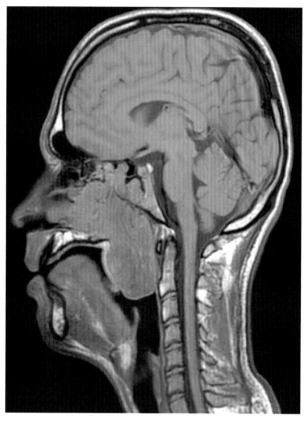
图 35.2　术前矢状位 MRI 平扫 T1 图像显示肿瘤的累及范围

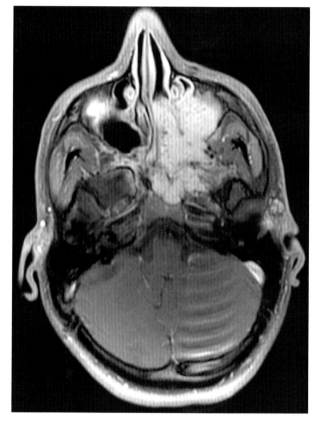
图 35.3　术前轴位 MRI 增强 T1 图像显示肿瘤的累及范围

35.2　背景知识

　　青少年鼻咽血管纤维瘤（JNA）是一种高血管化的良性肿瘤，具有局部侵袭性，几乎只发生于青少年男性。JNA 大约占头颈部肿瘤的 0.5%，起源于蝶腭孔，如果不及时治疗，可具有局部破坏性，并侵入蝶窦、翼突、颞下窝和中颅窝。对这类病变的首选治疗是手术完整切除。手术方式既可以通过传统的开放式入路进行，也可以完全通过内镜下入路进行。在某些情况下，联合手术入路是可行的，甚至是必要的。此类病变治疗成功的一个关键因素是术中需完整切除肿瘤，以确保没有残留。这在很大程度上取决于通过术中减少出血，从而实现最佳的术中可视化。正如预期的那样，肿瘤复发率已被证明会随着术中出血量的减少而降低。

　　这些血管肿瘤的术前栓塞已被证明可减少 45% ~ 70% 的出血量。这使得术中可以更好地看清肿瘤，从而有更多的机会进行全切除，并减少了潜在的输血需求。这些肿瘤的血管供应可能很复杂，系统回顾表明，35.6% 的肿瘤接受同侧颈内动脉的部分供血，30.8% 的肿瘤接受双侧血管供应。这在我们自己治疗这些肿瘤的经验中得到了体现。

　　我们发现，在较大的肿瘤及那些明显累及颅底的肿瘤中，病变侧的颈内动脉通常通过圆孔动脉和 / 或翼管动脉对肿瘤进行直接供应。此外，其他未命名的侧支可能也参与了肿瘤的血供。传统的术前栓塞技术是经病变侧上颌动脉栓塞。然而，栓塞该动脉（和其他供应肿瘤的颈外动脉分支）会留下由颈内动脉供应的血管化肿瘤段，在手术切除过程中会出现大量出血。

我们认为由颈外动脉（ECA）分支供血的肿瘤在传统颗粒栓塞后，使用 Onyx 乙烯 - 乙烯醇共聚物（Medtronic、California）进行直接肿瘤穿刺和病灶内栓塞的联合应用，这使得所有肿瘤段，包括颈内动脉供血的关键部位，都能实现良好的血管阻断。这项技术的使用大大提高了我们在术前对大 JNA 进行栓塞的能力，并使翼突和颅底附近的肿瘤切除变得容易。

35.3 临床实践

增强 MRI 和患者的病史证实了 JNA 的诊断。必须注意的是，在此类病例中，影像学诊断是充分的，由于出血的风险，不建议进行活检以确定组织学。

6F 指引导管用于双侧颈内外动脉选择性和超选择性造影诊断，将指引导管固定于颈外动脉（ECA）近端，从病变侧开始进行血管造影，以评估可能为肿瘤供应的不同分支，以及评估 ECA 与 ICA 有无明显吻合支。根据路径图技术，我们将半影 PX 超薄微导管（Penumbra Inc.，Alameda, California）引入上颌动脉。然后利用 300 ~ 500 μm 颗粒（Beadblock）对上颌动脉进行微粒栓塞，微导管位于脑膜中动脉起点的远端。随后，对同侧 IMA 进行线圈栓塞，以减少动脉再通，并帮助在内镜手术切除时牺牲血管。为防止永久性双侧 IMA 动脉栓塞的潜在头颈部并发症，先对对侧 IMA 蝶腭支进行颗粒栓塞，再对载瘤动脉进行明胶海绵栓塞。这使得对侧 IMA 可以"临时"栓塞。在整个病例中，定期进行 ECA 血管造影，以评估肿瘤血管，以及其他肿瘤分支的存在。除了上述 ECA 分支之外，还对其他同侧血管进行了经动脉栓塞，包括咽升动脉的前支、脑膜中动脉的粗大脑膜副支，以及源自面动脉的重要分支。经动脉 Onyx 栓塞可进一步辅助上述经动脉栓塞的病变侧蝶腭支，以及脑膜中动脉的粗大分支。

获得常见的 ECA 和 ICA 血管造影来确定残余肿瘤血供，以及评估肿瘤任何残余多血管区域的肿瘤变红位置和程度，特别注意来自 ICA 的血供。病变侧颈内动脉发出的直接肿瘤血供来自圆孔动脉和翼管动脉。确定了这些由 ICA 供血的肿瘤段，使用 22 号 1/2" 的脊髓针直接经鼻入路行瘤体穿刺栓塞，结合引导针技术和路径图透视检查（图 35.4），在双平面血管造影术下，经腔内注射造影剂后确认针位，通过穿刺针使用 DMSO 填充无效腔，然后在病灶内注射 Onyx 以栓塞靶区（图 35.5）。不断使用血管造影监测，以确保

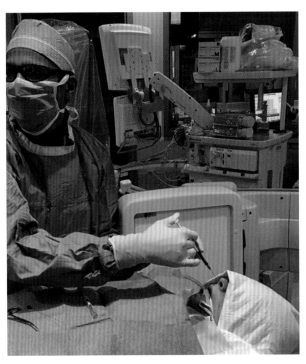

图 35.4　使用 22 号 1/2" 的脊髓针直接经鼻入路行瘤体穿刺栓塞

栓塞区域和载瘤 ICA 之间的安全边缘，从而避免栓塞材料的非靶向迁移。控制缓慢和间歇性地注射是必要的，以防止 Onyx 液体栓塞剂迁移到 ICA。栓塞成功后血管造影证实了肿瘤的血供近乎完全被阻断（图 35.6），然后在内镜下进行肿瘤的手术切除（图 35.7、图 35.8）。

术前 Onyx 瘤体穿刺栓塞的良好效果极大地促进了肿瘤的彻底切除。通过使用电动吸切器和鼻内镜就可以完整切除肿瘤，且很少需要使用内镜磨钻。一般来说，像这样的大肿瘤引起组织破坏时，前期就已经进行了大量的"准备工作"。通常肿瘤可能会有多个附着点。如果没有完整解决这些附着点，肿瘤就有复发的可能。其中一个常见的点是在翼管。在本病例中，肿瘤已经侵入翼突及颞下窝，因此必须采

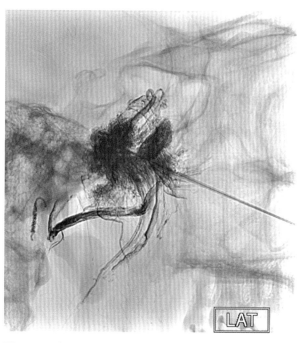

图 35.5　穿刺针固定后经皮肿瘤内 Onyx 栓塞。请注意，尽管之前经动脉栓塞了 ECA 的供应，肿瘤仍明显血管化

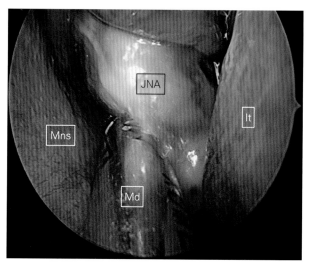

图 35.6　术中左侧鼻腔视野，肿瘤的栓塞效果非常好，我们可以用吸切器进行切除（MnS：鼻中隔；JNA：青少年鼻咽血管纤维瘤；It：下鼻甲；Mt：中鼻甲；Md：吸切器）

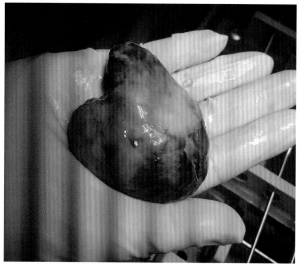

图 35.7　肿瘤的鼻咽和口咽段已被切除，并通过口咽和口腔取出

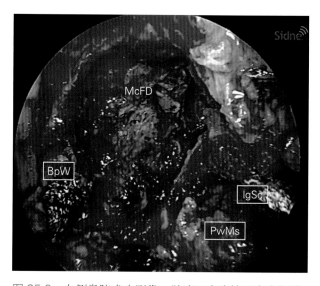

图 35.8　左侧鼻腔术中影像。肿瘤已在内镜下完全切除，术前栓塞提供了良好的止血效果。注意看，Onyx 栓塞材料的小黑点紧靠中颅窝硬脑膜，但未穿透硬脑膜。这标志着良好的术前肿瘤血管阻断（BpW：翼突；IgSc：吸引管；McFD：中颅窝硬脑膜；PwMs：上颌窦后壁）

用冠状面入路。此外，在像这样的大肿瘤中，肿瘤可以"分段"切除。本病例中就是通过鼻咽和口咽分离肿瘤，从口咽切除肿瘤的第一段（图 35.7、图 35.8）。

总结及作者观点：
（1）累及颅底的巨大的青少年鼻咽血管纤维瘤通常由包括颈内动脉在内的多条血管供应。
（2）这些病变可以在内镜下切除，且良好的术前栓塞可以减少术中出血，有助于提高手术视野。
（3）使用 Onyx 直接瘤体穿刺阻断颈内动脉对肿瘤的血供，在这种情况下是必不可少的。

参考文献

[1] Beham A, Beham−Schmid C, Regauer S, et al. (2000) nasopharyngeal angiofibroma: true neoplasm or vascular malformation? Adv Anat Pathol. 2000;7:36 – 46.

[2] Bleier BS, Kennedy DW, Palmer JN, Chiu AG, Bloom JD, O'Malley BW Jr. Current management of juvenile nasopharyngeal angiofibroma: a tertiary center experience 1999 – 2007. Am J Rhinol Allergy. 2009;23:328 – 330.

[3] Yadav SP, Singh I, Chanda R, Sachdeva OP. Nasopharyngeal angiofibroma. J Otolaryngol. 2002;31:346 – 350.

[4] Garofalo P, Pia F, Policarpo M, Tunesi S, Valletti PA. Juvenile nasopharyngeal angiofibroma: comparison between endoscopic and open operative approaches. J Craniofac Surg. 2015;26(3):918 – 821.

[5] Gupta R, Agarwal SP. Juvenile nasopharyngeal Angiofibroma: combined approach for excision, Transpalatal and endoscopic; a new perspective. Indian J Otolaryngol Head Neck Surg. 2018;70(1):125 – 129.

[6] López F, Triantafyllou A, Snyderman CH, Hunt JL, Suárez C, Lund VJ, Strojan P, Saba NF, Nixon IJ, Devaney KO, Alobid I, Bernal−Sprekelsen M, Hanna EY, Rinaldo A, Ferlito A. Nasal juvenile angiofibroma: current perspectives with emphasis on management. Head Neck. 2017;39(5):1033 – 1045.

[7] Song X, Wang D, Sun X, Wang J, Liu Z, Liu Q, Gu Y. Cumulative sum analysis of the learning curve for endoscopic resection of juvenilenasopharyngeal angiofibroma. Surg Endosc. 2018;32:3181 – 3191. https:// doi.org/10.1007/s00464−018− 6035− 1. [Epub ahead of print].

[8] Ardehali MM, Samimi Ardestani SH, Yazdani N, et al. Endoscopic approach for excision of juvenile nasopharyngeal angiofibroma: complications and outcomes. Am J Otolaryngol. 2010;31:343 – 349.

[9] Overdevest JB, Amans MR, Zaki P, Pletcher SD, El−Sayed IH. Patterns of vascularization and surgical morbidity in juvenile nasopharyngeal angiofibroma: a case series, systematic review, and meta−analysis. Head Neck. 2018;40(2):428 – 443.

（廖培翔）译，（张少杰）校

第六部分：鼻窦肿瘤

36 内翻性乳头状瘤

Mohammed Salem，Marios Stavrakas，Hisham S. Khalil

36.1 病例展示

　　51 岁男性患者因"反复左侧鼻腔出血伴进行性鼻塞 8 周"就诊于鼻科诊室。患者未主诉有嗅觉减退、流黏脓涕、头痛或任何视力障碍。该患者曾接受鼻内类固醇喷雾剂治疗，但未能改善其症状。除此之外，他的身体无其他不适。在进行了包括鼻内镜在内的完整头颈部检查后，患者接受了 CT 横断面成像（图 36.1）和 MRI 扫描。活检显示为内翻性乳头状瘤（IP）。最终，他接受了内镜下鼻窦手术及部分上颌骨切除术，现在已经 5 年没有复发了。

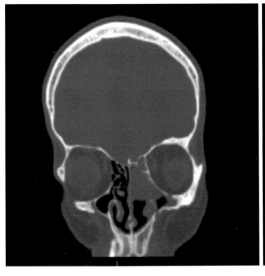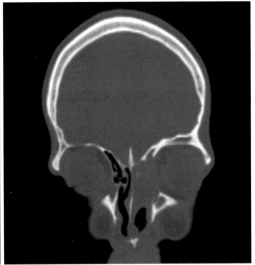

图 36.1　患者鼻窦的冠状位 CT 扫描

M. Salem・M. Stavrakas (✉)
University Hospitals Plymouth NHS Trust, Plymouth, UK
e-mail: Mohammed.salem4@nhs.net; mstavrakas@doctors.org.uk

H. S Khalil
University Hospitals Plymouth NHS Trust, Plymouth, UK

Peninsula Medical School, University of Plymouth, Plymouth, UK
e-mail: Hisham.khalil@plymouth.ac.uk

© Springer Nature Switzerland AG 2021
M. Stavrakas, H. S Khalil (eds.), *Rhinology and Anterior Skull Base Surgery*,
https://doi.org/10.1007/978-3-030-66865-5_36

36.2 背景知识

内翻性乳头状瘤（IP）是一种良性上皮性肿瘤，起源于 Schneiderian 呼吸黏膜，并延伸至鼻腔和鼻窦的黏膜下层间质。它占原发性鼻窦肿瘤的 0.5%～4%。

从病因学上看，它极有可能与 HPV 病毒感染有关，研究发现，在内翻性乳头状瘤和外观正常的相邻黏膜的细胞中都有 HPV DNA。因此，切除乳头状瘤附着部位毗邻的正常外观黏膜，可以降低复发率。IP 有很高的复发率，特别是当患者接受再次手术时（14%～78%）。它还有恶变的可能，研究表明其风险高达 11%。

典型表现为单侧鼻塞，其他症状包括鼻出血、涕中带血、头痛、面部疼痛、嗅觉障碍和溢泪。IP 术前检查包括头颈部检查、鼻内镜检查、CT 和 MRI 扫描及活检。有各种各样的分类系统，但在文献中最常用的是 Krouse 分类（表 36.1）。

主要的治疗方法是手术切除。如今，损伤较少的鼻内镜入路已经取代了破坏性大的外部入路，如鼻侧切开术、中面部翻揭术或上颌骨切开术。影像学和临床评估可用于评估疾病范围和选择最合适的入路（如上颌骨切开术、泪前隐窝入路、内镜 Denker 手术、Draf Ⅱ / Ⅲ 额窦联合入路）。在合并癌变或不能手术的病例中可以考虑进行放疗。

表 36.1　内翻性乳头状瘤的 Krouse 分类

T1	局限于鼻腔
T2	累及窦口鼻道复合区、筛窦或上颌窦内侧壁
T3	累及上颌窦内侧壁之外的其他壁，累及额窦或蝶窦
T4	累及鼻腔或鼻窦以外的范围，或者瘤体发生恶变

外科医师可能会遇到的一些挑战，与复发性疾病和处理起源部位的困难有关。人们普遍认为复发可能与首次手术切除肿瘤不完全、边缘是否阴性有关。此外，复发率可能与原发疾病的分期有关。Lisan 等（2017）通过 Meta 分析得出 T3 期疾病复发风险明显高于 T2 期。T1 期和 T2 期、T3 期和 T4 期对比，患者的复发率无差异。Adriaensen 等（2015）认为，在肿瘤的大小和范围允许的情况下，建议采用大范围周边正常黏膜的袖状切除。IP 附着点的骨质可以用金刚钻磨除。对于骨质过薄的部位，如眶纸板或筛状板，可以选择相对温和的电凝方式。同一研究中还评估了 5- 氟尿嘧啶（5-FU）在内翻性乳头状瘤术后管理中的局部使用。该研究作者的结论是，局部使用 5-FU 作为辅助治疗是有意义的，特别是对于复发的病例。

密切的随访是必要的，特别是在最初几年，该病容易复发。由于有超过 5 年复发或恶性转化的证据，许多中心，包括作者所在单位，已经改变随访方式，更推荐终身随访。在作者所在单位，最初每 2 个月随访 1 次，进行临床检查和鼻内镜检查，随后随访间隔时间延长，患者每年随访 1 次。MRI 扫描在术后随访检查中也是必要的。

36.3 临床实践

36.3.1 病史

对此类持续单侧症状的高度疑诊的患者有必要进一步诊治。临床医生的首要目标应该是排除恶性肿瘤。高危症状如单侧反复鼻出血、鼻塞、嗅觉丧失、溢泪、头痛、视觉障碍、三叉神经V2支分布区域麻木感等，提示需要进行详细的头颈部检查和进一步的诊断检查。此外，我们应该重视患者的职业（接触有机溶剂或焊接烟雾）、以前的鼻窦手术史和其他危险因素。

36.3.2　查体

耳鼻喉科初步评估，包括纤维鼻内镜检查，发现左侧鼻腔有一个大而硬的息肉样肿物，呈分叶状，延伸至鼻咽部。无相关皮肤麻木感、眼肌麻痹或患者视力的改变。

36.3.3　检查

计算机断层扫描（CT）和磁共振成像（MRI）证实左侧鼻腔鼻窦存在一个向后延伸至鼻咽的软组织密度无血管性肿块。眶纸板表面不规则，窦口鼻道复合体扩大。没有骨质侵蚀的征象。内翻性乳头状瘤在MRI扫描影像上可能有脑回征表现。CT扫描可以提供关于骨侵蚀是否至眼眶或颅底的信息，在原发病例中还可以显示病理起源区域的骨质异常增生。

36.3.4　治疗

在详细讨论了病理性质及恶性转化的潜在风险后，患者选择进行手术治疗。按计划施行经鼻内镜上颌骨部分除术，术中显示肿瘤起源于上颌窦外侧壁，手术结束时用电钻磨除局部骨质，以减少复发的风险。肉眼可见最大范围内完全清除肿瘤。随后石蜡包埋的组织学评估证实了IP的诊断。术后6个月内每2个月随访1次，鼻内镜检查发现鼻腔重新上皮化，无疾病迹象，此后每年随访1次，连续5年，期间未发现疾病复发。

总结及作者观点：
(1) 内翻性乳头状瘤是一种良性鼻窦肿瘤，具有局部侵袭性和恶变潜能。
(2) 术前仔细进行临床评估和影像学检查有助于术者选择合适的入路和对病灶附着点进行处理，以完全切除为目标，降低复发率。
(3) 经内镜入路广泛的手术切除是主要的治疗方式，具有良好的效果。
(4) 长期随访很重要，一些医学中心推荐终身随访。

参考文献

[1]Shen J, Baik F, Mafee MF, Peterson M, Nguyen QT. Inverting papilloma of the temporal bone. Otol Neurotol. 2011;32(7):1124 – 1133.

[2] Dammann F, Pereira P, Laniado M, Plinkert P, Lowenheim H, Claussen CD. Inverted papilloma of the nasal cavity and the paranasal sinuses: using CT for primary diagnosis and follow-up. AJR Am J Roentgenol. 1999;172:543 - 548.

[3] Vrabec DP. The inverted Schneiderian papilloma: a 25-year study. Laryngoscope. 1994;104:582 - 605.

[4] Phillips PP, Gustafson RO, Facer GW. The clinical behavior of inverting papilloma of the nose and paranasal sinuses: report of 112 cases and review of the literature. Laryngoscope. 1990;100:463 - 469.

[5] Syrjänen K, Syrjänen S. Detection of human papillomavirus in sinonasal papillomas: systematic review and meta-analysis. Laryngoscope. 2013;123:181 - 192.

[6] Gaito RA, Gaylord WH, Hilding DA. Ultrastructure of a human nasal papilloma. Laryngoscope. 1965;75:144 - 152.

[7] Loevner LA, Sonners AI. Imaging of neoplasms of the paranasal sinuses. Neuroimaging Clin N Am. 2004;14:625 - 646.

[8] Lombardi D, Tomenzoli D, Butt à L, Bizzoni A, Farina D, Sberze F, et al. Limitations and complications of endoscopic surgery for treatment for sinonasal inverted papilloma: a reassessment after 212 cases. Head Neck. 2011;33(8):1154 - 1161.

[9] Myers EN, Fernau JL, Johnson JT. Management of inverted papilloma. Laryngoscope. 1990;100:481 - 490.

[10] Strojan P, Jereb S, Borsos I, But-Hadzic J, Zidar N. Radiotherapy for inverted papilloma: a case report and review of the literature. Radiol Oncol. 2013;47:71 - 76.

[11] Adriaensen GF, Lim K-H, Georgalas C, Reinartz SM, Fokkens WJ. Challenges in the management of inverted papilloma: a review of 72 revision cases. Laryngoscope. 2016;126(2):322 - 328.

[12] Lisan Q, Moya-Plana A, Bonfils P. Association of Krouse classification for sinonasal inverted papilloma with recurrence: a systematic review and meta-analysis. JAMA Otolaryngol Neck Surg. 2017;143(11):1104 - 1110.

[13] Attlmayr B, Derbyshire SG, Kasbekar AV, Swift AC. Management of inverted papilloma. J Laryngol Otol. 2017;131(4):284 - 289.

（舒竞铖）译，（李　敏）校

37 鼻腔鼻窦鳞状细胞癌

Hisham S. Khalil

37.1 病例展示

患者男性，54 岁，右侧鼻塞加重 1 年，反复右侧鼻出血。2 个月前，出现前额疼痛和右眼不适，并逐渐加重。影像学检查显示破坏性的鼻腔鼻窦病变，累及右鼻道、右眼眶、颅底和大脑，并侵袭鼻中隔达左鼻腔。活检显示为鳞状细胞癌（SCC）。患者接受了内镜下的减瘤手术，然后进行放化疗。患者治疗结束后 3 年未复发。

37.2 背景知识

鼻腔鼻窦恶性肿瘤是位于鼻腔和鼻窦的罕见肿瘤，在所有恶性肿瘤中占比不到 1%，约占头颈部恶性肿瘤的 3% ~ 5%。绝大多数鼻腔鼻窦癌是组织学上的鳞状细胞癌，腺癌是第二常见的组织学类型。职业接触木材粉尘是鼻腔鼻窦癌的主要危险因素，其他职业危险因素包括皮革粉尘、镍和镭。在英国，职业病相关癌症中，鼻腔鼻窦癌是第二常见的癌症。吸烟是众所周知的危险因素。EBV 与鼻腔淋巴瘤有相关性。研究表明 HPV 感染与鼻腔鼻窦鳞状细胞癌的关系也越来越密切。

Mahalingappa 和 Khalil 报道了 30 例鼻腔鼻窦癌患者的 5 年治疗结果。鼻腔是最常见的肿瘤发生部位，其次是上颌窦。50% 的患者为鳞状细胞癌，27% 为恶性黑色素瘤。一半的患者分期为Ⅳ期，20% 的患者分期为Ⅲ期。37% 的患者接受了手术治疗。在研究期间，患者的死亡率为 30%。研究结论是，在他们的病例系列中，鼻腔鼻窦恶性肿瘤的分期多为晚期，导致了患者死亡率的增高。

鳞状细胞癌的组织学亚型包括角化性鳞状细胞癌、非角化性鳞状细胞癌、基底细胞样型、乳头状鳞癌、腺鳞癌和梭形细胞变种。鉴于这些肿瘤的罕见性，病理学家可能很难将这些肿瘤与其他组织学类型的鼻腔鼻窦癌区分开来。

H. S Khalil (✉)
Peninsula Medical School, University of Plymouth,
Plymouth, UK

Consultant ENT Surgeon, University Hospitals
Plymouth NHS Trust, Plymouth, UK
e–mail: Hisham.khalil@plymouth.ac.uk

© Springer Nature Switzerland AG 2021
M. Stavrakas, H. S Khalil (eds.), *Rhinology and Anterior Skull Base Surgery*,
https://doi.org/10.1007/978–3–030–66865–5_37

具有清晰边缘的完整手术切除仍然是治疗"金标准"。然而，由于发现时大多是晚期，很难完整切除。现有的证据表明，保守的鼻内镜下切除术与更广泛的传统术式（如全颌切除术或颅面联合切除术）相比，结果并不差。与其他类型的鼻腔鼻窦癌一样，SCC 的总体预后较差，平均 5 年生存率为 50%~60%。在过去的 10 年中，存活率的改善趋势并不明显。最近，发现 p16 的过度表达和 HPV DNA 的存在，HPV 相关 SCC 受到越来越多的关注。有研究表明 HPV 相关鳞状细胞癌预后较好。有必要进行大型多中心试验，比较不同组织学类型和亚型的不同治疗方式和结果。

37.3 临床实践

37.3.1 病史

鼻腔鼻窦癌包括鳞状细胞癌（SCC）的症状一般不典型，导致患者较晚来院就诊。也可能会因为同样的原因而延迟转诊给耳鼻喉科专家。在对转诊至作者所在科室的 10 年鼻腔鼻窦癌患者的统计中，我们发现从症状角度看，单侧鼻塞和持续的单侧鼻出血是恶性肿瘤最敏感的预测因子。

有重点的病史询问是作为整体评估的重要组成部分，包括询问是否存在视觉症状、头痛、行为变化，以及一般病史和功能状态，还要重点询问包括吸烟和接触化学品在内的危险因素。该患者不吸烟，以前没有接触过任何化学物质。

37.3.2 查体

延误诊断的一个可能原因是基层医疗机构检查设备的缺乏。应鼓励基层医师和牙医使用内镜给有鼻部症状的患者进行鼻部检查。单侧鼻腔肿物的患者应在 2 周内快速转诊。

对包括 SCC 在内的鼻腔鼻窦癌患者的评估应该有详细的眼科检查，包括视力检查、视野评估、眼底检查、眼内压检查，以及在存在复视的情况下，由视觉矫正师进行评估。在这个患者中，检查表明右眼眼球有轻微的移位。

37.3.3 检查

37.3.3.1 影像学检查

患者先做鼻窦 CT 检查，再做头部及鼻窦 MRI 检查。检查显示右鼻腔、右上颌、筛窦、额窦和蝶窦有一巨大的破坏性病变，病灶紧贴右侧眼眶，侵犯右侧颅底并累及大脑，病变也侵犯并穿过鼻中隔累及左鼻腔（图 37.1~图 37.3）。病理证实后，对患者进行颈部 MRI 分期扫描和胸部及上腹腔 CT 扫描。患者病变分期为 T4b，N0M0。

37.3.3.2 组织病理学

活检示中度分化的鳞状细胞癌，伴有严重不典型增生。

37.3.4 治疗

在行头颈部 MDT 和与患者讨论交代病情后，决定对患者进行经内镜减瘤手术，然后考虑到不良预后因素包括病变累及大脑和眼眶，所以进行姑息性放疗。患者接受了卡铂诱导化疗，之后接受 60 Gy 的放射治疗。患者在治疗后出现明显的鼻腔结痂和右眼溢泪，但双眼视力无下降。小范围的枕区脱发，之后恢复。治疗 3 个月后进行鼻窦 MRI 扫描。进一步随访是前 2 年每 2 个月复查鼻内镜，然后第 3 年开始每 3 个月复查 1 次鼻内镜。患者还接受了每 6 个月 1 次的 MRI 扫描、每 12 个月的诊断性鼻内镜检查和全麻下的活检。治疗后的 MRI 扫描显示，眼眶和颅内病变的癌组织完全消失（图 37.4、图 37.5）。

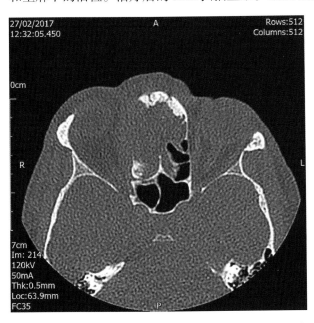

图 37.1　鼻窦轴位 CT 扫描显示筛窦、额窦和右眼眶均有破坏性病变

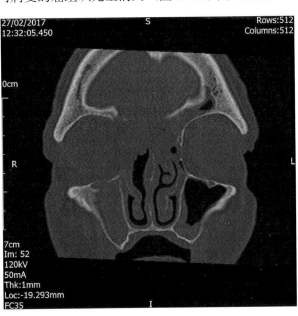

图 37.2　鼻窦冠状位 CT 显示破坏性鼻腔鼻窦病变累及颅底和右眼眶

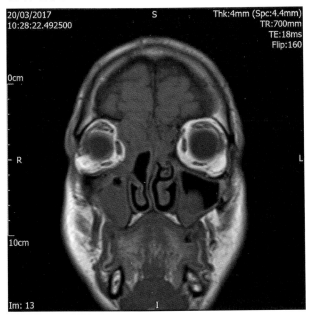

图 37.3　头部和鼻窦冠状位 MRI 扫描显示有一个巨大的鼻腔鼻窦病变伴颅内侵犯

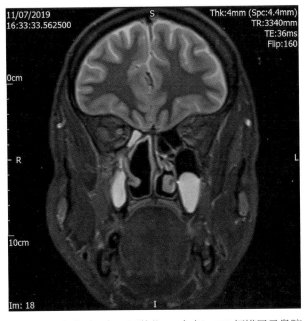

图 37.4　治疗后 2 年，冠状位 T2 加权 MRI 扫描显示鼻腔鼻窦肿瘤完全消失，双侧上颌窦和右侧筛窦均有炎症改变

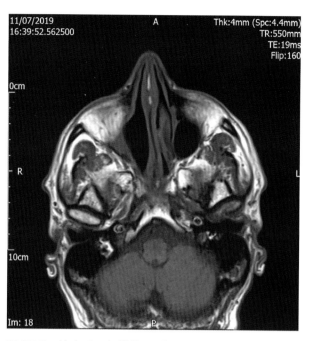

图 37.5　治疗后 2 年轴位 T2 加权 MRI 扫描显示双侧鼻腔肿瘤完全消失

患者治疗后 3 年仍无复发。患者唯一的问题是，尽管实施了鼻泪管引流，仍存在右侧溢泪。

总结及作者观点：

（1）鼻腔鼻窦鳞状细胞癌是罕见的，但在大多数报道的鼻腔鼻窦癌中是最常见的类型。它们有多样的组织学亚型。HPV 相关的鼻腔鼻窦鳞状细胞癌被认为预后较好。晚期表现是 5 年生存率较差的原因。

（2）有术区阴性切缘的完全手术切除是最好的治疗方式。然而，这在相当数量的患者中是不可能的。

（3）对于晚期患者，应提供包括内镜减瘤手术和放化疗在内的多种治疗方式。

参考文献

[1] Mahalingappa YB, Khalil HS. Sino-nasal malignancy: presentation and outcomes. J Laryngol Otol. 2014;128:654–657.

[2] Lewis JS. Sinonasal squamous cell carcinoma: a review with emphasis on emerging histologic subtypes and the role of human papillomavirus. Head Neck Pathol. 2016;10(1):60–67.

[3] Franchi A, Bishop JA, Coleman H, et al. Data set for the reporting of carcinomas of the nasal cavity and Paranasal sinuses: explanations and recommendations of the guidelines from the international collaboration on Cancer reporting. Arch Pathol Lab Med. 2019;143(4):424–431.

[4] Lee CH, Hur DG, Roh H, et al. Survival rates of sinonasal squamous cell carcinoma with the new AJCC staging system. Arch Otolaryngol Head Neck Surg. 2007;133(2):131–134.

（舒竞铖）译，（李　敏）校

38 鼻腔鼻窦肠型腺癌

Hisham S. Khalil

38.1 病例展示

女性患者，66 岁，主诉左侧鼻塞和面部疼痛 6 个月，主诉鼻腔有少量脓涕，无流鼻血。鼻内镜下见左侧鼻腔肿物。鼻窦 CT 扫描显示左侧鼻腔肿物，局部骨质破坏（图 38.1）。全麻下行鼻内镜肿物切除，病理检查显示为肠型腺癌。面部及颈部 MRI 和胸部及腹部 CT 显示肿瘤局限于左侧鼻窦。

患者因手术影响面容美观的问题，拒绝行颅面联合切除术（CFR）。选择鼻内镜下肿瘤切除术，手术切缘阴性。术后患者仍有左侧面部疼痛，随后的病理检查显示左侧前组和后组筛窦出现早期肿瘤复发。再次行鼻内镜下肿瘤切除术，术后病理显示肿瘤复发，使用 5- 氟尿嘧啶（5–FU）进行治疗。1 年后，再次使用化疗治疗位于后组筛窦的复发肿瘤。后续的影像学复查和病理检查均显示患者无瘤生存（图 38.2 ~ 图 38.4）。在首次治疗后，患者保持无瘤生存 12 年。

38.2 背景知识

鼻腔鼻窦肠型腺癌是一种罕见的肿瘤，具有侵袭性。多年来，颅面联合切除术一直是治疗鼻腔鼻窦肠型腺癌的主要手段，是外科手术切除的"金标准"。然而，现在鼻内镜手术切除是一种可行的选择，其并发症更少。除此之外，化疗也是一种重要的治疗手段，可以增强手术的治疗效果。腺癌对放射治疗不敏感。

H. S Khalil (✉)
Peninsula Medical School, University of Plymouth, Plymouth, UK

Consultant ENT Surgeon, University Hospitals Plymouth NHS Trust, Plymouth, UK
e–mail: Hisham.khalil@plymouth.ac.uk

S. Mackie
Specialist Registrar in Anaesthesia, Blackburn, UK
e–mail: Simon.mackie1@nhs.net

T. Malik
Consultant ENT Surgeon, University Hospitals Plymouth NHS Trust, Plymouth, UK
e–mail: tassmalik@nhs.net

© Springer Nature Switzerland AG 2021
M. Stavrakas, H. S Khalil (eds.), *Rhinology and Anterior Skull Base Surgery*,
https://doi.org/10.1007/978–3–030–66865–5_38

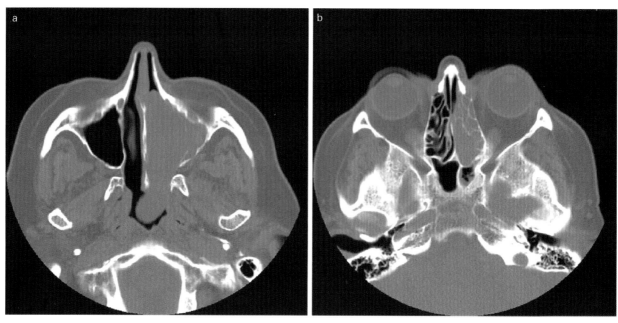

图 38.1 轴位 CT 扫描。a. CT 显示左侧鼻腔内肿物。b. CT 显示左侧筛窦内肿物，最初认为该肿块为内翻性乳头状瘤，后经组织学证实为肠型腺癌

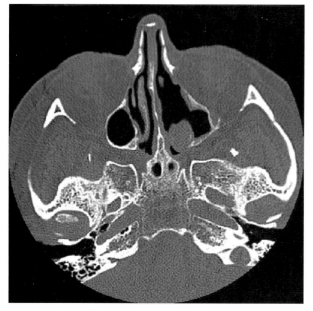

图 38.2 术后轴位 CT 扫描显示左上颌窦息肉

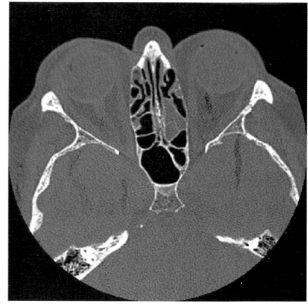

图 38.3 术后轴位 CT 扫描显示左侧筛窦黏膜增厚

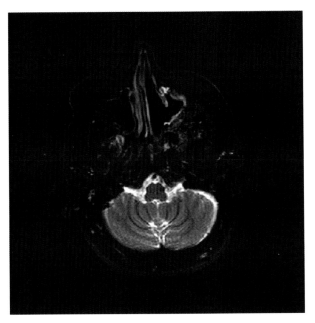

图 38.4 术后轴位 MRI 扫描显示该患者左侧上颌窦有一高信号影，提示需要进行活组织病理检查

38.2.1 颅面联合切除术

颅面联合切除术（Craniofacial resection，CFR）于 1963 年首次报道，自那以来一直被认为是侵犯前颅底的恶性肿瘤的标准治疗方法。虽然 CFR 术后的复发率很低，但在一些研究中发现，CFR 的术后恢复时间较长且术后并发症的发生率高达 40%。

38.2.2 鼻内镜手术切除是一种可行的选择

大量研究比较了 CFR 和经鼻内镜切除术（Trans-nasal endoscopic resection，TER）的效果。Eloy 等认为，两种术式在并发症发生率、术后存活率和转移方面没有显著差异。此外，他们发现，在 TER 组患者中，住院时间较 CFR 组患者明显缩短。TER 术后能保留更完整的面容。Podboj 和 Smid 发现，手术时间平均缩短了 1 h，术中失血量不到传统体外手术的一半。除此之外，TER 术后可立即行放射治疗，但 CFR 术后立即进行放疗会延迟术口愈合。

选择合适的患者是 TER 手术成功的关键。肿瘤侵犯眼眶、皮肤或额窦外侧隐窝的患者，采用传统的 CFR 治疗效果更好。鼻内镜切除通常是"分块"或"分段"切除，而不是"整块"切除。这就需要对患者肿瘤切除后剩余鼻腔组织取切缘进行术中"冷冻切片"病理检测确认切缘阴性。

几项研究比较了鼻内镜和传统方法术后肿瘤复发的情况。术后复发是筛窦恶性肿瘤患者癌症相关死亡的主要原因，因此术后复发是所有治疗关注的重点。

38.3 临床实践

38.3.1 病史

鼻腔恶性肿瘤患者通常有单侧鼻塞及鼻腔分泌物的病史，特别是伴有鼻出血或涕中带血的情况。了解相关危险因素的病史是非常重要的，如吸烟、接触硬木屑和粉尘、既往头颈部恶性肿瘤病史、放射治疗史。其他应警惕的病史，包括视力障碍、持续头痛、牙痛、牙齿松动及佩戴了不合适的假牙。

38.3.2 查体

应该进行完整的耳鼻喉科检查和鼻内镜检查，并进行眼眶查体和颈部触诊。如果有任何视觉障碍症状或影像学证据表明疾病已扩展至眼眶，则应进行全面的眼科检查。

38.3.3 检查

鼻窦薄层 CT 扫描和磁共振成像在活检前是必不可少的。一旦组织学诊断明确，就需要进行影像学分期（颈部 MRI、胸部及上腹部 CT 扫描）。

38.3.4 治疗

患者的所有治疗方法都应该进行多学科联合讨论（MDT）。患者应该密切参与临床决策过程。本病患者因为美观原因拒绝进行颅面联合切除术，医师应该清楚地向患者详细解释颅面联合切除术和鼻内镜切除手术的利弊。

有Ⅲ级和Ⅳ级的临床证据表明，5- 氟尿嘧啶作为鼻腔鼻窦腺癌患者的局部治疗是有效的。该治疗方案是烦琐的，在本例患者中，需要在每周换药时填塞入筛窦的纱布上应用 5- 氟尿嘧啶。因为 5- 氟尿嘧啶有强烈的炎症反应，可引起患者明显的面部疼痛，故使用该方法需要进行充分的止痛治疗。

总结及作者观点：

（1）鼻腔鼻窦腺癌通常根据手术团队的经验和患者个体病情的不同，采用鼻内镜切除或颅面联合切除术治疗。腺癌对放射治疗相对不敏感，放射治疗通常用于对肿瘤无法切除的患者进行姑息性治疗。外用 5- 氟尿嘧啶有一定的效果。

（2）手术治疗的重要考虑因素为肿瘤是否侵犯眼眶和硬脑膜。如果病变超出眼眶骨膜，应与患者详细讨论切除眼眶的治疗方法，并不是所有的患者都能接受这一点。另一种选择是对有损害视力风险的残留眼眶病灶进行放射治疗。有明显硬脑膜或颅内受累的患者，应考虑联合神经外科医师团队进行手术治疗。

参考文献

[1] Eloy JA, Vivero RJ, Hoang K, et al. Comparison of transnasal endoscopic and open craniofacial resection for malignant tumors of the anterior skull base. Laryngoscope. 2009;119(5):834 - 840.

[2] Podboj J, Šmid L. Endoscopic surgery with curative intent for malignant tumors of the nose and paranasal sinuses. European Journal of Surgical Oncology. 2007;33(9):1081 - 1086.

[3] Almeyda R, Capper J. Is surgical debridement and topical 5 fluorouracil the optimum treatment for woodworkers' adenocarcinoma of the ethmoid sinuses? A case-controlled study of a 20-year experience. Clin Otolaryngol. 2008;33(5):435 - 441.

[4] Mackie S, Malik T, Khalil H. Endoscopic resection and topical 5-fluorouracil as an alternative treatment to craniofacial resection for the Management of Primary Intestinal-Type Sinonasal Adenocarcinoma. Minimally Invasive Surgery. 2010;2010:1 - 4. https://doi.org/10.1155/2010/750253.

[5] Claus J, Jorissen M, Vander Poorten V, Nuyts S, Hermans R, Casteels I, Clement PMJ. Clinically relevant response to cisplatinum-5 Fluorouracyl in intestinal-type sino-nasal adenocarcinoma with loss of vision. A case report. Case Rep Oncol. 2019;12:277 - 281.

（黄雪颖）译，（兰桂萍）校

39 鼻腔鼻窦未分化癌

Hisham S. Khalil

39.1 病例展示

患者女性，61 岁，主诉反复右侧鼻出血和鼻塞加重病史 7 个月。鼻镜检查发现右侧息肉样肿物，并进一步行鼻旁窦 CT 及 MRI 扫描。诊断性鼻内镜检查及全身麻醉下的活组织病理检查证实该病变为鼻腔鼻窦未分化癌。

39.2 背景知识

鼻腔鼻窦未分化癌（Sino-Nasal undifferentiated carcinoma，SNUC）是一组罕见的、病因不明的鼻腔肿瘤。发病率约为 0.02/10 万人。大多数 SNUC 患者在疾病的晚期才被确诊，预后很差。SNUC 病理检查通常显示为大的菜花样肿物，边界不清，可侵犯邻近结构。组织学特征为片状、小梁状和带状排列的中小型未分化细胞。这些细胞通常具有高核浆比、高有丝分裂率和显著的肿瘤坏死以及淋巴管和神经侵犯。它在免疫组化上不同于其他鼻腔恶性肿瘤，如淋巴瘤、神经内分泌癌、黏膜黑色素瘤、鼻咽癌和嗅神经母细胞瘤。SNUC 的细胞角蛋白染色为阳性，而白细胞共同抗原（Leucocyte common antigen，LCA）、S-100 蛋白、波形蛋白、EB 病毒编码的 RNA、突触素和钙维 A 蛋白的原位杂交均为阴性。

这些罕见的肿瘤缺乏强有力的诊断证据基础。Khan 等在 2017 年对 460 例 SNUC 患者进行回顾性研究，发现其 5 年生存率仅为 42.2%。治疗的证据基础大多来自病例系列和病例报告。因肿瘤具有侵袭性，选择联合治疗是最好的方法，包括完全切除肿瘤的手术、放疗和化疗。

H. S Khalil (✉)

Peninsula Medical School, University of Plymouth,
Plymouth, UK

Consultant ENT Surgeon, University Hospitals
Plymouth NHS Trust, Plymouth, UK
e-mail: Hisham.khalil@plymouth.ac.uk

© Springer Nature Switzerland AG 2021
M. Stavrakas, H. S Khalil (eds.), *Rhinology and Anterior Skull Base Surgery*,
https://doi.org/10.1007/978-3-030-66865-5_39

39.3 临床实践

39.3.1 病史

患者有单侧鼻塞和反复鼻出血的病史，自觉伴有轻微嗅觉下降，面部有压力感，无视觉障碍等。使用鼻腔类固醇激素喷雾剂后症状未见明显改善，后转至耳鼻喉科就诊。

39.3.2 查体

鼻内镜检查显示右鼻腔内有一肉质样肿物，堵塞大部分右鼻腔。左鼻腔、耳、喉、颈及眼科检查均无异常。

39.3.3 检查

鼻旁窦 CT 扫描显示右侧鼻腔内软组织肿物，压迫右侧鼻中隔及上颌窦右内侧壁、后组筛窦和右侧眼眶内侧壁，右侧蝶窦密度不均，蝶骨平台骨质明显受侵，筛板未见明显异常（图 39.1~图 39.3）。

鼻旁窦 MRI 扫描显示，右侧蝶窦内软组织肿块为黏液囊肿，右侧蝶骨平台受侵（图 39.4、图 39.5）。

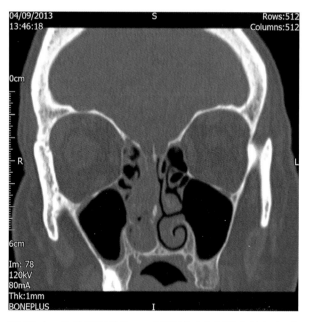

图 39.1 鼻旁窦冠状位 CT 扫描显示右鼻腔有软组织肿物，筛板结构完整。右侧纸样板和骨性鼻底结构完整

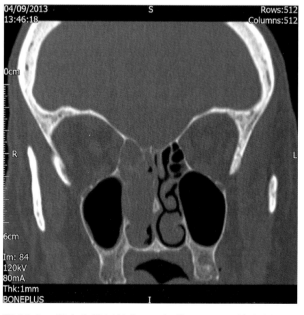

图 39.2 鼻旁窦的冠状位 CT 扫描显示受累的右侧后组筛窦、颅底结构完整

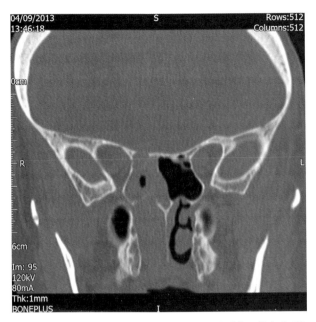

图 39.3 鼻旁窦冠状位 CT 扫描显示右侧蝶骨软组织肿块。蝶骨平台有明显的骨质破坏

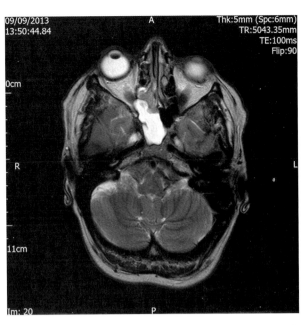

图 39.4 鼻旁窦 T2 加权轴位 MRI 扫描显示右蝶窦高信号病变延伸至右后筛窦（黏液囊肿），与右侧后组筛窦不均匀病变毗邻（怀疑肿瘤）

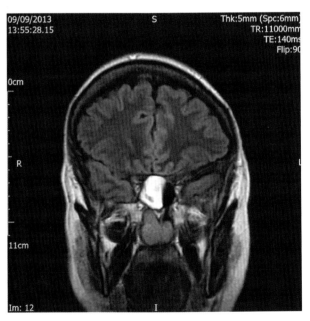

图 39.5 鼻旁窦 T2 加权冠状位 MRI 扫描显示右侧蝶窦高信号病变，与黏液囊肿一致

右侧鼻腔病变活检显示为鼻腔鼻窦未分化癌。颈部 MRI 扫描和胸部、上腹部 CT 扫描均未见异常。最终分期为 T3N0M0（Ⅲ期）。

39.3.4 治疗

头颈学科团队及颅底学科团队就该患者的病情进行了多学科会诊（Multi-Disciplinary treatment，MDTS）讨论，并建议行经内镜鼻窦肿瘤切除术。考虑到因肿瘤非常接近眼眶内侧壁，向患者说明术中手术范围有可能扩大至眼眶，询问患者能否接受扩大手术。该患者拒绝了这一方案，并同意在切缘阳性的情况下接受术后放射治疗。

手术是在计算机辅助导航系统下通过内镜下分段切除鼻腔肿瘤。从右眼眶内侧壁、前组和后组筛窦（图 39.6）以及蝶筛隐窝，分段切除肿瘤。内镜下行上颌骨内侧切除术，并切除与肿瘤相邻的局部鼻中隔组织。右侧蝶窦开放后证实蝶窦内为黏液囊肿，无肿瘤表现。左侧鼻腔和鼻底均未受累。留取切除组织进行病理检查。患者术后恢复良好。

除了后筛 / 眶内侧壁区外，其余手术切除边缘均无病变。因此，患者接受了 6 周的术后放射治疗。

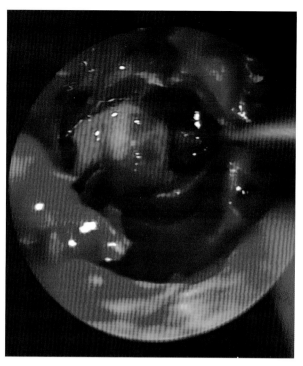

图 39.6 术中内镜下显示右侧后组筛窦复合体的肿瘤组织与纸样板毗邻

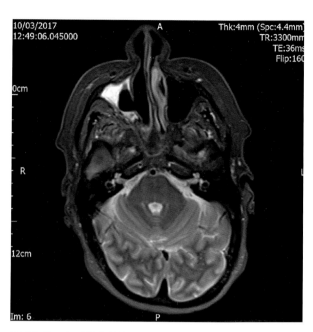

图 39.7 术后鼻窦轴位 MRI 扫描显示肿瘤切除后，右上颌窦黏膜局部炎性改变

在治疗结束后的前 5 年，通过 MRI 扫描和诊断性鼻内镜进行定期复查。目前是每年进行 1 次鼻旁窦 MRI 扫面复查（图 39.7、图 39.8）。手术后 7 年未见复发，保持无瘤生存状态。

总结及作者观点：

（1）鼻腔鼻窦未分化癌通常发现较晚，具有强侵袭性。

（2）手术入路取决于是否累及眼眶、硬脑膜和脑组织。

（3）治疗方案需与患者共同决策，并召开多学科会诊听取多方意见和建议。

（4）目前尚无证据表明，根治性手术方式的治疗效果优于保守手术方式联合术后放化疗的效果。

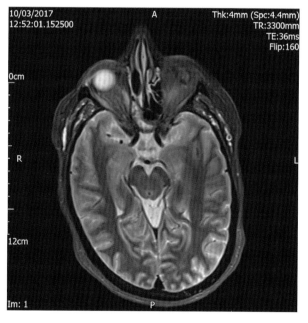

图 39.8 术后鼻窦轴位 MRI 扫描显示右侧筛窦复合体和右侧眼眶。右侧蝶筛隐窝黏膜增厚，但无复发迹象

参考文献

[1] Morand G, Anderegg N, Vital D, Ikenberg K, Huber G, Soyka M, et al. Outcome by treatment modality in sinonasal undifferentiated carcinoma (SNUC): a case-series, systematic review and meta-analysis. Oral Oncol. 2017;75:28 - 34.

[2] Kim B, Vongtama R, Juillard G. Sinonasal undifferentiated carcinoma: case series and literature review. Am J Otolaryngol. 2004;25(3):162 - 166.

[3] Stelow EB, Justin A. Update from the 4th edition of the world health organization classification of head and neck tumours: tumors of the nasal cavity, Paranasal sinuses and skull base. Head Neck Pathol. 2017;11(1):3 - 15.

[4] Wenig B. Undifferentiated malignant neoplasms of the Sinonasal tract. Arch Pathol Lab Med. 2009;133(5):699 - 712.

[5] Khan M, Konuthula N, Parasher A, Genden E, Miles B, Govindaraj S, et al. Treatment modalities in sinonasal undifferentiated carcinoma: an analysis from the national cancer database. Int Forum Allergy Rhinol. 2017;7(2):205 - 210.

[6] Barber E. · Eapen A, Nabar R. et al. Treatment of Sinonasal undifferentiated carcinoma with TPF and concurrent chemo-radiation: case report and literature review. Case Rep Oncol 2019;12:199 - 204.

（黄雪颖）译，（兰桂萍）校

40 鼻腔鼻窦恶性黑色素瘤

Hisham S. Khalil

40.1 病例展示

患者男性，52 岁，反复左鼻出血、鼻塞数月，鼻内镜检查发现鼻腔内有一色素沉着的软组织肿块，经 CT（图 40.1、图 40.2）和 MRI 检查后也证实了上述发现。活检确诊病变为恶性黑色素瘤。经鼻侧切开行全鼻中隔切除术将其切除（图 40.3）。1 年后，患者后组筛窦和蝶窦发现恶性黑色素瘤卫星灶（图 40.4）。经内镜下切除后进行术后放射治疗。治疗后，患者一直保持无病状态，但于首次确诊 9 年后，因与初发病不相关的原因去世（图 40.5）。

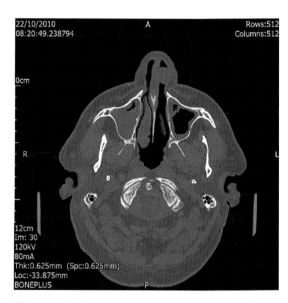

图 40.1　鼻窦轴位 CT 扫描显示左侧鼻中隔软组织病变

40.2 背景知识

鼻腔鼻窦恶性黑色素瘤是一种罕见的肿瘤，占恶性黑色素瘤的 0.5%～2%。由于临床表现出现得较晚，故预后较差。

其发生的危险因素和病因学目前尚不明确。60 岁以上的白色人种男性发病率较高。大部分患者会出现单侧鼻出血及鼻塞。组织学通常为未分化肿瘤，可通过免疫组化进行诊断，如波形蛋白、S100、HMB45（人类黑色素瘤 45）呈阳性。

H. S Khalil (✉)
Peninsula Medical School, University of Plymouth, Plymouth, UK

Consultant ENT Surgeon, University Hospitals Plymouth NHS Trust, Plymouth, UK
e−mail: Hisham.khalil@plymouth.ac.uk

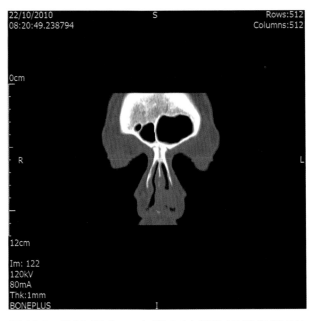

图 40.2　鼻窦冠状位 CT 扫描显示左侧鼻中隔软组织病变

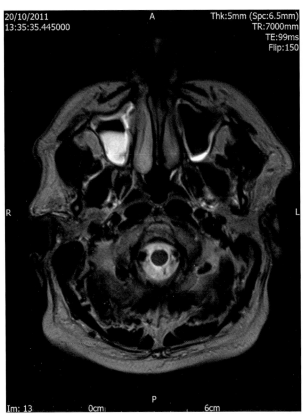

图 40.3　术后 T2 加权轴位 MRI 扫描显示全鼻中隔切除。右侧上颌窦有积液

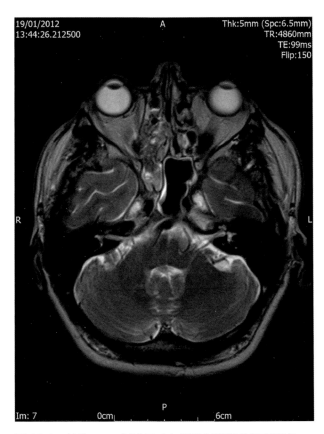

图 40.4　轴位 MRI 扫描显示左侧后组筛窦及蝶窦病变

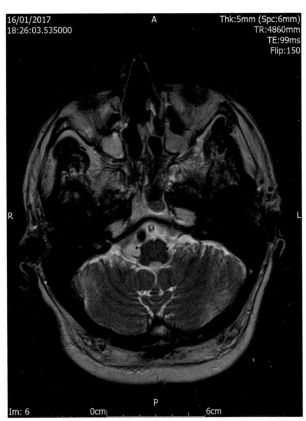

图 40.5　内镜下切除和术后放射治疗的复发性恶性黑色素瘤，轴位 MRI 扫描显示没有病灶存在

最好的治疗方式为完整手术切除并获得切缘阴性。放疗和化疗只用于局部复发和远处转移。一项关于原发性鼻腔鼻窦恶性黑色素瘤不同的治疗方式及生存期的 Meta 分析表明，放疗 + 手术治疗或放化疗 + 手术治疗与单独手术治疗相比没有生存优势。与单独手术或单独化疗相比，手术 + 化疗的治疗方式具有显著的总体生存优势。平均总生存期为 27.41 个月，预后较差。局部复发（31% ~ 85%）和远处转移（25% ~ 50%）的风险高。良好的局部区域复发仍可能伴随远处转移。

40.3 临床实践

40.3.1 病史

反复单侧鼻出血和鼻塞是最常见的临床表现。很重要的一点是，需要询问患者与转移病灶相关的症状。

40.3.2 查体

鼻内镜检查显示鼻中隔左侧有一个伴有色素沉着的软组织病变，并填充了左侧鼻腔的前 1/3。其余鼻腔及鼻后间隙均正常。耳、咽喉、颈部检查未见明显异常。患者无任何眼眶体征。鼻腔鼻窦恶性黑色素瘤病变并非总是有色素沉着。

40.3.3 检查

为排除反复鼻出血是否导致贫血，血细胞分析检查是很有必要的。其他的实验室检查还包括肾功能和肝功能检查。与所有的鼻腔鼻窦肿瘤一样，鼻腔鼻窦恶性黑色素瘤的检查也包括鼻旁窦 CT 和 MRI 扫描，以明确病变范围并评估眼眶、颅底、硬脑膜和大脑的受累情况，而颈部 MRI、胸部和上腹部 CT 检查结果则可用于分期。

在治疗完成 3 个月后需要进行鼻窦基线 MRI 扫描，且在治疗后的前 3 年内每 6 个月复查 1 次。此后的复查方案有所不同，但建议每年对鼻窦进行一次 MRI 扫描。

40.3.4 治疗

鼻腔鼻窦恶性黑色素瘤的主要治疗方法是完全切除并获得切缘阴性。对该患者而言，达到此治疗目的的最好方式是通过鼻侧切开，用 Ballenger 刀将鼻中隔完全切除，并保证切缘阴性。治疗后密切随访，每 2 个月对患者进行鼻内镜和 MRI 检查（图 40.3）。

该患者初次治疗 1 年后肿瘤复发，鼻出血症状再次出现，鼻内镜检查可发现左侧蝶筛隐窝处有一处伴有色素沉着的卫星状沉积物。MRI 扫描提示肿瘤复发并累及左侧蝶窦和后组筛窦（图 40.4）。进一步行活检和内镜下蝶筛切除术，术后证实黏膜恶性黑色素瘤复发。遵循 MDT 会诊意见，患者于术后进行放疗。其后保持无病状态 7 年，包括其后 5 年 MRI 扫描均无异常（图 40.5）。患者于首次出现临床症状的 9 年后，因与肿瘤不相关的原因去世。

总结及作者观点：
　　鼻腔鼻窦恶性黑色素瘤是一种罕见肿瘤，往往因临床表现出现较晚而导致其整体预后较差。最好的治疗方式是外科手术完整切除，并且获得切缘阴性。

参考文献

[1] Alves SS, Berriel LGS, Alves RT, et al. Sinonasal malignant melanoma. A case report and literature review. Case Rep Oncol Med. 2017;2017:8201301.
[2] Gore MR, Zanation A. Survival in sinonasal malignant melanoma; a meta-analysis. J Neurol Surg B Skull Base. 2012 Jun;73(3):157－162.

（曹子源）译,（张少杰）校

41 颅面骨良性纤维骨性病变

Hisham S. Khalil，Abdulaziz Abushaala

41.1 病例展示

患者男性，19 岁，渐进性头痛多年。几个月前，患者朋友及家人发现其左眼轻微突出。在过去的 2 个月中，患者开始出现复视。CT 和 MRI 扫描证实了左侧额窦骨纤维结构不良，继发黏液囊肿，一直延伸至左侧眼眶。通过颅骨切开术联合内镜下鼻窦手术，对黏液囊肿进行引流，同时减少骨纤维结构不良。患者术后症状缓解，5 天后出院。

41.2 背景知识

颅面骨良性纤维骨性病变（BFOL）是一组具有相似显微特征的不同类型的骨内病变。其特征为超细胞成纤维基质内含有各种不同的骨或牙髓样组织和其他钙化结构。骨化性纤维瘤（OF）和骨纤维结构不良（FD）是最常见的纤维骨性病变。

41.2.1 骨化性纤维瘤

骨化性纤维瘤可见于 30~40 岁的患者。其好发于下颌骨和上颌骨。分为牙源性骨化性纤维瘤（牙骨质骨化性纤维瘤）和青少年骨化性纤维瘤两类。其可表现为面部肿胀和畸形，可引起与邻近重要结构（如鼻窦和眼眶）相关的体征和症状。为避免复发，需要对其进行彻底的手术切除。

H. S Khalil (✉)
Peninsula Medical School, University of Plymouth,
Plymouth, UK

University Hospitals Plymouth NHS Trust, Plymouth, UK
e-mail: Hisham.khalil@plymouth.ac.uk

A. Abushaala
Forth Valley Hospital, Larbert, Scotland

© Springer Nature Switzerland AG 2021
M. Stavrakas, H. S Khalil (eds.), *Rhinology and Anterior Skull Base Surgery*,
https://doi.org/10.1007/978-3-030-66865-5_41

41.2.2 骨纤维结构不良

骨纤维结构不良是一种骨生长发育性疾病，好发于儿童和青少年。其有 3 种类型，按照发生的频率分为单骨性骨纤维结构不良、多骨性骨纤维结构不良和罕见且最严重的 McCune-Albright 综合征。McCune-Albright 综合征会导致年轻女性患者内分泌失调、身材矮小及皮肤色素沉着。

骨纤维结构不良的病因仍未知。一种理论认为，骨纤维结构不良的类型和分布取决于哪些组织含有突变的 $Gs-\alpha$（$GNAS1$）基因，并反过来受到基因组印记等因素的影响。

骨纤维结构不良的治疗取决于患者的症状。该病可能于青春期后不再发展。但是，若疾病持续进展则需要进行外科手术切除，可根据情况决定是否需要重建。也可以应用双膦酸盐治疗。有少数骨纤维结构不良恶变的报道，其中大多数为骨肉瘤，其次为纤维肉瘤和软骨肉瘤。因此，对骨纤维结构不良的患者进行长期的随访是很有必要的。

41.3 临床实践

41.3.1 病史

既往有外伤史的骨纤维结构不良患者并不少见。这位患者小时候头部受过伤。根据受影响的颅面部骨骼的位置，可能会有一个面部不对称或视觉障碍（突出或复视）、不典型的面部疼痛和头痛、鼻塞、嗅觉缺失和听力损失的病史，而这些逐渐出现的症状可能会被患者忽视。

41.3.2 查体

有证据表明患者左眼突出，主要是左眼向下移位，但没有明显的面部骨骼不对称。鼻内镜检查无明显异常。除了轻度左眼突出和侧视时左眼活动度受限且伴随复视外，余眼科检查正常。

41.3.3 检查

骨纤维结构不良主要通过影像学进行诊断。需结合 CT 和 MRI 成像来确诊。"毛玻璃"样外观最为常见（图 41.1）。其他表现包括颅骨皮质增厚、骨内囊肿形成和黏液囊肿形成。

活检可用于明确诊断并排除恶变。组织学特征为细胞纤维间质低至中度围绕着不规则、曲线状的编织骨小梁。

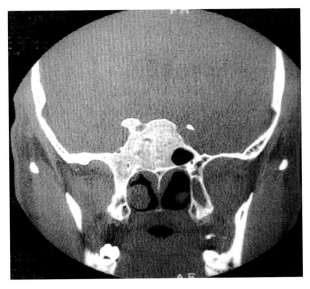

图 41.1 鼻窦冠状位 CT 扫描显示右侧蝶窦及左侧大部分蝶窦骨纤维结构不良

总结及作者观点：

（1）不同类型的良性纤维骨性病变具有重叠的临床、影像学和组织病理学特征。

（2）为达到精确的诊断及提供一个适合的治疗计划，通常需要多学科团队协作。同时，为了及时发现任何复发或恶变，需要对良性纤维骨性病变的患者进行长期随访。

参考文献

[1] Bahl R, Gupta SS. Benign fibro-osseous lesions of jaws–a review. Int Dent J Stud Res. 2012 Jun;1:56–67.

[2] Edmond M, Clifton N, Khalil H. A large atypical osteoma of the maxillary sinus: a report of a case and management challenges. Eur Arch Otorhinolaryngol. 2011;268(2):315–318. https://doi.org/10.1007/ s00405-010- 1447- 0.

[3] El-Mofty SK. Fibro-osseous lesions of the craniofacial skeleton: an update. Head Neck Pathol. 2014 Dec 1;8(4):432–444.

[4] Toyosawa S, Yuki M, Kishino M, Ogawa Y, Ueda T, Murakami S, Konishi E, Iida S, Kogo M, Komori T, Tomita Y. Ossifying fibroma vs fibrous dysplasia of the jaw: molecular and immunological characterization. Mod Pathol. 2007 Mar;20(3):389–396.

[5] Rogozhin DV, Bertoni F, Vanel D, Gambarotti M, Righi A, Konovalov DM, Talalaev AG, Roshin VY, Ektova AP, Bolotin MV, Lopatin AV. Benign fibro-osseous lesions of the craniofacial area in children and adolescents. Архив патологии. 2015 Jul 1;77(4):63–70.

[6] Khalil HS, Toynton S, Steventon N, Adams W, Gibson J. Radiological difficulties in the diagnosis of fibrous dysplasia of the sphenoid sinus and the cranial base. Rhinology. 2001;39(1):49–51.

[7] Eversole R, Su L, ElMofty S. Benign fibro-osseous lesions of the craniofacial complex a review. Head Neck Pathol. 2008 Sep 1;2(3):177–202.

[8] Mainville GN, Turgeon DP, Kauzman A. Diagnosis and management of benign fibro-osseous lesionof the jaws: a current review for the dental clinician. Oral Dis. 2017 May;23(4):440–450.

[9] Nelson BL, Phillips BJ. Benign fibro-osseous lesions of the head and neck. Head Neck Pathol. 2019 Sep 1;13(3):466–475.

[10] Khalil HS, Adams W. Clinico-radiological considerations in the treatment of frontal sinus mucoceles. Rev Laryngol Otol Rhinol. 2009;130(4–5):267–271.

[11] Kumar Srichinthu K, Ragunathan Yoithapprabhunath T, Chitturi RT, Yamunadevi A, Potsangbam AD, Singh DN. Fibro osseous lesions – classifications, pathophysiology and importance of radiology: a short review. Int Biol Biomed J. 2016 Sep 10;2(1):11–20.

（曹子源）译，（张少杰）校

42 鼻窦骨瘤

Abdulaziz Abushaala，Hisham S. Khalil

42.1 病例展示

患者女性，52 岁，白色人种。慢性鼻窦炎经最佳药物治疗无效，行鼻窦 CT 扫描检查。结果提示左侧额窦骨性病变，诊断为左额窦骨瘤。该患者接受了功能性鼻内镜鼻窦手术，但未切除额窦骨瘤。随访数年未发现骨瘤有进展。

42.2 背景知识

骨瘤，一种生长缓慢的骨肿瘤，是鼻窦最常见的良性肿瘤。它们在大约 3% 的鼻窦 CT 扫描中被偶然发现，通常散发或作为 Gardner 综合征的一部分。骨瘤常见于额窦（80%），其次是筛窦（15%）、上颌窦（5%），很少出现在蝶窦。

鼻窦骨瘤的发展有 3 种理论，但没有一种被普遍接受。镜下，它们可以是有蒂或者无蒂、广泛基底的。组织学上，它们是由成熟骨组成的成骨肿瘤，可分为象牙一样坚硬的（乳白色）、成熟的或混合的组织学类型。骨瘤大多数没有症状，但当肿瘤增大，堵塞窦口，扩展至眼眶、颅内，或者导致面部不对称时，可能会变得有症状。骨瘤的位置决定其症状和体征，可能会出现鼻窦炎及其并发症的症状、眼眶受累症状或其他神经系统症状。眼眶受累症状包括复视、眼球突出、突眼症、溢泪、头痛和面部疼痛。

无症状骨瘤无须积极治疗。但有症状的骨瘤需根据肿瘤位置和大小通过内镜手术、外部手术或联合手术的方式进行切除。目前，尚无骨瘤恶变的文献报道。

A. Abushaala
Forth Valley Hospital, Larbert, Scotland

H. S Khalil (✉)
Peninsula Medical School, University of Plymouth, Plymouth, UK

University Hospitals Plymouth NHS Trust, Plymouth, UK
e-mail: Hisham.khalil@plymouth.ac.uk

© Springer Nature Switzerland AG 2021
M. Stavrakas, H. S Khalil (eds.), *Rhinology and Anterior Skull Base Surgery*,
https://doi.org/10.1007/978-3-030-66865-5_42

42.3 临床实践

42.3.1 病史

患者具有鼻窦炎的典型症状，如双侧鼻塞、间歇性流脓涕、嗅觉减退和偶尔头痛，无与骨瘤部位有关的局部面部疼痛史。但该患者有支气管扩张病史，正在接受周期性抗生素、脉冲式口服类固醇、类固醇吸入和支气管扩张剂的维持治疗。

42.3.2 查体

查体无面部肿胀、不对称或压痛。具有慢性鼻窦炎的典型症状，表现为双侧Ⅲ级炎症性息肉和双侧鼻腔黏液。

42.3.3 检查

鼻旁窦 CT 扫描为首选检查方法（图 42.1），很少需要进行组织学确认。最初需每年进行复查确定生长速度，但如果患者无症状，则为了避免放射风险而无须长期进行复查。

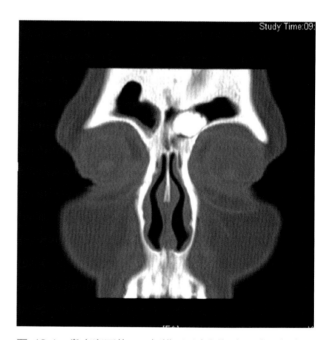

图 42.1　鼻旁窦冠状 CT 扫描显示左侧额窦骨瘤，额窦通气良好

42.3.4 治疗

医师认为骨瘤不是导致患者出现症状的原因，因此与患者商量后共同决定不切除肿瘤。此举是为了避免潜在的手术风险，如脑脊液鼻漏。之后的检查亦证实这样做是正确的。

有症状的额窦骨瘤患者具有切除指征，可以通过内镜下扩大额隐窝入路（Draf Ⅰ～Ⅲ）、骨瓣成形术、鼻外额窦造口术，大的骨瘤内由鼻外联合鼻内镜入路切除。如果骨瘤有蒂部，则更容易在内镜下切除。

总结及作者观点：

鼻窦骨瘤往往是在影像学检查中偶然被发现。只对有症状的患者才有必要进行手术切除，且手术方式取决于骨瘤的部位和大小，以及外科医师的经验。

参考文献

[1] Mali SB. Paranasal sinus osteoma: review of literature. Oral Surg. 2014 Feb;7(1):3–11.

[2] Edmond M, Clifton N, Khalil H. A large atypical osteoma of the maxillary sinus: a report of a case and management challenges. Eur Arch Otorhinolaryngol. 2011;268:315–318. https://doi.org/10.1007/s00405–010–1447–0.

[3] Cheng KJ, Wang SQ, Lin L. Giant osteomas of the ethmoid and frontal sinuses: clinical characteristics and review of the literature. Oncol Lett. 2013 May 1;5(5):1724–1730.

[4] Viswanatha B. Maxillary sinus osteoma: two cases and review of the literature. Acta Otorhinolaryngol Ital. 2012 Jun;32(3):202.

[5] Arslan HH, Tasli H, Cebeci S, Gerek M. The management of the paranasal sinus osteomas. J Craniofac Surg. 2017 May 1;28(3):741–745.

（钟自玲）译，（翁敬锦）校

第七部分：小儿鼻科学

43 急性鼻窦炎

Elizabeth Kershaw，Aristotelis Poulios

43.1 病例展示

男童，4岁，近12天有卡他症状、咳嗽、脓涕、鼻塞伴张口呼吸和发热病史。患儿最近患有上呼吸道感染，似乎逐渐好转。患儿通常会张嘴呼吸，打鼾声很大，偶尔会出现呼吸暂停症状，即使无上呼吸道感染时也有睡眠呼吸暂停症状。

患儿没有已知的并发症，出生时足月无并发症。患儿的全科医师建议妈妈尝试鼻吸器，这有助于清除他鼻腔的一些分泌物，但其他方面的症状仍然存在。

检查时，患儿表现出全身不适并且体温为38.3℃。前鼻镜检查提示鼻底黏膜水肿和脓涕（图43.1）。上颌窦叩诊时患儿有疼痛感。除了从后鼻腔流下的脓性分泌物外，口咽部大体无明显异常。

该患儿接受了一个疗程的口服抗生素和鼻用类固醇治疗，其急性症状得到缓解。

43.2 背景知识

43.2.1 解剖学

鼻窦是鼻腔周围的内衬有呼吸道黏膜上皮的一些含气空腔。鼻窦在怀孕25~28周时开始发育为黏膜囊状突起，然后逐渐侵入鼻腔周围的骨骼形成鼻窦。鼻窦在童年时期会继续发育。上颌窦首先发育并通气；上颌窦有两个生长阶段，3岁以前及7~18岁。上颌窦开口位于鼻底或鼻底以上，低于成人。蝶窦直到3岁才开始发育。儿童时期即存在筛窦，4岁时开始气化，青春期发育出筛窦气房。额窦发育最晚，2岁开始气化。

鼻窦的存在有助于吸入空气的过滤、加湿和加温。它们可以减轻头骨重量，让说话产生共鸣，并吸收创伤带来的冲击，促进面部发育。

E. Kershaw · A. Poulios (✉)
Mid Yorkshire Hospitals NHS Trust, Wakefield, UK
e-mail: elizabeth.kershaw2@nhs.net

© Springer Nature Switzerland AG 2021
M. Stavrakas, H. S Khalil (eds.), *Rhinology and Anterior Skull Base Surgery*,
https://doi.org/10.1007/978-3-030-66865-5_43

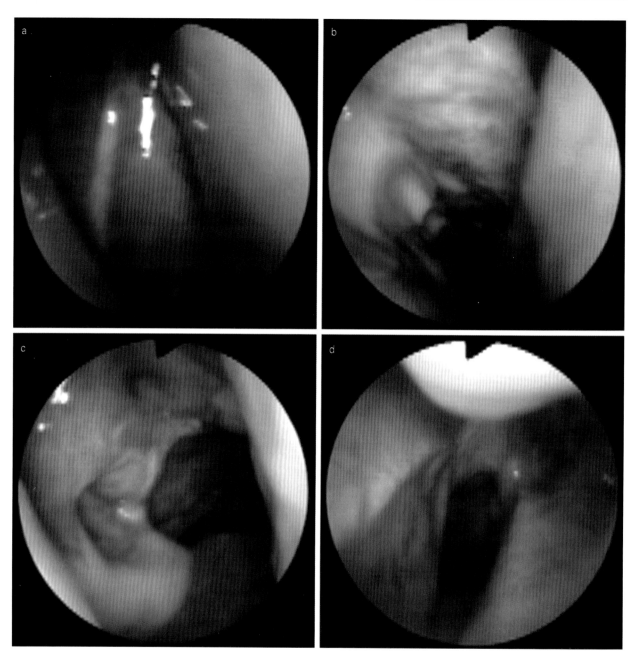

图 43.1　a～d. 左、右中鼻道可见脓性分泌物

急性鼻窦炎期间的鼻窦影像学显示了鼻窦受累的比例：上颌窦和筛窦（60%）、蝶窦（35%）以及额窦（18%）。这与儿童时期鼻窦的发育的时间顺序一致。

43.2.2　病理生理学

急性鼻窦炎（ARS）被认为是在上呼吸道感染（URTI）的背景下发生的，其致病病原体是相同的。URTI 会导致鼻黏膜水肿和分泌物增多，这反过来又会阻塞鼻窦口，阻碍黏液的排出，导致鼻窦阻塞。鼻窦内的分泌物积聚，导致疼痛、脓性鼻漏和发热等症状。

Gwaltney 等描述了这样一种理论，即 ARS 是在存在 URTI 的情况下擤鼻涕的结果，病原体在压力下被迫进入鼻旁窦。URTI 期间水肿和黏液纤毛功能障碍共同阻碍黏液和病原体的清除。

43.2.3 微生物学

急性鼻窦炎通常为病毒性的，由鼻病毒、甲型和乙型流感、副流感、呼吸道合胞病毒、腺病毒或肠道病毒引起。

细菌性 ARS 通常是肺炎链球菌、流感嗜血杆菌和卡他莫拉菌感染的结果。金黄色葡萄球菌、化脓性链球菌和绿色链球菌的分离检出率较低。在大约 1/3 的病例中致病因素是多种微生物，这也与抗菌治疗方案有关。青霉素耐药菌的相关病例数目已被证明在增加。

易感因素包括过敏、纤毛功能受损、胃食管反流病、免疫缺陷（包括糖尿病）和先天性疾病（包括囊性纤维化和原发性纤毛运动障碍）。

43.3 临床实践

43.3.1 诊断

急性鼻窦炎主要根据患者的临床病史和检查进行诊断。

在记录病史时，应列出当前的症状，包括发病时间、持续时间、既往事件、严重程度的变化，是否存在鼻塞、流鼻涕、面部疼痛、头痛、咳嗽、发热，以往任何类似的上呼吸道感染发作或病史，过去使用抗生素的情况。还要记录是否有其他医学疾病或状况、过敏、社会环境，包括家庭情况和教育。

对患者的检查包括一般观察、有无发热。需要做全面的耳鼻喉检查评估。前鼻镜检查可显示黏膜水肿、黏液脓性分泌物和炎症；如果患者可耐受，可使用纤维鼻咽内镜评估鼻腔，并从中鼻道取出分泌物行微生物拭子细菌培养。应进行神经学评估，并检查眼眶、眼球活动度和视力，以排除急性鼻窦炎的并发症。

鉴别诊断包括异物、后鼻腔闭锁 / 狭窄、牙科疾病、腺样体肥大或炎症、过敏性鼻炎。病史和检查将指导最终诊断。

根据《EPOS 2020 指南》，急性鼻窦炎的定义为：突然出现以下两种或两种以上症状：

- 鼻塞 / 阻塞 / 充血。
- 或鼻涕颜色改变。
- 或咳嗽（白天和夜间）。

持续 < 12 周（如果问题复发，则无症状间隔）；通过电话或面诊证实。

急性细菌性鼻窦炎（根据《EPOS 2020 指南》）至少存在以下情况中的 3 种：

- 鼻涕颜色改变（以单侧为主）和脓性分泌物。
- 严重的局部疼痛（以单侧为主）。
- 疾病症状加重。

- 血沉 /CRP 升高。

- 发热，体温＞ 38℃。

对于单纯的 ARS，放射学和微生物学检查不是必需的。鼻窦冲洗取分泌物行微生物细菌培养对严重或耐药病例有用。或者，可以在内镜引导下从上颌窦取分泌物拭子。

43.3.2 治疗

在《EPOS 2020 指南》中，强调几乎所有 ARS 患者（成人和儿童）的治疗都应是对症治疗。如果需要，可以使用局部皮质类固醇药物。鼻用类固醇药物已被证明对 ARS 的治疗有显著益处。可减少黏膜水肿，从而改善鼻旁窦的引流。只有当有严重症状表明细菌性持续性急性鼻窦炎时，才应使用抗生素。这些症状包括高热、短期好转后复发、严重的面部疼痛和血沉升高。如果需要使用抗生素，则建议使用阿莫西林 – 克拉维酸和头孢菌素，如果患者有过敏反应，则可以使用大环内酯类药物。最好考虑参考当地抗生素处方集。Falagas 认为，使用抗生素可以更快地缓解症状，但患者最终会自行康复。

只有在治疗急性鼻窦炎的并发症时才需要进行手术干预。

对于无并发症的急性鼻窦炎，不需要在耳鼻喉科门诊进行常规随访。

总结及作者观点：
(1) 急性鼻窦炎的诊断主要基于患者的临床病史和检查。
(2) 鉴别诊断包括异物、后鼻腔闭锁 / 狭窄、牙科疾病、腺样体肥大或炎症、过敏性鼻炎。
(3) 大多数情况下对症治疗，如果有需要，可结合局部应用皮质类固醇。

参考文献

[1] Kristo A, et al. Paranasal sinus findings in children during respiratory infection evaluated with magnetic resonance imaging. Pediatrics. 2003;111(5 pt 1):e586 – 589.

[2] van der Veken PJ, et al. CT–scan study of the incidence of sinus involvement and nasal anatomic variations in 196 children. Rhinology. 1990;28(3):177 – 184.

[3] Gwaltney JM, et al. Nose blowing propels nasal fluid into the paranasal sinuses. Clin Infect Dis. 2000;30:387 – 391.

[4] Winther B, et al. Cross–linked fibrin in nasal fluid of patients with the common cold. Clin Infect Dis. 2002;34:708 – 710.

[5] Chow AW, et al. Executive summary: IDSA clinical practice guideline for acute bacterial rhinosinusitis in children and adults. Clin Infect Dis. 2012;54(8):1041 – 1045.

[6] Savolainen S. Allergy in patients with acute maxillary sinusitis. Allergy. 1989;44:116 – 122.

[7] Wang DY, et al. A survey on the management of acute rhinosinusitis among Asian physicians. Rhinology. 2011;49(3):264 – 271.

[8] Pacheco–Galvan A, et al. Relationship between gastro–oesophageal reflux and airway diseases: the airway reflux paradigm. Ach Bronconeunol. 2011;47(4):195 – 203.

[9] Fokkens WJ, Lund VJ, Hopkins C, et al. European position paper on rhinosinusitis and nasal polyps 2020. Rhinology. 2020;58(Suppl S29):1 – 464. Published 2020 Feb 20. https://doi.org/10.4193/Rhin20.600.

[10] Zalmanovici Trestioreanu A, et al. Intranasal steroids for acute sinusitis. Cochrane Database Syst Rev. 2013;12:CD005149. https://doi. org/10.1002/14651858.CD005149.pub4.

[11] Falagas ME, et al. Comparison of antibiotics with placebo for treatment of acute sinusitis: a meta-analysis of randomised controlled trials. Lancet Infect Dis. 2008;8(9):543 - 552.

（欧华霜）译，（李　敏）校

44 慢性鼻窦炎

Elizabeth Kershaw，Aristotelis Poulios

44.1 病例展示

女孩，8岁，近3个月内多次在家庭医师处就诊，发现有持续的鼻炎症状、咳嗽、脓涕、鼻塞伴张嘴呼吸。她主诉头部闷塞感。

患儿没有已知的并发症，足月出生，没有并发症。患儿的全科医师建议妈妈尝试鼻腔吸引器，这有助于清除鼻腔中的一些分泌物，患儿已经口服了几个疗程的阿莫西林，但效果很短暂。

在检查中，患儿配合良好。前鼻镜检查显示下鼻甲水肿肥大。上颌窦叩诊未见疼痛。口咽部除了从后鼻腔排出的黏液脓性分泌物外，大体上无其他阳性体征。

该患儿接受了为期4周的多西环素延长疗程，并在生理盐水鼻腔冲洗的同时使用鼻内类固醇。为了更好地控制患儿的症状，家庭医师建议长期使用鼻内类固醇喷雾剂。

44.2 背景知识

44.2.1 解剖学

鼻窦是鼻腔周围的内衬有呼吸道黏膜上皮的一些含气空腔。它们在怀孕25～28周时开始发育为黏膜囊状突起，然后逐渐侵入鼻腔周围的骨骼形成鼻窦。它们在童年时期会继续发育。上颌窦首先发育并通气；它有两个生长阶段，3岁以前及7～18岁。开口位于鼻底或鼻底以上，低于成人。蝶窦直到3岁才开始发育。儿童时期即存在筛窦，4岁时开始气化，青春期发育出筛窦气细胞。额窦发育最晚，2岁时开始气化。

鼻窦的存在有助于吸入空气的过滤、加湿和加温。它们可以减轻头骨重量，让说话产生共鸣，并吸收创伤带来的冲击，促进面部发育。

E. Kershaw・A. Poulios (✉)
Mid Yorkshire Hospitals NHS Trust, Wakefield, UK
e-mail: elizabeth.kershaw2@nhs.net

44.2.2 病理生理学

Kennedy 等描述了导致慢性鼻窦炎发生的循环影响。最初的损伤是黏膜充血或解剖结构变异导致窦口鼻窦复合体闭合和鼻窦引流受阻。这导致黏液滞留、分泌物增厚和 pH 改变。黏膜气体代谢发生改变，进而损害纤毛和上皮。这些多因素变化使得细菌生长在一个有炎症和细菌感染的封闭腔中。黏膜进一步增厚，导致开口闭合，因此循环继续。

慢性鼻窦炎可能是多因素的。易感因素包括过敏等，导致鼻黏膜炎症，并阻塞鼻窦口。腺样体肥大被认为是通过形成细菌存储池从而感染鼻窦，以及堵塞后鼻腔而影响鼻腔引流。纤毛功能受损（包括囊性纤维化和原发性纤毛运动障碍），阻止黏液从鼻窦中排出，从而导致滞留。胃食管反流病导致鼻后咽喉黏膜炎症，糖尿病等免疫缺陷疾病使患者抵抗感染的能力下降。

44.3 临床实践

44.3.1 诊断

确定儿童慢性鼻窦炎病程通常很困难。很难区分持续超过 12 周的持续症状和在两次发作之间完全缓解的复发症状。CRS 的症状与荨麻疹、变应性鼻炎、腺样体肥大或腺样体炎的症状相似。

检查不像成年人那么简单。鼻内镜检查是评估鼻腔和中鼻道周围疾病的最佳方式，而对儿童进行鼻内镜检查可能很困难。首先检查耳部，是否有中耳积液或咽鼓管功能障碍的体征。耳镜可以用于前鼻镜检查，评估黏膜的情况，寻找是否有脓性分泌物或明显的息肉。如果可以进行鼻内镜检查，则应确认是否存在鼻甲肥大，并可查看中鼻道是否有息肉病变或脓性分泌物。如果发现息肉，则必须考虑诊断为囊性纤维化的可能性。

根据 2012 年发布的《欧洲鼻窦炎和鼻息肉意见书》（以下称《EPOS 2012 指南》），鼻窦炎的定义为：以两种或两种以上症状为特征的鼻和鼻旁窦炎症，其中一种症状应为鼻塞 / 阻塞 / 充血或鼻涕（前 / 后鼻腔分泌物）：+/– 面部疼痛 / 压痛 +/– 咳嗽（成人，嗅觉丧失），或：

- 内镜检查提示鼻息肉。
- 和 / 或原发于中鼻道的黏脓性分泌物。
- 和 / 或原发于中鼻道的水肿 / 黏膜阻塞。
- 和 / 或：窦口鼻窦复合体和 / 或鼻窦内的黏膜的 CT 改变。

《EPOS 2012 指南》将慢性鼻窦炎定义为：以两种或两种以上症状为特征的鼻和鼻旁窦炎症，其中一种症状应为鼻塞 / 阻塞 / 充血或鼻涕（前 / 后鼻腔分泌物）：

- +/– 面部疼痛 / 压力。
- +/– 咳嗽。
- 持续超过 12 周。

鼻旁窦 CT 成像可用于有慢性鼻窦炎症状但治疗无效的患者。

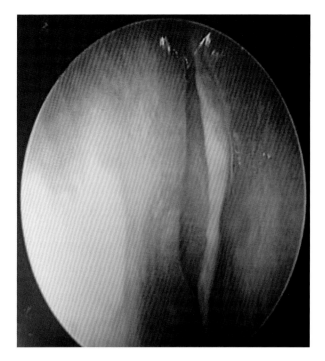

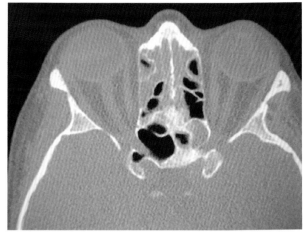

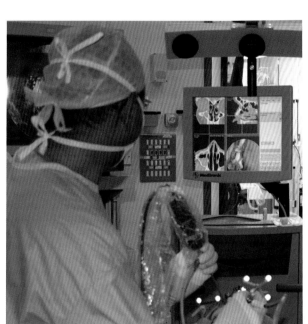

44.3.2 治疗

生理盐水鼻腔冲洗被广泛应用。它可以在家里制备，也可以买预先配置好的溶液。它减少了鼻腔内的杂物和黏液，这使得局部治疗能够更好地接触鼻黏膜。

局部使用皮质类固醇喷雾剂和滴剂可以减少鼻腔水肿和炎症，这将有助于打开窦口，使鼻窦引流。

抗生素可用于慢性鼻窦炎急性加重的患者。克拉霉素是最常用的。治疗持续时间存在争议，大多数临床医师同意至少应开4周的处方。

44.3.3 手术的指征

手术干预在儿童慢性鼻窦炎患者中比在成人中要少得多。手术通常用于CRS严重并发症的处理，如眶内侧骨膜下脓肿或复杂的额窦炎或蝶窦炎。也推荐用于有难治性鼻息肉的患者，如有囊性纤维化、诊断为上颌窦后鼻腔息肉或内翻乳头状瘤的患者。当患者的鼻窦炎导致同时存在肺部疾病加重时，如哮喘或者免疫缺陷，这是较弱的手术指征。如果关注的是对生活质量的影响，或尽管进行了最大限度的药物治疗，但黏膜疾病仍持续，这样就不建议手术治疗。

44.3.4 手术干预

由于慢性鼻窦炎往往是多因素的，一旦临床管理得到优化，就会考虑进行手术。腺样体肥大已被证明会导致儿童慢性鼻窦炎，尤其是对于 12 岁以下的儿童。腺样体切除术应被视为一线手术治疗方案，70% 的患者术后症状有所改善。

Ramadan 等比较了单纯腺样体切除术与腺样体切除术联合上颌窦冲洗或鼻窦口球囊扩张术的疗效，结果显示，在 1 年内，腺样体切除术与辅助治疗联合使用的疗效更佳（有效率分别为 87.5% 和 60.7%、80% 和 52.6%）。

也可以考虑进行鼻内镜手术，但是考虑到鼻泪管和眼眶的相关风险，尽量避免行鼻内镜手术。

总结及作者观点：
(1) 确定儿童慢性鼻窦炎病史通常很困难。
(2) 主要治疗方法为药物治疗，手术治疗仅适用于药物治疗无效的患者。
(3) 对药物治疗无反应的幼儿应考虑进行腺样体切除术。

参考文献

[1] Kennedy DW. Pathogenesis of chronic rhinosinusitis. Ann Otol Rhinol Laryngol Suppl. 2004;193:6－9.

[2] Kennedy JL, et al. Chronic sinusitis pathophysiology: the role of allergy. Am J Rhinol Allergy. 2013 Sep–Oct;27(5):367－371.

[3] Arnaoutakis D, Collins WO. Correlation of mucociliary clearance and symptomatology before and after adenoidectomy in children. Int. J. Pediatr. Otorhinolaryngol. 2011;75:1318－1321.

[4] Marcus AM, et al. Targeting ion channels in cystic fibrosis. J. Cystic Fibrosis. 2015;14(5):561－570.

[5] Lin YH, et al. Increased risk of chronic sinusitis in adults with gastroesophgeal reflux disease: a nationwide population–based cohort study. Medicine (Baltimore). 2015;94(39):e1642.

[6] Mainz JG, et al. Pathogenesis and management of nasal polyposis in cystic fibrosis. Curr Allergy Asthma Rep. 2012;12(2):163－174.

[7] Triulzi F, et al. Imaging techniques in the diagnosis and management of rhinosinusitis in children. Pediatr Allergy Immunol. 2007 Nov;18(Suppl 18):46－49.

[8] Brietzke SE, et al. Clinical consensus statement: pediatric chronic rhinosinusitis. Otolaryngol. Head Neck Surg. 2014;151:542－553.

[9] Brietzke SE. Adenoidectomy outcomes in pediatric rhinosinusitis: A meta–analysis. Int. J.Pediatr. Otorhinolaryngol. 2008;72:1541－1545.

[10] Ramadan, H.H.; Cost, J.L. Outcome of adenoidectomy versus adenoidectomy with maxillary sinus wash for chronic rhinosinusitis in children. Laryngoscope 2008, 118, 871－873. [CrossRef] [PubMed]

[11] Ramadan HH, Terrell AM. Balloon catheter sinuplasty and adenoidectomy in children with chronic rhinosinusitis. Ann. Otol. Laryngol. Rhinol. 2010;119:578－582.

（欧华霜）译，（李　敏）校

45 过敏性鼻炎

Elizabeth Kershaw，Aristotelis Poulios

45.1 病例展示

患儿，5岁，男，鼻塞、反复流涕、张口呼吸伴打鼾，在春季和夏季时症状加重。既往曾行腺样体切除术和鼓膜置管术，然而患儿的鼻部症状并没有得到明显改善，并且由于置管被排出，现仍有持续性的中耳积液。

患儿的父母尝试过使用患儿耐受性好的生理盐水鼻喷雾剂。在转诊之前，患儿还没有接受过任何鼻内皮质类固醇治疗，因为这类药物通常不用于6岁以下儿童，而且全科医师不愿意开具这些处方。

患儿接受了皮肤点刺试验，结果证实了对草过敏，接着开始使用抗组胺剂和鼻内皮质类固醇。尽管患儿依从性良好，但症状仍然反复，老师批评他在课堂上昏昏欲睡，其他孩子开始嘲笑他为"鼻涕虫"。

由于患儿对草过敏，他被转诊给儿童免疫学专家，进一步考虑行免疫治疗。

45.2 背景知识

解剖学

鼻黏膜是附着在鼻腔内的黏膜。根据其功能，它由呼吸和嗅觉上皮组成。呼吸道上皮主要为纤毛假复层柱状上皮，由纤毛细胞、杯状细胞和基底细胞组成。纤毛细胞具有活动性，能够清除鼻腔和鼻窦的黏液和污垢；它们的最佳功能取决于黏液的质量。杯状细胞产生黏液，形成覆盖鼻黏膜的保护层并捕获颗粒，然后由纤毛细胞将颗粒运送出鼻腔。在哮喘中，杯状细胞增生导致黏液分泌过多；有一些学派认为过敏性鼻炎也会发生同样的情况，尽管这方面的证据有限。

E. Kershaw · A. Poulios (✉)
Mid Yorkshire Hospitals NHS Trust, Wakefield, UK
e-mail: elizabeth.kershaw2@nhs.net

© Springer Nature Switzerland AG 2021
M. Stavrakas, H. S Khalil (eds.), *Rhinology and Anterior Skull Base Surgery*,
https://doi.org/10.1007/978-3-030-66865-5_45

45.3 病理生理学

过敏性鼻炎是影响最多人群的一种过敏类型，在西方有 10% ~ 30% 的人患有此病。它是由 1 型超敏反应介导的。过敏性鼻炎患者在接触过敏原时会产生 IgE。这些过敏原可能是尘螨、花粉、草、狗、猫等。随后 IgE 抗体与鼻黏膜内的肥大细胞结合，肥大细胞就被"致敏"。当肌体再次暴露于过敏原时，导致过敏原与肥大细胞上的 IgE 结合，从而激活肥大细胞。

肥大细胞活化导致速发和迟发反应。在速发反应阶段，组胺被释放，导致血管舒张和鼻黏膜血管通透性增加。在暴露后的几个小时内，细胞因子被释放出来，吸引白细胞（如嗜酸性粒细胞）进入鼻腔黏膜，产生炎症产物。这将导致进一步的鼻塞、流鼻涕和打喷嚏。

过敏性鼻炎可分为常年性过敏性鼻炎（全年，通常由屋尘螨、真菌或动物引起）或季节性过敏性鼻炎（通常与花粉接触有关）。进一步分类：

- 间歇性过敏性鼻炎：每周 < 4 天或连续 < 4 周。
- 持续性过敏性鼻炎：每周 > 4 天或 > 连续 4 周。
- 轻度过敏性鼻炎：睡眠正常，日常活动、工作或学习没有障碍，症状轻微。
- 严重过敏性鼻炎：睡眠障碍、日常活动、工作或学习障碍。

45.4 临床实践

45.4.1 诊断

患者主要症状为流鼻涕、鼻痒、打喷嚏和鼻塞。根据过敏性鼻炎的发病、持续时间和严重程度，可以对过敏性鼻炎的类型和程度进行分类。过敏性鼻炎患者常有过敏性疾病家族史。问诊中注意询问患者家里是否有宠物，或者患者经常去的地方是否有宠物。

对患者的检查应包括前鼻镜检查和鼻内镜检查（如果患者能配合的话）。典型表现为鼻甲肿大，鼻腔大量分泌物。他们可能会出现中耳积液，这是因为黏膜增厚导致的咽鼓管功能障碍。相关体征还包括眼睑肿胀和结膜水肿。儿童通常会用手擦鼻子，这称为"鼻敬礼或过敏性敬礼"，此类动作可能会导致鼻梁上出现一条折痕，被称为"鼻梁折痕"。

鉴别诊断包括腺样体肥大、鼻中隔偏曲、鼻息肉。这些都是阻塞性疾病，应对患者进行彻底检查以排除。感染性鼻炎通常见于未确诊的鼻窦炎病例。血管运动性鼻炎在成年人群中更为常见。

过敏性鼻炎的诊断可以通过皮肤点刺试验或 RAST 血液测试来确认。皮肤点刺试验是将过敏原涂抹在皮肤上，然后使用刺针轻轻刺入皮肤（每种过敏原都应使用新的刺针）。然后评估点刺区域皮肤是否出现瘙痒、红肿、风团等荨麻疹反应。在进行试验前几天患者不能服用抗组胺药，因为这会影响结果。并非所有儿童都可以接受皮肤点刺试验，尤其是幼儿。这类幼儿可以测试血液 IgE 水平以证明对特定过敏原过敏。

45.4.2 治疗

一线治疗是避免接触已知的过敏原。对于尘螨过敏患者，通过改变家庭行为可以改善屋尘螨过敏。患者家庭应尽可能避免潮湿。床上用品应经常使用热水清洗，并可与毛绒玩具一起放在通风干燥的地方。毛绒玩具和不必要的垫子应远离床。因为书架会积尘，所以书架应摆放在卧室之外。如果家庭经济条件允许，硬地板比地毯对患者更好。

如果是对宠物过敏，那么这是一个由家庭做出的情感导向决定。他们必须权衡宠物对家庭的重要性，以及孩子症状的严重程度。

避开花粉和草是非常困难的，因为它们在空气中传播，在花粉季节关闭窗户和使用空调是有帮助的。

抗组胺药可抵消组胺的作用。它们可以减轻鼻腔的水肿和瘙痒程度。这类药物既有口服使用也有局部使用的，可以在药店购买或在医院由医师开处方购买，以前的抗组胺药通常具有镇静作用，如果在早上服用会影响孩子在学校的注意力。新一代药物通常副作用小一些，更加受到患者的青睐。

局部减充血剂通常在患者中很受欢迎，因为它们是非处方药，并且一般可以立即缓解鼻塞。它们并不是专门治疗过敏性鼻炎的药物。高血压或心血管疾病患者、孕妇和前列腺肥大的男性禁用。一般在几个小时内有效，但长期使用通常会导致药物性鼻炎，使鼻塞更严重。口服减充血剂不会导致药物性鼻炎，但心血管疾病患者应避免使用。

鼻内皮质类固醇可以改善几乎所有症状，改善鼻塞，以及打喷嚏、鼻痒和流涕的程度。皮质类固醇 - 抗组胺药联合制剂可用于抗组胺药单一疗法不成功的中重度持续性过敏性鼻炎。

生理盐水冲洗鼻腔可通过减少鼻内的过敏原负荷来改善症状。

免疫疗法可用于难治性过敏性鼻炎患者或因服用药物而出现副作用的患者，这类患者需要转诊并由免疫学家评估其适用性。这涉及接触过敏原，使患者的免疫系统产生抵抗力，并降低接触后的症状强度。有两种治疗方案选择，注射剂治疗或舌下含片治疗。注射时间为 3~5 年，涉及逐渐增加的过敏原剂量，直到达到维持剂量，之后注射间隔时间逐渐增加。舌下含片或滴剂在过敏季节开始之前开始服用，并持续使用至少 3 年。两者均已被证明可有效减轻患者症状，并可防止儿童鼻炎发展为哮喘。

总结及作者观点：
(1) 治疗的第一步是避免接触已知的过敏原。
(2) 过敏性鼻炎治疗方法有使用抗组胺药、使用鼻内皮质类固醇、生理盐水冲洗和免疫疗法。

参考文献

[1] Wheatley LM, et al. Clinical practice. Allergic rhinitis. N Engl J Med. 2015;372(5):456 - 463.

[2] Torres-Borrego J, et al. Prevalence and associated factors of allergic rhinitis and atopic dermatitis in children. Allergol Immunopathol (Madr). 2008;36(2):90 - 100.

[3] Chaplin S. Dymista: first steroid plus antihistamine nasal spray. Prescriber. May 2013;24(10):11 - 12.

[4] Hermelingmeier KE, Weber RK, Hellmich M, Heubach CP, Mösges R. Nasal irrigation as an adjunctive treatment in allergic rhinitis: a systematic review and meta-analysis. Am J Rhinol Allergy. 2012;26(5):e119 - 125.

[5] Jacobsen L, Niggemann B, Dreborg S, The PAT Investigator Group, et al. Specific immunotherapy has long-term preventive effect of seasonal and perennial asthma: 10-year follow-up on the PAT study. Allergy. 2007;62:943 - 948.

（董国虎）译，（张少杰）校

46　鼻中隔偏曲

Elizabeth Kershaw，Aristotelis Poulios

46.1　病例展示

患儿，男，8岁，长期右侧鼻塞，偶有少量鼻出血，压迫鼻翼数分钟可自行停止。无流涕或面部疼痛及其他特殊不适。无重大外伤史。

当询问患儿分娩方式时，患儿母亲说分娩时使用了产钳助产。她一直想知道她儿子的脸是不是受伤了，因为他的鼻子从来都不像她或她丈夫的鼻子。

既往曾接受过抗组胺药、类固醇鼻喷雾剂和生理盐水冲洗等治疗。这些都没有改变鼻腔阻塞的症状。

对患儿进行充分检查后发现他鼻中隔向右侧偏曲，没有发现鼻息肉或其他阻塞性原因。

46.2　背景知识

解剖学

鼻中隔是分隔两个鼻腔的中线的垂直结构。它由骨性部分和软骨部分制成。构成骨性部分的骨骼包括犁骨、筛骨、上颌骨、腭骨和鼻骨。

鼻中隔的前部是软骨。软骨下方是上颌骨的嵴。在后部，软骨下方接于犁骨，上方接于筛骨垂直板。犁骨位于腭骨的顶部。鼻中隔最上部是鼻骨嵴。

46.3　病理生理学

鼻中隔偏曲可以发生在出生时，也可以发生在出生后。当出生就发现时，要么发生在胎儿发育期

E. Kershaw · A. Poulios (⊠)
Mid Yorkshire Hospitals NHS Trust, Wakefield, UK
e-mail: elizabeth.kershaw2@nhs.net

© Springer Nature Switzerland AG 2021
M. Stavrakas, H. S Khalil (eds.), *Rhinology and Anterior Skull Base Surgery,*
https://doi.org/10.1007/978-3-030-66865-5_46

间，要么发生在分娩期间。

创伤性原因包括接触性运动、跌倒、打架或机动车事故等造成的伤害。有时鼻中隔偏曲可能是医疗操作引起的，如通过鼻腔插入呼吸插管。

由于创伤性原因，导致骨骼或软骨从其相邻结构脱位，形成骨折线和鼻中隔突入到单侧或双侧鼻腔中，使管腔变窄并减少气流。气流阻力取决于管腔半径。Poiseuille 定律告诉我们，气流速度与导管半径的 4 次方呈正比，在这种情况下鼻腔横截面积的小幅减少将对气流产生重大影响。

炎症性疾病，如鼻炎，患者可以通过感觉偏曲的那侧鼻腔呼吸更加不畅来意识到已经偏曲的鼻中隔。

46.4　分类

随着时间的推移，鼻中隔畸形或偏曲有许多分类。首先，我们可以通过观察鼻中隔从中线到鼻侧壁的偏转程度来对阻塞程度进行分类。其次，像 Mladina 等通过描述畸形的形状，列出 7 种畸形。1 型：瓣膜区域的单侧垂直鼻中隔嵴不到达瓣膜本身；2 型：瓣膜区域的单侧垂直鼻中隔嵴接触鼻瓣膜；3 型：单侧垂直鼻中隔嵴位于鼻腔更深处；4 型：S 形；5 型：几乎水平的间隔棘；6 型：巨大的单侧骨刺；7 型：变异。最近 Lee 和 Baker 给出了更简化的分类：鼻中隔尾端直，但偏离中线，常发生上颌嵴移位；鼻中隔纵平面为 C 形畸形；水平面为 C 形畸形；水平面为 S 形畸形；垂平面为 S 形畸形。

46.5　临床实践

46.5.1　诊断

对患有鼻塞的儿童应全面询问病史和检查，以排除其他原因，如过敏性鼻炎、后鼻腔闭锁、腺样体肥大、梨状孔狭窄或鼻息肉导致的鼻塞。有很多疾病会导致鼻塞，每种疾病的治疗方法都不同。

46.5.2　药物治疗

用生理盐水鼻腔冲洗、类固醇鼻腔喷雾剂和抗组胺药可以使鼻炎或鼻窦炎并发鼻中隔偏曲的患者症状改善。

46.5.3　手术治疗

一旦确诊为鼻中隔偏曲，并且药物治疗对改善患者的症状没有帮助，就可以考虑手术治疗。与成人的情况有些不同，儿童的任何鼻部外科手术都可能影响相关的生长情况并导致面部畸形。医务人员必须告知患者替代性治疗方案，如继续接受保守治疗或根本不接受任何治疗；还必须告知他们手术治疗的风险，包括鼻出血、鼻中隔血肿、感染和鼻中隔脓肿、鼻中隔穿孔、鼻部形状改变、牙齿或鼻部麻木等。大多数耳鼻喉科医师选择在孩子年满 16 岁后再进行手术。然而，如果认为手术是绝对必要的，那么可以进行最小化鼻中隔成形术，去除很少的软骨。

46.5.4 随访

患者通常在术后 6 周复诊，以观察手术是否成功。并非所有患者都会觉得他们的症状得到完全解决。医务人员应在术前就这方面与患者进行沟通，避免其期望过高。

总结及作者观点：
（1）鼻中隔偏曲可在胎儿发育、分娩或鼻外伤时发生。
（2）手术治疗是一种选择，但手术损伤应尽可能小。

参考文献

[1] Salihoglu M, et al. Examination versus subjective nasal obstruction in the evaluation of the nasal septal deviation. Rhinology. 2014;52(2):122 - 126.
[2] Vidigal TDA, et al. Subjective, anatomical, and functional nasal evaluation of patients with obstructive sleep apnea syndrome. Sleep Breath. 2013;17(1):427 - 433.
[3] Mladina R. The role of maxillar morphology in the development of pathological septal deformities. Rhinology. 1987;25(3):199 - 205.
[4] Lee JW, et al. Correction of caudal septal deviation and deformity using nasal septal bone grafts. JAMA Facial Plast Surg. 2013;15(2):96 - 100.
[5] Beeson WH. The nasal septum. Otolarvngol Clin North Am. 1987;20:743 - 767.

（董国虎）译，（张少杰）校

47 上颌窦后鼻腔息肉

Heidi Jones，Aristotelis Poulios

47.1 病例展示

女性患儿，11 岁，单侧鼻塞和流涕数月，呈渐进性加重，不伴疼痛和嗅觉缺失，一般情况可。患儿父母代述患儿近期打鼾严重，无其他特殊病史。

专科检查可见右侧鼻腔肿物，该肿物似来源于中鼻道，并向后坠入鼻咽部，经口检查可发现该带蒂肿物。左侧鼻腔，以及耳鼻喉相关的其他部位检查未见明显异常。

CT 确诊上颌窦后鼻腔息肉（Antrochoanal polyp，ACP）。经鼻内镜完整切除，在后期随访中未见复发。

47.2 背景知识

ACP 是一种良性肿瘤，来源于上颌窦内，经中鼻道或鼻窦副口突入至鼻腔或鼻咽部，其常表现为单侧肿物，具有囊性鼻窦和实性息肉样鼻部成分，呈哑铃状。

虽然成人中也有 ACP，但它在儿童中更常见，占所有息肉的 42%。

该病的发病机制尚不明确。一种理论是，它们是从壁内囊肿发展而来的，该囊肿增大后通过阻力最小的路径即上颌窦窦口突入鼻腔。在一篇研究中，解剖变异已被证明是一个危险因素。在儿童中，过敏性 ACP 比炎症性 ACP 更常见，这表明过敏也是一个危险因素，研究表明高达 50% 的 ACP 儿科患者有阳性过敏史。在成人中，炎症性 ACP 相对更常见。

H. Jones · A. Poulios (✉)
Mid Yorkshire Hospitals NHS Trust, Wakefield, UK

© Springer Nature Switzerland AG 2021
M. Stavrakas, H. S Khalil (eds.), *Rhinology and Anterior Skull Base Surgery*,
https://doi.org/10.1007/978-3-030-66865-5_47

47.3 临床实践

47.3.1 病史

患者常表现为单侧鼻塞和流涕，常在鼻腔或口咽部看到肿物，较大的 ACP 会导致打鼾和咽喉异物感。

47.3.2 诊断

诊断通常以临床表现为依据，并通过影像学检查确诊。CT 表现为低密度肿物，无骨质破坏，可因 ACP 的增大引起窦口扩大。

47.3.3 手术治疗

主要治疗方法为手术治疗，建议完整切除，以减少复发的风险，通常经功能性鼻内镜鼻窦手术（Functional endoscopic sinus surgery，FESS）进行手术切除。有研究表明该病复发率高达 15%，因此随访期 2 年以上。

总结及作者观点：
(1) ACP 是单侧良性病变。
(2) ACP 不会导致骨质破坏。
(3) 治疗是通过 FESS 进行完整切除。

参考文献

[1] Al-Mazrou KA, Bukhari M, Al-Fayez AI. Characteristics of antrochoanal polyps in the pediatric age group. Ann Thorac Med. 2009;4(3):133 - 136.

[2] Nikakhlagh S, Rahim F, Saki N, Mohammadi H, Maliheh YM. Antrochoanal polyps: report of 94 cases and review the literature. Niger J Med. 2012;21(2):156 - 159.

[3] Lee TJ, Huang SF. Endoscopic sinus surgery for antrochoanal polyps in children. Otolaryngol Head Neck Surg. 2006;135(5):688 - 692.

（班莫璐）译，（李　敏）校

48 囊性纤维化

Elizabeth Kershaw，Aristotelis Poulios

48.1 病例展示

女性患儿，3 岁，因"鼻塞"至儿科就诊。患儿出生时患有直肠脱垂，在新生儿筛查期间被发现携带囊性纤维化基因。因为肺功能检查异常，以及有反复的肺部感染，患儿正在接受儿科医师的治疗。

儿科医师查体发现患儿鼻腔里有实性肿物，考虑为鼻息肉。患儿已使用局部鼻用类固醇激素治疗，同时对肺部感染进行抗生素治疗，但鼻腔通气改善不显著。

患儿开始服用抗假单胞菌抗生素和继续使用鼻内类固醇激素，并监测疾病进展。医师就选择手术切除息肉的治疗方案与患儿父母进行了沟通。随后，耳鼻喉科医师与儿科医师沟通治疗方案时认为，明确有助于改善患儿的鼻部症状和呼吸功能时才考虑进行手术。

48.2 背景知识

48.2.1 解剖学

囊性纤维化是一种常染色体隐性遗传病。1989 年，Dr. Tsui 发现了 7q 号染色体上的这一致病基因。到目前为止，科学家们已经发现了超过 1900 种突变，并希望通过创建一个数据库来找到针对突变的治疗。该基因编码产生囊性纤维化跨膜传导调节因子（Cystic fibrosis transmembrane conductance regulator, CFTR），CFTR 是一种膜相关蛋白，负责调节氯和钠离子跨上皮细胞膜的转运。

48.2.2 病理生理学

囊性纤维化影响几乎所有的外分泌腺，导致产生黏稠的嗜酸性分泌物阻塞导管腔。在鼻腔中，这些

E. Kershaw・A. Poulios (✉)
Mid Yorkshire Hospitals NHS Trust, Wakefield, UK
e-mail: elizabeth.kershaw2@nhs.net

© Springer Nature Switzerland AG 2021
M. Stavrakas, H. S Khalil (eds.), *Rhinology and Anterior Skull Base Surgery*,
https://doi.org/10.1007/978-3-030-66865-5_48

黏稠的分泌物阻塞了鼻窦口。鼻窦内的黏液潴留伴随着细菌定植，常见铜绿假单胞菌、流感嗜血杆菌和厌氧菌，形成的缺氧环境使纤毛损伤并导致黏膜水肿和炎症，从而对鼻窦的黏膜内层造成长期损伤。

鼻息肉是透明的实性肿物，存在炎症时常来源于双侧中鼻道。

48.3 临床实践

48.3.1 诊断

英国的新生儿筛查包括囊性纤维化，寻找干血斑中是否存在免疫反应性胰蛋白酶原（Immunoreactive trypsinogen，IRT）。

存在囊性纤维化风险时，可以进行产前检查。胎儿必须从父母双方继承突变的 *CFTR* 基因，因此如果父母一方为阴性，则无须进一步测试另一方，也无须进行羊膜穿刺术或绒毛膜绒毛取样。然而，应该注意的是，阴性检测结果并不意味着胎儿就一定没有囊性纤维化，因为并非所有基因突变都是已知的。

最常用汗液测试来诊断囊性纤维化。这需要给予患者毛果芸香碱以刺激出汗，使用离子电渗疗法进行，该过程将电极放置在物质和皮肤上，在皮肤上产生电压梯度以达到经皮给药。收集汗液并分析钠和氯化物的异常量。

几乎所有患有囊性纤维化的儿童在 1 岁时都会有鼻窦黏膜异常的影像学证据，其中 20% ~ 40% 的儿童会出现鼻息肉。

鼻息肉在儿童中并不常见，因此当它们存在且尚不明确诊断时，应优先筛查囊性纤维化是否为潜在的诊断。息肉也可能是异物或肿瘤导致的结果。

对儿童进行鼻腔检查并不容易。前鼻镜检查常发现大的息肉，但如果条件允许，应进行纤维鼻内镜检查以确定疾病的范围。

48.3.2 药物治疗

局部鼻用类固醇激素和生理盐水冲洗是鼻息肉和鼻窦炎的一线治疗。铜绿假单胞菌应使用抗生素治疗，建议静脉注射治疗。由于存在肌腱断裂和癫痫发作的风险，不建议儿童使用环丙沙星。

48.3.3 手术适应证

在药物治疗无效的情况下，建议进行手术治疗。在有肺部疾病的患者中，鼻窦炎会加重肺部症状，在这种情况下，患者症状有所改善，但肺功能无改善。

由于炎症增加了黏膜出血的风险，因此手术风险很高。囊性纤维化患者可能因肠道吸收不良而导致维生素 K 缺乏，在考虑手术前应进行凝血功能检测。如有必要，可补充维生素 K。

48.3.4 手术治疗

对这些儿童采用功能性鼻内镜鼻窦手术和鼻息肉切除术，息肉常会复发，但改善鼻窦引流可以预防鼻窦炎复发或慢性鼻窦炎的进展。

48.3.5 随访

囊性纤维化患儿可长期在儿科医师的指导下治疗。耳鼻喉外科医师需在术后查看患儿，以确保没有并发症，或者不需要进一步的手术治疗。如果鼻部症状加重，儿科医师可将患儿转回耳鼻喉科。

总结及作者观点：

（1）虽然不是每个患有鼻息肉的儿童都会患有囊性纤维化，但这需要在所有患有鼻息肉的儿童中进行调查研究。

（2）在手术前，应进行凝血功能检测。

（3）由于炎症增加黏膜出血的风险，因此手术风险很高。

参考文献

[1] Coste A, et al. Increased epithelial cell proliferation in nasal polyps. Arch Otolaryngol Head Neck Surg.1996;122:432‐436.

[2] Elias S, et al. Carrier screening for cystic fibrosis: implications for obstetric and gynecologic practice. Am J Obstet Gynecol. 1991;164(4):1077‐1083.

[3] Guy RH, et al. Iontophoresis: electrorepulsion and electroosmosis. J Control Release. 2000;64(1‐3):129‐132.

[4] Triglia JM, et al. Intranasal ethmoidectomy in nasal polyposis in children: indications and results. Int J Pediatr Otorhinolaryngol. 1992;23:125‐131.

（班莫璐）译，（李　敏）校

49 后鼻腔闭锁

Heidi Jones，Aristotelis Poulios

49.1 病例展示

一名呼吸困难的新生儿，其产科病史和分娩情况并不复杂。新生儿出生后不久便出现呼吸困难和发绀症状。当新生儿哭闹时发绀症状可缓解，在哭闹停止后症状又会恢复。目前口咽通气管固定在位，他的情况看起来是良好稳定的。鼻雾试验呈阴性，在纤维鼻内镜下可以看到双侧后鼻腔闭锁。

鼻咽部的 CT 显示为混合性后鼻腔闭锁（骨性和膜性）。进一步检查 CHARGE（眼部缺损、心脏缺陷、先天性后鼻腔闭锁、生长发育迟缓、生殖器畸形和耳部畸形）综合征的特征，其结果为阴性。

新生儿通过鼻内镜经鼻入路的方法进行修复手术，效果良好。

49.2 背景知识

后鼻腔闭锁通常是指正常开放的后鼻腔解剖学上的阻塞。它被公认是胚胎发育过程中鼻颊膜遗留。这种情况在女性中更为常见，男女比例为 1∶2。

闭锁分单侧（70%）和双侧（30%）。闭锁的组织可为膜性、骨性，或最常见的混合性。

虽然后鼻腔闭锁问题会单独出现（50%），但重要的是要意识到它与 CHARGE 综合征的关联性，从而确定相关的诊断。

H. Jones・A. Poulios (✉)
Mid Yorkshire Hospitals NHS Trust, Wakefield, UK

© Springer Nature Switzerland AG 2021
M. Stavrakas, H. S Khalil (eds.), *Rhinology and Anterior Skull Base Surgery*,
https://doi.org/10.1007/978-3-030-66865-5_49

49.3 临床实践

49.3.1 诊断

该诊断为经影像学证实的临床诊断。

梗阻分双侧梗阻和单侧梗阻，不同程度的梗阻，临床表现是不同的。

单侧后鼻腔闭锁可表现为轻症或无症状。因此，它可能会在成年时期被发现，或者在不经意间被发现，例如当一侧鼻腔无法留置鼻胃管时。轻症就包括流鼻涕和鼻塞。

新生儿双侧后鼻腔闭锁表现为呼吸困难和发绀。因为新生儿必须用鼻呼吸。当新生儿哭闹时，就会用嘴吸气，发绀症状缓解。这种周期性发绀的是双侧后鼻腔闭锁的典型症状。在短期内，呼吸困难可以通过放置口咽通气管来解决，最终是需要接受有效的治疗。

CT扫描是首选的检查方法。它可以定性诊断，并确定闭锁的程度和性质（是骨性还是膜性？）。

除了对闭锁本身进行检查以外，还必须筛查患者CHARGE综合征的其他特征（表49.1）。

表 49.1 CHARGE 综合征的相关特征筛查

异常现象	筛查
眼部缺损	眼科检查
心脏缺陷	心脏彩超
先天性后鼻腔闭锁	鼻内镜及鼻窦 CT 扫描
生长发育迟缓	儿科检查
生殖器畸形	肾脏和泌尿系统超声
耳部畸形	听力学评估

49.3.2 治疗

无症状的单侧鼻腔闭锁患者可以采取保守治疗的方式进行治疗。

对于双侧闭锁或有症状的闭锁患者，则要通过手术来治疗。文献表明，越早进行手术干预治疗，成功率越高。虽然文献中介绍了多种手术入路，但最常用的是经鼻内镜入路。它是通过切除增厚的后鼻腔黏膜瓣，再造后鼻腔并扩大。

一些外科医师提倡术后使用鼻内支架来防止鼻腔再次闭合。由于它会带来相关并发症，包括感染和鼻中隔穿孔，该方法仍然存在争议。在不使用支架的情况下，应尽早进行复查和切除肉芽组织，从而降低再次闭塞的风险。

建议进行至少1年的反复内镜检查随访，评估是否再次闭塞。不推荐行影像学的常规随访。

总结及作者观点：
(1) 口咽通气管可应用于后鼻腔闭锁的新生儿呼吸困难的紧急处理。
(2) 后鼻腔闭锁可能是一种独立疾病，也可能是CHARGE综合征的一部分；所有患者都必须接受相关的异常筛查。
(3) CT扫描有助于制订手术计划。
(4) 首选的手术方式是经鼻内镜手术。

参考文献

[1] Riepl R, et al. Transnasal endoscopic treatment of bilateral choanal atresia in newborns using balloon dilatation: own results and review of literature. Int J Pediatr Otorhinolaryngol. 2014;78(3):459‑464.

[2] Moreddu E, et al. International Pediatric Otolaryngology Group (IPOG) consensus recommendations: diagnosis, pre‑operative, operative and post‑operative pediatric choanal atresia care. Int J Pediatr Otorhinolaryngol. 2019;123:151‑155.

[3] Murray S, et al. Immediate versus delayed surgery in congenital choanal atresia: a systematic review. Int J Pediatr Otorhinolaryngol. 2019;119:47‑53.

[4] JM Graham. CHARGE syndrome. National organisation for rare diseases. https://rarediseases.org/ rare‑diseases/charge‑syndrome/.

（覃泰杰）译，（李　敏）校

50　梨状孔狭窄

Heidi Jones，Aristotelis Poulios

50.1　病例展示

一名有哺乳时出现呼吸困难和发绀病史的新生儿。儿科医师无法经其双侧鼻腔留置鼻胃管，因此怀疑新生儿可能存在后鼻腔闭锁问题。新生儿的产科病史和分娩情况无特殊。鼻雾测试表明气道内存在部分阻塞，而且纤维鼻咽镜无法通过新生儿的前鼻腔。

CT 扫描诊断为梨状孔狭窄。

虽鼻腔减充血剂起到一定的作用，但新生儿无法经鼻呼吸，影响生长发育，故通过窥内镜经唇龈沟入路进行了手术修复。在随后的临床随访中，该新生儿没有出现其他症状，正茁壮成长。

50.2　背景知识

梨状孔狭窄是鼻腔最狭窄部位的先天性狭窄。梨状孔是鼻腔前端最狭窄的部分，由上颌骨的额突和腭突、前鼻棘和鼻骨组成。梨状孔狭窄被认为是继发于胚胎发育期间上颌骨的过度生长，虽其确切的病理机制尚不清楚。

临床症状因梨状孔狭窄程度的差异而有所不同。Poiseuilles 定律表明，即使孔的正常直径稍微减小，也会导致气流的显著减少。轻症患者可能仅在哺乳或呼吸困难时有症状。由于新生儿必须用鼻呼吸，重症患者则会表现为呼吸困难，甚至可能需要对其进行气管插管。梨状孔狭窄可能会被误认为是后鼻腔闭锁，因为后鼻腔闭锁造成的鼻道阻塞更为常见。梨形孔狭窄的梗阻位置更加靠近前鼻腔，这一点有助于医师进行临床鉴别诊断。

梨状孔狭窄可以是一种独立疾病，也可能与其他颅面畸形合并发生，包括存在巨型门齿（上颌单一超大中切牙）和前脑无裂畸形。

H. Jones・A. Poulios (✉)
Mid Yorkshire Hospitals NHS Trust, Wakefield, UK

© Springer Nature Switzerland AG 2021
M. Stavrakas, H. S Khalil (eds.), *Rhinology and Anterior Skull Base Surgery*,
https://doi.org/10.1007/978-3-030-66865-5_50

50.3 临床实践

50.3.1 诊断

临床表现为鼻塞。临床上怀疑可能是梨状孔狭窄，诊断需要根据 CT 扫描结果确定。需行与硬腭平行的轴位薄层扫描（1~1.5 mm）。影像学典型特征包括上颌骨鼻突的过度生长和内侧移位。

足月新生儿的梨状孔开口直径< 11 mm，通常就可以诊断了。CT 上通常可以看到上颌骨腭突骨尾部有一个骨嵴，以及牙列不齐。

如果发现巨型门齿，应怀疑前脑无裂畸形，并进行磁共振成像检查。

50.3.2 药物治疗

轻症患者可使用生理盐水滴鼻剂和局部减充血剂进行治疗，能暂时地改善症状。最终改善，还是要等到鼻骨生长和狭窄得到有效扩大后。

鼻内支架植入术可有效改善狭窄。但支架很难护理，并容易产生相关的软组织并发症，如鼻中隔穿孔。

50.3.3 外科治疗

伴有呼吸困难或发育不良的严重的梨状孔狭窄需要进行手术治疗。

最常见的手术方法是，采用经唇龈沟鼻腔入路。这种方法可充分暴露梨状孔，然后对骨性狭窄处进行电钻磨除。尽量避免在鼻腔底部和下鼻甲前端使用电钻，以免对发育中的牙根和鼻泪管造成医源性损伤。在术后的第 1 周，常使用鼻腔支架来防止粘连。手术部位愈合后，就无须再进行随访。

对于药物治疗无效的患者，尝试用球囊扩张术来代替使用外科电钻。将球囊扩张器置入鼻腔内，可使下鼻甲骨折，从而扩大梨状孔。作者报道球囊扩张的效果良好，但因研究样本较小，这种方法尚未被广泛应用。

总结及作者观点：
(1) 如果患者存在呼吸困难，并且鼻腔无法通过窄小的细管，则应考虑是梨状孔狭窄。
(2) 需要通过影像学检查来诊断解剖异常。
(3) 轻度病例可以使用局部减充血剂进行保守治疗。
(4) 重症病例需要通过手术来矫正梨状孔狭窄。

参考文献

[1] Belden CJ, Mancuso AA, Schmalfuss IM. CT features of congenital nasal piriform aperture stenosis: initial experience. Radiology. 1999;213(2):495–501.

[2] Moreddu E, Le Treut–Gay C, Triglia JM, Nicollas R. Congenital nasal pyriform aperture stenosis: elaboration of a management algorithm from 25 years of experience. Int J Pediatr Otorhinolaryngol. 2016;83:7–11.

[3] Wine TM, Dedhia K, Chi DH. Congenital nasal pyriform aperture stenosis: is there a role for nasal dilation? JAMA Otolaryngol Head Neck Surg. 2014;140(4):352–356. https://doi.org/10.1001/ jamaoto.2014.53.

[4] Anil A, Gungor MD, David A, Reiersen MD. Balloon dilatation for congenital nasal piriform aperture stenosis (CNPAS): A novel conservative technique. Am J Otolaryngol. 2014;35(3):439–442.

（覃泰杰）译，（李　敏）校

51 脑膜脑膨出

Heidi Jones，Aristotelis Poulios

51.1 病例展示

2 岁患儿，来门诊就诊。他的父母代述患儿有长期的单侧透明涕病史。查体无明显鼻外部畸形，发现右侧鼻腔内有一个苍白的肿块。既往病史无特殊，生长发育良好。

CT 和 MRI 扫描显示右侧脑膜脑膨出，该脑膜从鸡冠前方盲孔区域的一个较大的缺损突出到右鼻腔。

患儿通过鼻内入路进行手术修复，无术后并发症。术后 1 年停止随访。

51.2 背景知识

脑膜脑膨出是脑膜和大脑通过颅骨的骨缺损而形成的突起（图 51.1）。它们可能是因罕见的先天性骨质缺损畸形，或者是创伤后的继发性骨质缺损所引起。继发性脑膜脑膨出不在本文的讨论范围内。

先天性变异发生于胚胎发育第 4 周前神经孔闭合失败。根据其缺损发生的解剖位置分为额筛型或基底型。

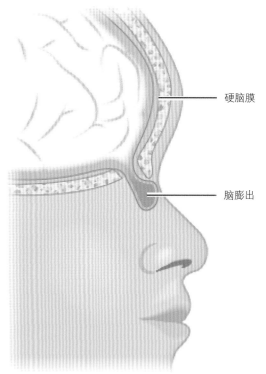

硬脑膜

脑膨出

图 51.1 脑膜脑膨出是脑膜和大脑通过颅骨的骨缺损而形成的突起。脑膨出是脑实质膨出

H. Jones・A. Poulios (✉)
Mid Yorkshire Hospitals NHS Trust, Wakefield, UK

© Springer Nature Switzerland AG 2021
M. Stavrakas, H. S Khalil (eds.), *Rhinology and Anterior Skull Base Surgery*,
https://doi.org/10.1007/978-3-030-66865-5_51

51.3 临床实践

51.3.1 诊断

脑膜脑膨出的临床表现多种多样，并且通常与缺陷的大小有关。微小的脑膜脑膨出可能产生轻微的症状或无症状。主要症状是鼻塞，这在婴儿中可导致喂养困难和发育不良。少见的症状有外鼻畸形或鼻腔肿块。由于大脑的脉动，脑鞘脑膨出可以变大。因此，症状会随着时间的推移而发展。脑脊液渗漏可表现为清亮的鼻漏。较小的缺陷可能不会引起任何症状，但可能导致复发性脑膜炎。因此，在复发性脑膜炎患者中必须排除脑膜脑膨出。

临床查体，脑膜脑膨出通常位于中鼻甲内侧，表现为苍白的肿块。

影像学检查证实了临床诊断。CT 检查可以提供手术入路方案，对安全切除膨出物非常重要。

51.3.2 治疗

所有病例的治疗都建议进行外科手术治疗，并需要与神经外科医师合作。在脑膜脑膨出增大或影响颅面结构发育或导致潜在致命并发症之前，鼓励患者进行早期手术修复。脑膨出发现越早，膨出越小，早期手术难度小及预后好，但是年幼的患者手术挑战也很大。

手术的目的是双重的；切除脑膜脑膨出，并修复继发的畸形。手术可以一次完成或分两个阶段进行。

传统上采用经颅入路来治疗脑膜脑膨出。近年来内镜下经鼻入路也被广泛应用。经鼻内镜手术的侵袭性较小，无皮肤手术瘢痕。许多研究也提倡这种手术方式，其并发症较少，患者住院时间减少。然而，狭窄的操作通道导致手术的技术难度增大。

术中切除膨出的囊、回纳和保护有功能的神经组织，然后用合成或自体移植物（如脂肪、软骨或筋膜）修复缺损。患者应接受定期随访，以评估有无并发症，如脑脊液漏、脑膜炎和复发。

总结及作者观点：
(1) 微小的脑膜脑膨出可能产生较少症状或没有症状。
(2) 所有复发性脑膜炎患者均应排除脑膜脑膨出。
(3) 鼓励早期进行手术修复。
(4) 虽然经鼻内镜手术技术难度大，但内镜修复还是越来越受青睐。

参考文献

[1] Kanowitz S, Bernstein J. Pediatric meningoencephalcoeles and nasal obstruction; a case for endoscopic repair. IJPO. 2006;70:2087 - 2092.

[2] Woodworth B, et al. Evolutions in the management of congenital intranasal skull base defects. Arch Otolayngol Head Neck Surg. 2004;130:1283 - 1288.

[3] Van Den Abbeele T, Elmaleh M, Herman P, Francois M, Narcy P. Transnasal endoscopic repair of congenital defects of the skull base in children. Arch Otolaryngol Head Neck Surg. 1999;125(5):2087 - 2092.

（陆俏岑）译，（李　敏）校

52 鼻腔神经胶质瘤

Heidi Jones，Aristotelis Poulios

52.1 病例展示

2 岁患儿，来诊所就诊。她的父母发现患儿右鼻腔有肿物。肿物无明显增大，无其他伴随症状。孩子哭闹时，肿物大小没有变化。母亲产科病史和分娩史无特殊。

临床查体发现鼻腔内有蓝色 / 红色肿块。肿物可移动的，似乎有蒂。Furstenberg 试验为阴性（即肿块不会随着同侧颈静脉的压力增大而产生脉动或增大）。

CT 扫描显示病变似乎起源于右鼻中隔。MRI 显示未累及颅内或其他相关异常。后续患儿通过内镜经鼻入路进行肿物切除。组织学检查显示鼻腔神经胶质瘤（NGH），术中完整切除。患儿出院后随访 1 年，无复发。

52.2 背景知识

解剖学 – 病理生理学 – 组织学

NGH 是一种罕见的先天性鼻腔肿瘤，由异位神经组织组成。发病机制被认为与脑膜脑膨出类似；最初，在胚胎发育过程中前神经孔闭合失败，神经外胚层组织经盲孔突入鼻前间隙，盲孔闭合后，使该部分脑组织无法回纳。在脑膜脑膨出中，脑膜和大脑突出物持续存在，与颅内相通，而在鼻腔神经胶质瘤中，与颅内的连接消失，仅留下一个孤立的神经组织肿块。虽然该肿块有时可能通过蒂与大脑相通，但该蒂不包含神经组织或脑脊液通道，区别于脑膜脑膨出（图 52.1）。

NGH 分为鼻外型、鼻内型或混合型。临床表现取决于肿瘤的位置。鼻外胶质瘤有时可在胎儿产前超声检查时被发现识别。临床上，NGH 表现为眉间区域可见肿块，有时也见于鼻根部。

它比较典型的特征是蓝色 / 紫色、质硬、无脉动的肿块。鼻内肿块可被误认为是鼻息肉，微小的肿块在临床上可能不容易发现。不像脑膜脑膨出，神经胶质瘤大小没有变化，颅内压升高时不伴有脉动

H. Jones · A. Poulios (✉)
Mid Yorkshire Hospitals NHS Trust, Wakefield, UK

© Springer Nature Switzerland AG 2021
M. Stavrakas, H. S Khalil (eds.), *Rhinology and Anterior Skull Base Surgery*,
https://doi.org/10.1007/978-3-030-66865-5_52

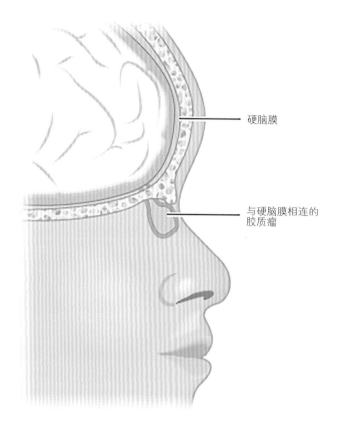

硬脑膜

与硬脑膜相连的
胶质瘤

图 52.1　鼻腔神经胶质瘤的解剖学关系

（Furstenberg 征阴性），因为它没有颅内成分。

虽然神经胶质瘤不生长，但它们会影响周围鼻骨的生长，从而导致畸形的发展。临床症状可能表现为鼻塞、溢泪、鼻出血和脑脊液鼻漏。

52.3　临床实践

52.3.1　诊断

影像学检查非常重要。CT 有助于寻找评估骨性缺损，但是 MRI 可以更好地评估软组织，筛查有无相关的颅内连接。

疾病通过组织学确诊。该肿块由异位的非肿瘤细胞组成。神经胶质瘤一词具有误导性，因为它们不是肿瘤性的。

52.3.2　手术治疗和术后护理

所有病例都建议进行外科手术治疗。在鼻腔神经胶质瘤影响颅面结构发育或导致与颅内连接相关的潜在致命并发症之前，鼓励患者进行早期手术修复。但年龄越小，那就需要在更小的空间进行手术操作，技术挑战就更大。

手术的目有两个方面：切除鼻腔神经胶质瘤，并修复任何由此产生的畸形。鼻内肿块可通过内镜下鼻内入路切除，而其余的鼻腔肿块可通过开放入路切除。常用的有几种开放入路，包括鼻侧切开术、外鼻成形术、鼻正中切口和双侧冠状切口。所采用的确切方法取决于肿块的特点，特别是其大小、位置和相关的颅面畸形问题。

高达 20% 的 NGH 有与大脑相连的蒂部。无论采用何种手术方法，都必须去除肿块的蒂部，以降低脑膜炎和复发的风险。

据报道，术后肿块复发率约为 10%，因此必须对这些患者进行随访。随访时还要关注并鉴别需要进一步手术治疗的并发症，例如脑膜炎和鼻部畸形。

总结及作者观点：

（1）胶质瘤并非真正的肿瘤，组织学显示是非肿瘤的异位细胞。

（2）NGH 与脑膜脑膨出不同，因为没有直接的颅内脑组织连接。

（3）手术治疗旨在切除肿块，切除任何相关的蒂部，并解决畸形问题。

（4）约 10% 的病例有复发，因此必须进行随访。

参考文献

[1] Olubunmi AP, et al. Nasal glioma: prenatal diagnosis and multidisciplinary surgical approach. Skull Base Rep. 2011;1(2):83－88.

[2] Salati SA, Rather AA. Congenital intranasal glioma.Case Rep Surg. 2011;2011:175209.

[3] Van Wyhe RD, Chamata ES, Hollier LH. Midline craniofacial masses in children. Semin Plast Surg. 2016;30(4):176－180.

（陆俏岑）译,（李　敏）校

53 鼻背中线瘘管

Heidi Jones，Aristotelis Poulios

53.1 病例展示

一个 2 个月大的男孩被带到耳鼻咽喉科门诊就诊。据他的父母描述，自男孩出生时即发现其鼻背肿物，正中线上就有一个针尖样小孔，最近小孔反复流脓。查体见鼻背部肿块存在窦道，其中有毛发伸出。到目前为止，男孩尚未接受过任何治疗。

CT 扫描显示鼻背中线瘘管，未侵犯至颅内。

患者接受了颅外病灶切除术。在手术时没有发现有窦腔。

随后在门诊随访中没有发现瘘管复发。

53.2 背景知识

在正常的胚胎发育过程中，鼻子由 3 层组成：外胚层、中胚层和软骨囊。中胚层分别骨化形成额骨和鼻骨。对于鼻背中线瘘管的起源仍存在争议，目前被广泛接受的理论是额前窝闭塞不全。在胚胎早期，硬脑膜通过一个小突起延伸至皮肤。在发育过程中，额骨的鼻突向下延伸，从而将硬脑膜从皮肤中分离出来。随着硬脑膜突起的后撤，鼻外胚层随之形成囊肿或窦腔（图 53.1）。

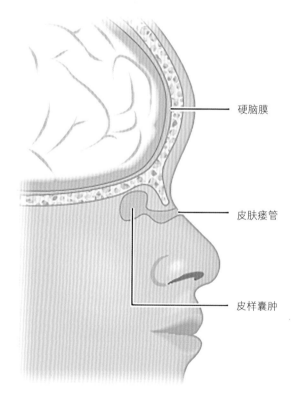

硬脑膜

皮肤瘘管

皮样囊肿

图 53.1 额前窝闭塞不全引起的鼻背中线瘘管

H. Jones・A. Poulios (✉)
Mid Yorkshire Hospitals NHS Trust, Wakefield, UK

© Springer Nature Switzerland AG 2021
M. Stavrakas, H. S Khalil (eds.), *Rhinology and Anterior Skull Base Surgery*,
https://doi.org/10.1007/978-3-030-66865-5_53

53.3　临床实践

53.3.1　病理学

鼻背中线瘘管的典型表现为鼻小柱和眉弓之间的中线肿胀。可见窦道的开口，伴有反复流脓和感染。瘘管口可见突出的毛发是特征性的病理表现。鼻背中线瘘管常常在出生时就存在，常在出生后几年内被发现。

鼻背中线瘘管的鉴别诊断：神经胶质瘤、脑膨出、表皮样囊肿、血管瘤、畸胎瘤、神经纤维瘤、脑动静脉血管畸形、脂肪瘤。

53.3.2　诊断

诊断通常采用 MRI 和 CT 来评估窦管的确切位置，以及评估瘘管与相邻骨和软组织结构的解剖关系。Hartley 等基于瘘管范围提出了如下分型：

- 浅表型。
- 骨内型。
- 颅内硬脑膜外型。
- 颅内硬脑膜内型。

53.3.3　外科手术治疗

为防止感染和骨畸形的发生，手术切除是必需的。术前需要明确鼻背中线瘘管的范围以保证肿物被完全切除。

手术的范围取决于瘘管的范围，如表 53.1 所示。

表 53.1　根据病变范围的手术方案

浅表型	局部切除
骨内型	开放式鼻整形术和鼻骨钻孔入路手术
颅内侵犯	双冠状瓣与经额骨开颅术或前额小窗开颅术（微创）

总结及作者观点：
(1) 鼻背中线瘘管是罕见的胚胎学异常，在婴儿期/儿童期出现。
(2) CT 扫描对诊断和制定手术方案至关重要。
(3) 分型基于病变的解剖范围。
(4) 治疗以手术切除为主。

参考文献

[1] Hartley B, et al. Nasal dermoids in children: a proposal for a new classification based on 103 cases at Great Ormond Street Hospital. Int J Pediatr Otorhinolaryngol. 2015;79(1):18 - 22.

[2] Miller C, et al. Surgical management of nasal dermoid lesions. Oper Tech Otolaryngol. 2019;30:16 - 21.

（吴　迪）译,（韦嘉章）校

54　腺样体肥大

Elizabeth Kershaw，Aristotelis Poulios

54.1　病例展示

　　一名 4 岁男孩被父母带至门诊就诊，父母代述其睡眠打鼾，影响家人的入睡。在最近的一个假期中，他们一家人住在一个房间里，他们注意到男孩每天晚上都会出现持续 10 s 的呼吸暂停，然后在继续打鼾之前会大口喘气。男孩大部分时间都需要通过张口来呼吸，吃东西的时候因为嘴不能合拢而发出声响。

　　父母否认男孩有严重的鼻塞、流涕或鼻炎病史，也否认有过敏型症状，余无特殊不适。

　　检查时，男孩坐在门诊诊室里张着嘴呼吸。将一把冰冷的金属压舌板放在他的鼻子下面，压舌板表面几乎没有起雾。他的腺样体Ⅲ度肿大（图 54.1），鼓膜浑浊且有中耳积液，但听力正常。

　　经过多导睡眠监测男孩被诊断为中度阻塞性睡眠呼吸暂停，于是他接受了腺样体切除术。在门诊复查时，患儿父母证实他的发作性呼吸暂停已经完全消失。检查显示他的中耳通气情况良好。

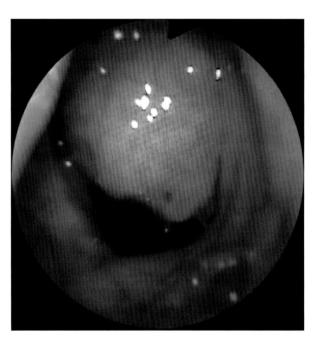

图 54.1　内镜下后鼻腔见Ⅲ度肿大的腺样体

E. Kershaw・A. Poulios (✉)
Mid Yorkshire Hospitals NHS Trust, Wakefield, UK
e-mail: elizabeth.kershaw2@nhs.net

© Springer Nature Switzerland AG 2021
M. Stavrakas, H S Khalil (eds.), *Rhinology and Anterior Skull Base Surgery*,
https://doi.org/10.1007/978-3-030-66865-5_54

54.2 背景知识

54.2.1 解剖学

腺样体也称咽扁桃体，是淋巴系统 Waldeyer 环的一部分。Waldeyer 环还包括腭扁桃体和舌扁桃体。腺样体肥大是指由于组织中细胞体积的增大而导致的组织增大，而不是指细胞数量增加。覆盖腺样体的黏膜通常由假复层柱状上皮和特异性鳞状上皮组成。

腺样体在刚出生时非常小，5 岁左右体积达到最大，7 岁以后逐渐萎缩。通过鼻咽的气流量取决于腺样体和鼻咽腔的大小。

54.2.2 病理生理学

腺样体是淋巴组织，发生感染时体积会增大。正常情况下，感染消退后腺样体会缩小。反复的炎症刺激，或者细菌和细菌碎片持续驻留于腺样体内，腺样体可因慢性感染而持续增大。

感染可导致正常覆盖在腺样体表面的共生细菌的丧失，并可分离出病原体，于是细胞与细胞间的微平衡被打破，导致纤毛细胞数量的减少和黏液淤积。

腺样体肥大通过多种方式影响儿童患者。首先，它可以完全或部分阻塞后鼻腔，导致无法正常经鼻呼吸。患儿随之出现张口呼吸，并导致言语改变、口臭、睡眠打鼾，有时还会出现呼吸暂停。因为呼吸困难会干扰正常进食，导致经口进食量的减少，影响患儿的生长发育。

增大的腺样体阻塞鼻咽部咽鼓管咽口，出现咽鼓管功能障碍或由分泌性中耳炎引起的听力损失。如果未被及时诊断，鼓膜可能会内陷，并可进一步导致听小骨的侵蚀破坏、鼓膜穿孔或发展成胆脂瘤。

阻塞性睡眠呼吸暂停是腺样体肥大及其经常引起睡眠打鼾的结果。尽管有腺样体肥大（伴或不伴咽扁桃体肥大），觉醒时依靠颈部肌肉张力仍能保持气道通畅。但当孩子入睡时，肌肉张力降低，咽壁向腔内塌陷。这对于腺样体肥大患儿，可能导致气道的完全闭塞。此时患儿看起来试图通过胸部的运动来维持呼吸活动，但事实上并没有有效通气，这称为呼吸暂停的发作。当气流少于正常气流的50%，但没有完全阻塞时，称为呼吸暂停。发作时间持续 10 s 及以上的，为重度呼吸暂停。此时患者血二氧化碳水平开始上升，刺激中枢化学感受器，患者在一定程度上苏醒，肌肉张力恢复维持正常的呼吸。

如果阻塞性睡眠呼吸暂停症不及时治疗，孩子常常整夜不安，早上唤醒困难。他们整天都极度困倦，有时会出现多动症和行为异常。由于无法集中注意力，学习常落后于同龄人。长期缺氧的并发症包括心血管系统受损，发生心力衰竭、卒中和缺血性心脏病的风险增加。

54.3　临床实践

诊断

从患儿及其父母处获得的病史是最有价值的。他们常见的描述有鼻塞，整天张口呼吸，无法闭口咀嚼食物，打鼾，以及夜间呼吸暂停发作（较少见）。鉴于可伴有分泌性中耳炎，因此详细询问听力情况是很有必要的。

对小儿患者进行检查是有挑战性的。医师应首先排除其他引起鼻塞的病因，比如鼻中隔偏曲、慢性鼻窦炎、过敏性鼻炎，这将有助于做出腺样体肥大的诊断。在可耐受的情况下，可行纤维鼻内镜检查评估腺样体的大小。在英国，由于 X 线扫描与内镜检查结果之间的相关性较差，所以 X 线检查并不常用。

诊断阻塞性睡眠呼吸暂停的"金标准"是多导睡眠图，包括脑电图、眼电图、肌电图和心电图。但这并不是所有的医院都可完成的检查，最常用的初级睡眠评估只有心电监测和血氧饱和度。

药物治疗仅用于治疗腺样体炎症，但药物治疗无法解决增大的腺样体组织所引起气道阻塞的问题。

腺样体切除术推荐用于被诊断为阻塞性睡眠呼吸暂停的患儿。这种手术通常与腭扁桃体切除术同时实施，因为单纯腺样体切除术不能完全改善患儿病情，将导致患儿需要再次行全身麻醉和手术。手术同样适用于继发性分泌性中耳炎引起传导性听力损失的患儿，建议用于在单独使用鼓室置管引流后，分泌性中耳炎仍反复发作的患儿。

腺样体切除术可以使用多种方式，最常用的是使用腺样体刮匙，这是一种快速、有效的方法。术者的技术水平对于避免留下残余组织或损伤邻近的结构很重要。单极吸引电刀在间接鼻咽镜下操作，这样可以更精确地切除腺样体组织并破坏生物膜。也可以在鼻内镜引导下用电动吸切器切除腺样体组织。在鼻内镜引导下的低温等离子腺样体切除术，据报道也有良好的效果。

接受腺样体切除术的患儿通常在门诊进行术后随访，以确保其症状得到完全缓解。术后腺样体有再次增生的可能，这在 5 岁以下的患儿中更为常见。如果症状仍反复，可能需要再次行腺样体切除术。

总结及作者观点：
（1）腺样体的增殖在 5 岁左右达到最大值，然后从 7 岁开始逐渐萎缩。
（2）阻塞性睡眠呼吸暂停是腺样体肥大的结果，通常伴有打鼾症状。
（3）腺样体切除术推荐用于诊断为阻塞性睡眠呼吸暂停的患儿。

参考文献

[1] Scammon RE. The measurement of the body in childhood. In: Harris JA, et al., editors. The measurement of man. Minneapolis:

University of Minnesota Press; 1930.

[2] Jean-Louis G, et al. Obstructive sleep apnea and cardiovascular disease: role of the metabolic syndrome and its components. J Clin Sleep Med. 2008;4(3):261‐272.

[3] Sharifkashani S. A new clinical scoring system for adenoid hypertrophy in children. Iran J Otorhinolaryngol. 2015;27(78):55‐61.

[4] Domany KA, et al. Adenoidectomy for obstructive sleep apnea in children. J Clin Sleep Med. 2016;12(9):1285‐1291.

[5] Saravana Selvan V, et al. A comparative study between coblation adenoidectomy and conventional adenoidectomy. Int J Otorhinolaryngol Head Neck Surg. 2018;4(3):721‐725.

[6] Duval M, et al. A case-control study of repeated adenoidectomy in children. JAMA Otolaryngol Head Neck Surg. 2013;139(1):32‐36.

（吴　迪）译,（韦嘉章）校

55 面部鼻外伤

Heidi Jonesm，Aristotelis Poulios

55.1 病例展示

一名 7 岁男童，从自行车上摔下，面部着地。创伤小组对该男童伤势进行了评估，疑有面部创伤，其他部位无明显受伤。

临床表现为面部有明显瘀伤和肿胀，鼻外观歪斜，未见鼻中隔血肿。损伤机制与观察到的面部损伤相符。该患儿与父母关系融洽，没有充分的物证表明是之前受到的伤害。患儿没有特殊的既往病史。

颌面部 CT 扫描证实了可疑的鼻骨折，不伴随相关的筛骨或面部骨折。患者在受伤后 7 天进行全麻下闭合复位，复位效果良好。

55.2 背景知识

创伤是导致儿童发病和死亡的主要原因。一般来说，面部骨折的发生率随着年龄的增长而增加。随着儿童年龄和活动范围增加，他们的受监督水平下降，伤害发生的速度和严重程度趋于增加。

尽管在儿童人群中看到的骨折模式往往与在成人中看到的相似，但由于儿童面部骨骼与成人存在解剖学差异，所以每种骨折的发生率都不同。虽然婴儿期前额部骨折最突出，但随着儿童的发育，中面部和下颌部骨折发生率变得相对更加突出（表 55.1）。

表 55.1 Alcalá–Galiano 等报道的儿童面部骨折的相对发生率

骨折位置	发生率 /%
鼻部	59
下颌	22
眶缘	10
前额部	5
面中部	4
复合骨折（眶、鼻、前额、筛）	2

H. Jones・A. Poulios (✉)

Mid Yorkshire Hospitals NHS Trust, Wakefield, UK

© Springer Nature Switzerland AG 2021

M. Stavrakas, H. S Khalil (eds.), *Rhinology and Anterior Skull Base Surgery*,

https://doi.org/10.1007/978–3–030–66865–5_55

55.3 临床实践

55.3.1 诊断

与任何小儿受伤一样，注意非意外伤害（NAI）是至关重要的。临床医师必须考虑以下问题：损伤是否符合损伤机制，此机制是否符合孩子的发育，是否存在任何以前或正在愈合创伤的迹象，是否出现延迟愈合，以及孩子与他们的陪同监护人是否有融洽关系。

在有明显肿胀、不对称或活动障碍的情况下，应考虑潜在骨折。临床怀疑最好用 CT 证实。与成人一样，所有面部外伤儿童均应在临床上排除鼻中隔血肿。

小儿面部骨折通常发生在受到严重创伤的情况下，因此不太可能单独发生，最常见的是并发相关的颅神经损伤。与任何创伤病例一样，临床医师不能仅仅专注于面部损伤而错过任何相关损伤的发现。所有患者都应根据 ATLS 原则完成创伤调查。

55.3.2 药物 / 外科手术治疗

大部分面部创伤，包括下颌骨、眼眶、前额部、面中部和复杂骨折，通常由颌面部团队处理。虽然具体细节超出了本书的范围，但这种方法通常比成人更保守，以防止生长障碍的发生。

与成人一样，孤立的外伤性鼻畸形应在 1~2 周的时间内进行处理，待任何相关的肿胀消退，以彻底评估鼻外观。鼻中隔血肿应在全身麻醉下紧急引流，以减少坏死、感染和生长障碍的风险。

总结及作者观点：
(1) 注意面部创伤儿童的非意外伤害的可能。
(2) 确保在面部受伤时不会遗漏相关损伤。
(3) 治疗目的旨在通过最保守的方法减少骨折，以便让生长中的骨骼得以正常发育。

参考文献

[1] Braun T, Xue A, Maricevich R. Differences in the management of paediatric facial trauma. Semin Plast Surg. 2017;31:118‐122.

[2] Alcala‐Galiano A, et al. Paediatirc facial fractures: Children are not just small adults. Radiographics. 2008;28:441‐461.

（程熹乔）译，（张少杰）校

第八部分：嗅觉障碍

56 传导性嗅觉障碍

Sarantis Blioskas

56.1 病例展示

患者女性，35 岁，因嗅觉障碍 12 个月被转诊到耳鼻喉科门诊。患者主诉有长期严重鼻塞及偶发性流涕的症状，这些症状一直困扰了她多年，在此期间患者接受了减充血剂和鼻腔类固醇喷雾的治疗。嗅觉减退逐渐明显，尤其是在病毒感染的急性加重期。在过去的 12 个月里，几乎持续出现完全性嗅觉丧失，导致生活质量显著下降。患者自述她再也不知道什么时候需要给孩子换尿布，而且她因为无法闻到变质食物的气味而吃了过期的食物。检查时，前鼻镜检查发现Ⅳ级鼻息肉，几乎完全阻塞双侧鼻腔，并延伸到双侧嗅裂（图56.1）。由于息肉完全堵塞鼻腔，无法进行纤维鼻内镜检查。鼻窦 CT 扫描显示广泛慢性鼻窦炎并发鼻息肉，双侧窦口道复合体阻塞，息肉向上延伸至嗅裂（图 56.2）。医师为患者开出了最大限度的药物治疗，包括口服和鼻喷类固醇，以及口服抗生素，并进行功能性鼻内镜鼻窦手术。保守治疗对患者的嗅觉障碍无效；然而，术后患者的症状显著改善。

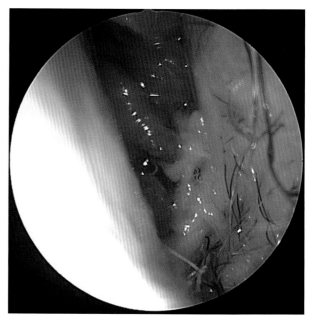

图 56.1　Ⅳ级鼻息肉

S. Blioskas (✉)

Otorhinolaryngology, Head & Neck Surgery
Department, 424 General Military Hospital,
Thessaloniki, Greece

© Springer Nature Switzerland AG 2021

M. Stavrakas, H. S Khalil (eds.), *Rhinology and Anterior Skull Base Surgery*,
https://doi.org/10.1007/978-3-030-66865-5_55

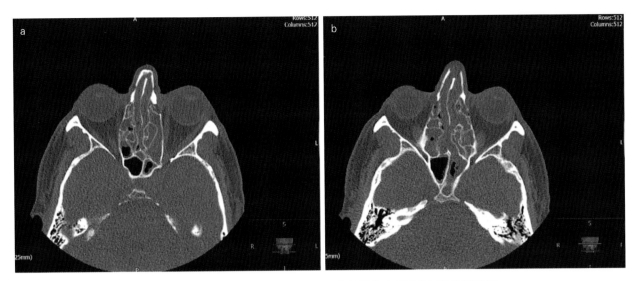

图 56.2　a、b. 慢性鼻窦炎（Chronic rhinosinusitis, CRS）合并鼻息肉导致传导性嗅觉障碍

56.2　背景知识

包括人类在内的所有生物中，嗅觉在摄取食物、适应土壤，以及如火、煤气和识别变质食物等有害物质发挥着重要的作用。因此，嗅觉障碍应被认为是一种严重的缺陷。

从生理学上讲，气味剂大多是结构上差异很大的疏水性化合物，但它们的共同特点是可以刺激位于鼻腔顶部嗅上皮中的嗅觉受体。鼻腔的嗅觉感受器识别这些化学配体并与其相互作用，它们的相互作用诱导神经元信号传递到嗅球并最终到达大脑的相应区域。

在鼻腔吸气和呼气的过程中，气味到达嗅觉受体。因此，任何形式的鼻塞都可以通过限制鼻腔气流进入这些区域来限制气味进入它们对应的神经相互作用区域。从生理学上讲，嗅觉反应和进入嗅觉受体的气味分子的数量有直接的关系，鼻腔气流减少直接导致嗅觉能力的降低或减弱。

然而，鼻腔气流的这种变化不仅在通路方面影响嗅觉功能。鼻腔鼻窦疾病和鼻黏膜改变可在多个层面影响嗅觉处理，导致患者注意到的嗅觉能力整体下降。

56.3　临床实践

在分类方面，嗅觉障碍大致分为传导性嗅觉障碍和感觉神经性嗅觉障碍，这种区分在临床问诊中建立初步诊断尤其重要。可能导致传导性嗅觉障碍的鼻腔气道阻塞的潜在原因大致可按表 56.1 分类。

对于传导性嗅觉障碍的病例，诊断分析一般可以如下。

表 56.1　传导性嗅觉障碍的潜在原因

鼻炎	炎性	传染性	急性病毒性鼻炎 急性细菌性鼻炎 原发性萎缩性鼻炎 继发性萎缩性鼻炎
		非传染性	变应性鼻炎 职业性鼻炎 药物性鼻炎 特发性鼻炎 非变应性鼻炎伴嗜酸细胞增多综合征
	非炎性		特发性鼻炎（交感神经调节失调） 药物性鼻炎 吸食可卡因 激素性鼻炎 食源性鼻炎
鼻窦炎	急性		
	慢性	不伴鼻息肉	
		伴鼻息肉	
肿瘤	良性	内翻性乳头状瘤 神经鞘瘤 骨化性纤维瘤 骨瘤 血管纤维瘤 腺瘤样错构瘤	
	恶性	鳞状细胞癌 腺癌 淋巴瘤 黑色素瘤	
解剖因素	鼻中隔偏曲 术后粘连 鼻甲肥大 狭窄/瘢痕形成 后鼻腔闭锁		
肉芽肿	ANCA 脉管炎 Churg–Strauss 综合征 结节病 传染病 中线 T 细胞破坏性肉芽肿		
先天性疾病	先天性睫状体缺陷症 囊性纤维化病		

56.3.1　病史

详细的病史采集至关重要。症状学的时间进程（突然发作或逐渐消退）也是非常重要的。在相同的概念中，患者还可以回忆起嗅觉障碍的突然或逐渐发作与感染（如鼻炎或鼻窦炎）之间的时间关系。

出现其他鼻部症状，如流鼻涕、鼻后滴漏、鼻塞、面部疼痛、打喷嚏和瘙痒，以及过敏、炎症性疾病（如 ANCA 脉管炎、结节病等）等是病史采集中至关重要的。这同样适用于潜在的药物摄入（如长期使用减充血剂 / 鼻炎药物）或滥用药物（如吸食可卡因）。此外，切勿忘记追踪疾病的性质是连续性还是波动性，因为波动性症状通常表明传导问题。

56.3.2 临床检查

单独进行全面的头颈部临床检查有时就可以准确地用来确定传导性嗅觉障碍的原因。前鼻镜检查是必要的，但应始终伴有纤维或硬性鼻内镜检查。内镜检查应始终包括嗅裂区域的检查。对于鼻息肉、鼻中隔高位偏曲、鼻炎或鼻窦炎和（或）鼻或前颅底肿瘤的存在，应通过内镜准确诊断。同时，将近期提出的嗅裂内镜（Olfactory Cleft Endoscopy，OCES）量表应用于嗅裂的评估。还应评估是否有鼻腔分泌物（透明或有色）。如果临床检查提示有传导性嗅觉障碍的急性原因，建议在对急性原因进行充分治疗后再复查。

56.3.3 鼻腔测压

鼻腔测压可以为鼻腔气流的评估提供客观的方法。

56.3.4 嗅觉功能评估

在诊断测试中增加嗅觉功能测试总是有用的，但它们在传导性嗅觉障碍中的价值可能有限。一些测试是基于气味命名的，名称相对较短且易于执行。特定的测试，如"跨文化嗅觉识别测试"（Cross-Cultural Smell Identification Test，CCSIT），UPSIT 家族"宾夕法尼亚大学嗅觉识别测试（University of Pennsylvania Smell Identification Tests）"，"嗅棒"，"欧洲嗅觉能力测试"，或康涅狄格化学感觉临床研究中心测试（Connecticut Chemosensory Clinical Research Center Test，CCCRC-Test）等都可以使用。然而，由于这些工具包括语言成分，人们不得不考虑认知和语言的影响。此外，在解读检测结果时，必须牢记患者的年龄。

56.3.5 影像学

如果有病史和临床检查提示，可以进行 CT 和 MRI 扫描。然而，特别是传导性嗅觉障碍，鼻窦 CT 扫描在帮助判断哪些患者可能从药物和 / 或手术治疗中获益具有一定的优势。在发现嗅裂的微小病灶方面，CT 扫描也可能优于内镜检查，因为内镜有时无法发现这些病灶。然而，如果不能排除非传导性嗅觉障碍，那么头颅 MRI 在鉴别其他原因方面是非常有价值的。

传导性嗅觉障碍的治疗取决于具体的病因，消除病因通常可直接改善嗅觉功能。因此，针对病毒性鼻炎导致暂时性嗅觉障碍的病例，通常不需要进行特殊的治疗。针对变应性鼻炎的病例，避免接触过敏源、鼻喷类固醇和抗组胺药物的使用是公认的。鼻窦炎伴或不伴息肉的治疗包括使用鼻喷类固醇、口服类固醇及抗生素。功能性鼻内镜鼻窦手术和脱敏治疗也是有循证依据的。对于因鼻腔病变或解剖因素（如鼻中隔成形术、鼻甲手术、鼻腔粘连松解）导致传导性嗅觉障碍的病例，手术也是主要治疗方案。

总结及作者观点：

(1) 嗅觉障碍广义上分为传导性嗅觉障碍和感觉神经性嗅觉障碍，这种分类在临床问诊中对建立初步诊断是特别重要的。

(2) 详细的病史采集是至关重要的。

(3) 单独的鼻内镜检查（特别是嗅裂区的检查）有时可以准确地查明传导性嗅觉障碍的原因。

(4) 在治疗方面，消除致病因素通常可直接改善嗅觉功能。

参考文献

[1] Enriquez K, Lehrer E, Mullol J. The optimal evaluation and management of patients with a gradual onset of olfactory loss. Curr Opin Otolaryngol Head Neck Surg. 2014;22(1):34 – 41.

[2] Soler ZM, Hyer JM, Karnezis TT, Schlosser RJ. The Olfactory Cleft Endoscopy Scale correlates with olfactory metrics in patients with chronic rhinosinusitis. Int Forum Allergy Rhinol. 2016;6(3):293 – 298.

[3] Doty RL, Marcus A, Lee WW. Development of the 12–item Cross–Cultural Smell Identification Test (CC–SIT). Laryngoscope. 1996;106(3 Pt 1):353 – 356.

[4] Doty RL, Shaman P, Kimmelman CP, Dann MS. University of Pennsylvania Smell Identification Test: a rapid quantitative olfactory function test for the clinic. Laryngoscope. 1984;94(2 Pt 1):176 – 178.

[5] Hummel T, Kobal G, Gudziol H, Mackay–Sim A. Normative data for the "Sniffin' Sticks" including tests of odor identification, odor discrimination, and olfactory thresholds: an upgrade based on a group of more than 3,000 subjects. Eur Arch Otorhinolaryngol. 2007;264(3):237 – 243.

[6] Joussain P, Bessy M, Faure F, et al. Application of the European Test of Olfactory Capabilities in patients with olfactory impairment. Eur Arch Otorhinolaryngol. 2016;273(2):381 – 390.

[7] Cain WS, Gent JF, Goodspeed RB, Leonard G. Evaluation of olfactory dysfunction in the Connecticut Chemosensory Clinical Research Center. Laryngoscope. 1988;98(1):83 – 88.

[8] Harju T, Rautiainen M, Kivekäs I. Significance of imaging in the diagnosis of olfactory disorder. Ear Nose Throat J. 2017;96(2):E13 – 17.

[9] Brożek JL, Bousquet J, Agache I, et al. Allergic Rhinitis and its Impact on Asthma (ARIA) guidelines– 2016 revision. J Allergy Clin Immunol. 2017;140(4):950 – 958.

[10] Hummel T, Whitcroft KL, Andrews P, et al. Position paper on olfactory dysfunction. Rhinol Suppl. 2017;54(26):1 – 30.

[11] Fokkens WJ, Lund VJ, Mullol J, et al. European position paper on rhinosinusitis and nasal polyps 2012. Rhinol Suppl. 2012;23:3 p preceding table of contents, 1 – 298.

[12] Delank KW, Stoll W. Olfactory function after functional endoscopic sinus surgery for chronic sinusitis. Rhinology. 1998;36(1):15 – 19.

（邓伟明）译，（张少杰）校

57　感觉神经性嗅觉障碍

Sarantis Blioskas

57.1　病例展示

　　患者女性，43 岁，因嗅觉逐渐减退 3 个月致完全嗅觉丧失由全科医师处转诊至耳鼻喉科。患者无鼻塞、流涕或面部疼痛症状。患者一般健康状况良好，自述无药物摄入、过敏或饮酒。已戒烟 10 余年，偶有抽烟。否认头部外伤史、毒素暴露史、嗅觉障碍或神经系统疾病家族史。除了嗅觉障碍和随后的味觉障碍外，患者还有长期乏力及偶发视觉障碍（患者称之为"像感觉一样模糊"），以及偶有深度知觉障碍病史。患者模糊地描述近来有日常记忆障碍，但长期记忆并未丧失。所有头颈部查体（包括脑神经检查）均未见明显异常。前鼻镜和纤维鼻内镜检查显示鼻腔和后鼻腔正常，嗅裂清晰，无鼻炎迹象，仅有轻微或无须进行临床干预的鼻中隔偏曲。鉴于患者的病史，我们决定对她进行头颅磁共振成像（MRI）检查，以及检测血液中锌、维生素 B_{12} 和肝肾功能水平。实验室检查结果正常；然而，头颅 MRI 显示有神经脱髓鞘的迹象，提示有潜在的神经退行性疾病（多发性硬化）。患者被转诊至神经内科接受进一步评估和治疗。

57.2　背景知识

　　人们曾尝试根据可能病变的解剖位置对不同形式的嗅觉障碍进行分类，从而区分传导性嗅觉障碍（由气味传递到嗅神经上皮受阻所致）、感觉神经性嗅觉障碍（由嗅神经上皮或神经的损伤/丧失所致）和中枢性嗅觉障碍（由中枢神经系统的嗅觉处理通路的损伤/丧失所致）。

　　尽管这种分类法存在局限性，而现代分类法往往更多地依赖于特定潜在的病因，但这种传统方法仍然很有价值。

　　对于感觉神经性嗅觉障碍，生理学认为气味传导涉及一系列发生在嗅觉上皮和嗅球的事件，这些事件与位于嗅觉神经元纤毛中的受体相关。嗅觉上皮和嗅球的损伤、衰老、疾病或感染都会干扰这些神经

S. Blioskas (✉)

Otorhinolaryngology, Head & Neck Surgery

Department, 424 General Military Hospital,

Thessaloniki, Greece

元传递过程，导致嗅觉功能受损。

57.3 临床实践

就病因而言，感觉神经性嗅觉障碍可有显著差异。表 57.1 大致总结了可能导致感觉神经性嗅觉障碍的各种原因。

对于感觉神经性嗅觉障碍的病例，诊断分析一般如下。

- 病史。

与传导性嗅觉障碍相同，全面的病史采集至关重要。尤其是对于疑似感觉神经性嗅觉障碍的病例，应该直接询问是否存在上呼吸道感染，特别是在嗅觉障碍发作之前。病史还应强调一般神经系统症状（如震颤、运动症状、记忆丧失、视觉症状），因为感觉神经性嗅觉障碍可能是神经系统疾病的首发症状。还应询问头部外伤和药物摄入（包括化疗药）或毒素暴露（包括酗酒或吸烟的情况）。怀疑先天性嗅觉障碍的病例，家族史可能是有用的，在这些病例中，还应考虑有关综合征等其他特征的问题。就发病而言，与鼻腔鼻窦疾病引起的嗅觉障碍不同，感染后或创伤后引起的嗅觉障碍大多以突然发病为主要特征。然而，创伤后引起的嗅觉障碍病例，从受伤到症状发作之间可能有几天或几周的间隔。

- 临床检查。

全面的头颈部临床检查，包括前鼻镜和嗅裂区的纤维或硬性鼻内镜检查也是必备的。然而，对于感觉神经性嗅觉障碍，全颅神经和外周神经系统的检查，包括记忆和认知功能检测，是非常重要的。

- 嗅觉功能评估。

一般来说，嗅觉功能的评估可以通过患者的陈述进行主观评估，也可以通过心理物

表 57.1　感觉神经性嗅觉障碍的病因

病因分类		
· 感染后	上呼吸道感染	
	病毒（普通感冒、流感）	
	细菌	
	真菌	
	微丝蚴	
	艾滋病病毒	
· 创伤后	筛板骨折	
· 与神经系统疾病相关	癫痫	
	重症肌无力	
	卒中	
	帕金森病	
	阿尔茨海默病	
	多发性硬化症	
· 与药物 / 毒素接触相关	麻醉药	酸
	抗生素	苯
	抗甲状腺药物	镉
	化疗	氯
	α 受体拮抗剂	乙酸乙酯
		甲醛
		肼
		氢
		硫化物
		铅
		汞
		亚硝基气体
		油漆溶剂
		二氧化硅
		三氯乙烯
		葡萄糖酸锌
· 先天性	Kallmann 综合征	
	Turner 综合征	
	Bardet Biedl 综合征	
· 与衰老相关		
· 其他可能的病因	医源性损伤	
	肿瘤	
	多种系统性疾病	
	糖尿病	
	高血压	
	维生素 B_{12} 缺乏症	
	精神疾病	
	偏头痛	
	放射治疗	
	酒精依赖	
	吸烟	
· 原发性		

理学测试和 / 或电生理检查和磁共振成像进行客观评估。

主观评估可以使用视觉模拟量表和 Likert 问卷，但应该注意的是，自我评估往往是不可靠的。

心理物理学评估使用几种测试来确定阈值、辨别能力和气味识别（另见"传导性嗅觉障碍"章节）。

电生理检查包括脑电图（EEG）和嗅电图（EOG），后者通常只应用于研究。功能成像在识别大脑对气味刺激的反应中是有作用的，无论是通过电子发射断层扫描（PET）还是功能性磁共振成像（fMRI）。

- 影像学。

与传导性嗅觉障碍（鼻腔及鼻旁窦 CT 扫描更占优势）不同，对于感觉神经性嗅觉障碍的病例，头颅 MRI 扫描在探查嗅神经上皮、嗅球和高级通路等结构，以及发现颅内肿瘤、创伤性脑损伤和神经系统疾病体征（如退行性疾病）方面，具有优势。

MRI 扫描还可以用来计算嗅球体积和嗅沟深度，而这些可受毒素暴露、先天畸形和神经退行性疾病等多种原因的影响。

- 实验室检查。

可以通过实验室检查来排除肝脏、肾脏和内分泌疾病。维生素（B_{12}）或矿物质的缺乏也能检测。

- 嗅上皮组织活检。

嗅上皮活检一般不只应用于研究。

在治疗方面，只有少数病例可以实现特异性治疗。尤其是病毒感染后嗅觉障碍和创伤后嗅觉障碍的病例，这些病例过去没有哪些治疗被证明是有效的。临床上无论病因如何，使用鼻腔类固醇药是常见的治疗方法。口服类固醇药似乎也有用，但证据尚未明确。单独补充矿物质（锌）和维生素（A、B_{12}）或与类固醇药联合使用的有效性，也有一些相互矛盾的证据。而对于磷酸二酯酶抑制剂和鼻腔内钙缓冲剂的药效，也没有足够的证据。

除了药物治疗，嗅觉训练疗法（每天反复暴露在一系列的气味中）已被证明针对嗅觉丧失的不同病因是有效的，尽管具体的机制尚未清楚。

最后，消除患者的顾虑和健康教育仍然至关重要。在同样的概念中，应强调处理潜在风险的警告（烟雾和天然气探测器或变质食品的日期检查）。

总结及作者观点：

(1) 根据可能病变的解剖位置，尝试对不同形式的嗅觉障碍进行分类。感觉神经性嗅觉障碍是由嗅觉神经上皮或神经的损伤 / 丧失引起的。

(2) 就病因而言，感觉神经性嗅觉障碍可能有很大差异，包括感染后、创伤后和先天性原因，以及衰老、神经系统疾病和接触药物 / 毒素。

(3) 在治疗方面，只有在少数病例中可以实现特异性治疗。药物和嗅觉训练疗法可能有用；然而，无论效果如何，消除患者的顾虑和健康教育仍然至关重要。

参考文献

[1] Hummel T, Whitcroft KL, Andrews P, et al. Position paper on olfactory dysfunction. Rhinol Suppl. 2017 Mar;54(26):1–30.

[2] Kobal G. Elektrophysiologische Untersuchungen des menschlichen Geruchssinns. Stuttgart: Thieme Verlag; 1981.

[3] Yousem DM, Geckle RJ, Bilker WB, McKeown DA, Doty RL. MR evaluation of patients with congenital hyposmia or anosmia. AJR Am J Roentgenol. 1996;166(2):439–443.

[4] Leopold D. Distortion of olfactory perception: diagnosis and treatment. Chem Senses. 2002;(7):611–615.

[5] Duncan HJ, Seiden AM. Long–term follow–up of olfactory loss secondary to head trauma and upper respiratory tract infection. Arch Otolaryngol Head Neck Surg. 1995;(10):1183–1187.

[6] Damm M, Temmel A, Welge–Lussen A, et al. Riechstorungen: Epidemiologie und Therapie in Deutschland, Österreich und der Schweiz. HNO. 2004;52(2):112–120.

[7] Henkin RI, Schecter PJ, Friedewald WT, et al. A double blind study of the effects of zinc sulfate on taste and smell dysfunction. Am J Med Sci. 1976;(3):285–299.

[8] Jiang RS, Twu CW, Liang KL. Medical treatment of traumatic anosmia. Otolaryngol Head Neck Surg. 2015;152(5):954–958.

[9] Duncan RB, Briggs M. Treatment of uncomplicated anosmia by vitamin A. Arch Otolaryngol. 1962;(2):116–124.

[10] Heilmann S, Just T, Göktas O, Hauswald B, Hüttenbrink K–B, Hummel T. Effects of systemic or topical administrat ion of cor t icosteroids and vitamin B in patients with olfactory loss. Laryngorhinootologie. 2004;83(11):729–734.

（邓伟明）译，（张少杰）校

58 臭味症

Sarantis Blioskas

58.1 病例展示

男性患者，72 岁，因持续性嗅觉障碍 4 个月而转至耳鼻喉科就诊。患者述其在一次上呼吸道感染后接受了短期的抗生素治疗，之后便开始闻到一股难闻的"腐烂蔬菜"的味道。全科医师让其尝试使用减充血剂、鼻腔类固醇喷雾剂和口服抗生素，但都没有特别的改善。除了烦人的气味外，患者还述其偶有额部头疼，"鼻涕总是滞留在鼻后部"且难以擤出。由于嗅觉障碍，导致患者生活质量明显下降，同时还影响了食欲，达到了体重下降的程度。前鼻镜和纤维鼻内镜检查发现双侧中鼻道有明显的脓性分泌物及后鼻腔黏脓涕。其余耳鼻喉科检查均无明显异常。患者鼻窦 CT 检查显示为慢性鼻窦炎，伴双侧窦口鼻道复合体阻塞。口服抗生素（多西环素，100 mg）、逐渐减量的口服类固醇和鼻用类固醇最大限度治疗 4 周，明显改善了鼻塞及减轻了头痛症状，但仍未能控制"腐烂蔬菜的气味持续存在"。综上，我们建议进行功能性鼻内镜鼻窦手术，并反复冲洗病变的窦腔（图 58.1）。术后，进行长期的鼻用类固醇治疗，并用生理盐水鼻腔冲洗。术后 6 周的随访中，患者自述"刺激的气味消失了"。

58.2 背景知识

与嗅觉缺失症不同（嗅觉的定量功能障碍），臭味症通常是嗅觉倒错的一种形式，因此它是气味存在的一种定性功能障碍，或者更好地描述为对气味刺激的歪曲感觉。

但与更普遍的术语"嗅觉倒错"不同的是，"臭味症"常被认为是一种负面的嗅觉扭曲，其常在刺激性因素存在时发生（为"嗅觉倒错"的一种形式）或没有刺激存在时发生（为"幻嗅"的一种形式）。

S. Blioskas (✉)

Otorhinolaryngology, Head & Neck Surgery Department, 424 General Military Hospital, Thessaloniki, Greece

© Springer Nature Switzerland AG 2021

M. Stavrakas, H. S Khalil (eds.), *Rhinology and Anterior Skull Base Surgery*, https://doi.org/10.1007/978−3−030−66865−5_58

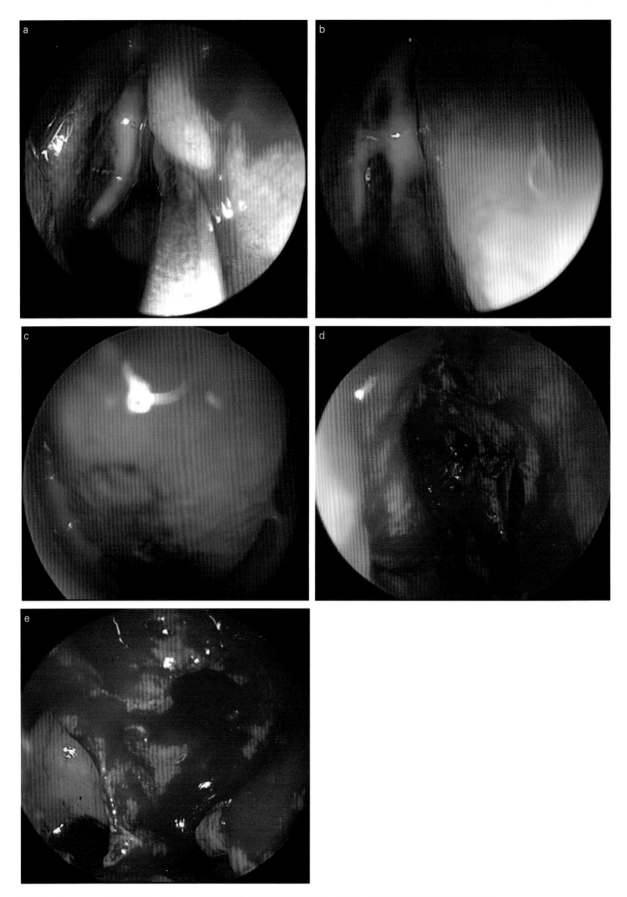

图 58.1　a ~ e.病例术中照片。双侧中鼻道可见脓性分泌物。清除后可获得足够的引流通道

58.3 临床实践

当谈及病因学时，大多数已经描述过的感觉神经性嗅觉缺失症的原因也可以引起像臭味症这样的定性障碍。尤其是，臭味症已被认为是上呼吸道感染后的一种常见症状。在最近的一项调查中，发现 12.9% 具有流感样症状的患者的活组织检查中显示嗅觉黏膜中度损坏，但在嗅觉黏膜完全破坏的患者中并未出现嗅觉障碍。这表明，在这些病例中，臭味症的发生可能是由于受损的嗅觉细胞仍与嗅觉中枢联系。

此外，鼻窦疾病（慢性鼻窦炎）症状恶化时，由于存在鼻腔鼻窦的脓性分泌物，尤其是真菌性鼻窦炎，也可出现臭味症。萎缩性鼻炎和药物性鼻炎的情况也是如此。

神经退行性疾病（多发性硬化症、帕金森病）和鼻 / 鼻窦及中枢神经系统的恶性肿瘤均与臭味症的症状相关。最后，头部创伤仍是一个常见病因。

就诊断方法而言，定量嗅觉功能障碍的诊断方法（包括病史、鼻内镜检查、CN 检查、影像学检查、嗅觉功能测试）仍然适用且有用。

然而，需要强调的是，像臭味症这样的定性功能障碍常常只根据患者的陈述来判断，很难采用心理物理测试的方法进行量化。但是，一项综合性的测试，比如"嗅棒"，可以对这种功能障碍进行全面评估。此外，臭味症的影响可以通过测量来进行分级：① 发生的频率（每天发生为 1 分，否则为 0 分）。② 发生强度（非常强烈为 1 分，否则为 0 分）。③ 社会影响：例如，体重下降、明显的习惯改变（有则为 1 分，没有则为 0 分）。总分表示功能障碍的程度。值得注意的是，臭味症可使人变得非常虚弱，导致食欲下降，体重减轻和抑郁。

在影像学方面，与嗅觉完好的患者相比，支持定性嗅觉障碍诊断的结果是嗅球体积较小。尽管有些代谢性疾病可以通过感觉到不愉快的气味而表现出来，如三甲基胺尿症或臭鱼综合征，但对臭味症的患者，并没有特别的实验室检查建议。

总而言之，臭味症和定性功能障碍的治疗具有挑战性。治疗方案通常旨在降低嗅器的整体功能，以减少不愉快的感觉。高渗盐水滴鼻液和鼻用类固醇激素都是有用的。此外，极端情况下，可以选择鼻夹、局部用盐酸可卡因麻醉嗅觉上皮，甚至通过手术沿筛板将嗅觉纤维切断。加巴喷丁同样适用于这种情况，它主要从中枢上抑制嗅觉。

总结及作者观点：

(1)"臭味症"常被认为是一种负面的嗅觉扭曲，其常在刺激性因素存在时发生（为"嗅觉倒错"的一种形式）或没有刺激存在时发生（为"幻嗅"的一种形式）。

(2) 臭味症已被认为是上呼吸道感染后的一种常见症状。

(3) 像臭味症这样的定性功能障碍常常只能根据患者的陈述来判断，很难采用心理物理测试的方法进行量化。

(4) 总而言之，臭味症和定性功能障碍的治疗具有挑战性。

参考文献

[1] Leopold D. Distortion of olfactory perception: diagnosis and treatment. Chem Senses. 2002;27(7):611–615.

[2] Murphy C, Doty RL, Duncan HJ. Clinical disorders of olfaction. In: Doty RL, editor. Handbook of olfaction and gustation. 3rd ed. New York: Marcel Dekker; 2003. p. 461–478.

[3] Henkin RI, Larson AL, Powell RD. Hypogeusia, dysgeusia, hyposmia and dysosmia following influenza-like infection. Ann Otol. 1975;84:672–685.

[4] Yamagishi M, Fujiwara M, Nakamura H. Olfactory mucosal findings and clinical course in patients with olfactory disorders following upper respiratory viral infection. Rhinology. 1994;32(3):113–118.

[5] Erskine SE, Schelenz S, Philpott CM. Unilateral cacosmia: a presentation of maxillary fungal infestation. BMJ Case Rep. 2013 Apr;5:bcr2013008808.

[6] Shin T, Kim J, Ahn M, Moon C. Olfactory dysfunction in CNS neuroimmunological disorders: a review. Mol Neurobiol. 2018;56(5):3714–3721.

[7] Rutherfoord GS, Mathew B. Xanthogranuloma of the choroid plexus of lateral ventricle, presenting with parosmia and parageusia. Br J Neurosurg. 1987;1:285–288.

[8] Welge-Luessen A, Hummel T. Management of smell and taste disorders. A practical guide for clinicians. 1st ed. New York: Thieme; 2013.

[9] Mueller A, Rodewald A, Reden J, Gerber J, von Kummer R, Hummel T. Reduced olfactory bulb volume in post-traumatic and post-infectious olfactory dysfunction. Neuroreport. 2005;16(5):475–478.

[10] Leopold DA, Preti G, Mozell MM, Youngentob SL, Wright HN. Fish-odor syndrome presenting as dysosmia. Arch Otolaryngol Head Neck Surg. 1990;116:345–355.

[11] Fikentscher R, Rasinski C. Parosmias-definition and clinical picture. Laryngol Rhinol Otol (Stuttg). 1986;65(12):663–665.

[12] Sarangi P, Aziz TZ. Post -traumatic parosmia treated by olfactory nerve section. Br J Neurosurg. 1990;4(4):358.

[13] Zilstorff K, Herbild O. Parosmia. Acta Otolaryngol Suppl. 1979;360:40–41.

（曹子源）译，（张少杰）校

59 幻嗅

Sarantis Blioskas

59.1 病例展示

患者男性，52 岁，因述闻到"玫瑰气味"及有一定程度的嗅觉丧失 4 个月而由其全科医师处转至耳鼻喉科门诊。尤其值得注意的是，患者述其有"嗅觉及味觉丧失"，偶尔还能闻到气味。然而，甚至从那时开始，即使周边没有花，但患者仍述"所有的东西似乎都有玫瑰的味道"。两侧鼻腔均出现幻嗅，通常每次持续时间不超过 5 min。患者没有其他鼻部症状，只有偶尔头痛，但头痛发生时，则极其严重且呈持续性，普通的止痛药（对乙酰氨基酚和布洛芬）治疗无效。患者是一个轻度吸烟者和偶尔饮酒者，正服用高血压药物（雷米普利）。在整个临床病史期间未发现有鼻腔疾病的证据，无先前头部创伤史、嗅觉障碍及神经系统症状的家族史。但是，仔细询问发现在幻嗅和头痛之间有一个明显的时间关联，因为幻嗅似乎总是在疼痛发作之前以"先兆"的形式出现。此外，患者还可以回忆起当出现"搏动性头痛"时，其会对光和声音变得很敏感。临床的头颈部检查无明显异常，颅神经检查未发现任何缺陷。纤维鼻内镜检查显示轻度鼻炎，这符合吸烟的改变，此外无其他进一步的阳性体征。由于病史及临床检查表明，患者似乎表现出类似偏头痛发作的症状，所以后来转至神经内科以求进一步诊治。此后，患者开始服用偏头痛药物（曲坦类），在初诊后 3 个月的随访中，患者自述开始服药以后，就未闻到"玫瑰味道"。

59.2 背景知识

幻嗅是一种缺乏气味的定性功能障碍（也就是在没有刺激的情况下能感知到气味，是一种"嗅觉幻觉"）。幻嗅的实际患病率尚不清楚，因为客观评估具有挑战性，然而，在主观报告存在嗅觉障碍并在专业的嗅觉中心寻求治疗的患者中，有近 25% 的患者出现幻嗅。

幻嗅通常是更普遍的复杂性嗅觉问题的一部分，同时具有定量和定性功能障碍，因此其经常出现在

S. Blioskas (✉)
Otorhinolaryngology, Head & Neck Surgery
Department, 424 General Military Hospital,
Thessaloniki, Greece

© Springer Nature Switzerland AG 2021
M. Stavrakas, H. S Khalil (eds.), *Rhinology and Anterior Skull Base Surgery*,
https://doi.org/10.1007/978-3-030-66865-5_59

丧失一定程度嗅觉功能的患者当中。尽管如此，嗅觉正常的人也会出现幻嗅。

59.3 临床实践

幻嗅的病因尚未完全清楚，但可能归因于许多病因，包括慢性鼻窦炎，神经系统疾病如癫痫、神经退行性疾病，自发性或创伤后颅内出血及精神疾病。

表 59.1 给出了关于幻嗅病因的临床常用的鉴别方式。

就诊断而言，获取临床病史仍然至关重要，其中应该包括癫痫发作、偏头痛症状、记忆丧失、精神 / 神经障碍、认知功能障碍或近期急性或慢性鼻窦炎的病史。如前所述，通过单侧闭塞可使症状缓解，通常指向周围性幻嗅，应该通过病史采集进行判断。与嗅觉障碍很相似，对幻嗅的症状进行量化是很有挑战性的，它应依靠对症状发生的频率、强度及社会效应的评估来进行判断（如体重下降、明显的习惯改变）。

表 59.1 幻嗅的类型

幻嗅的类型	病理生理学	特征
周围性幻嗅	嗅觉受体和神经细胞层面的功能障碍，从而导致对刺激的描述歪曲	·间歇性，通常由气味刺激诱发，并且常局限于一侧 ·通过堵住一侧鼻腔或局部使用可卡因（导致嗅觉丧失）而缓解
中枢性幻嗅	皮质嗅觉通路的功能障碍	·经常性，持续性且为双侧性 ·保持不变

通过体检对患者的一般行为和心理健康进行评估。通过鼻内镜对嗅裂进行标准检查，详细的颅神经检查，以及收集运动和感觉障碍的证据也极为重要。对于可能产生恶臭的口腔疾病，应进行牙科检查。

诊断性检查应包括嗅觉测试，以确定嗅觉功能障碍的程度。同时，应选用磁共振成像来排除肿瘤、脑血管或鼻窦疾病。

幻嗅的治疗可分为药物治疗和手术治疗，而治疗方式的选择通常取决于诊断结果所确定的潜在病因。因此，在周围性幻嗅中，药物治疗可能无效，所以对于那些多次药物治疗无效的患者，应建议其进行手术治疗。

药物治疗通常针对幻嗅的具体病因。因此，与癫痫有关的幻嗅可用抗癫痫药进行治疗，而与偏头痛相关的幻嗅可用托吡酯治疗。潜在的治疗方案还包括，对伴鼻窦炎的患者进行类固醇治疗，对伴有潜在精神疾病的患者采用拉莫三嗪联用加巴喷丁或阿立哌唑（抗抑郁）治疗。过去提出了局部应用可卡因麻醉嗅觉神经的治疗方法；但是，这可能会产生副作用。最后，嗅觉训练在幻嗅中的作用仍存在争议。

外科手术治疗包括通过经额开颅行双侧嗅球切除术、鼻内镜嗅上皮切除术。这类手术既有与开颅相关的风险和发病率，也有内镜前颅底手术的潜在并发症，如脑脊液漏和脑膜炎。考虑到相关风险，对于幻嗅的最佳治疗方式还没有达成共识。

总结及作者观点：

（1）幻嗅是一种缺乏气味的定性功能障碍（也就是在没有刺激的情况下能感知到气味，是一种"嗅觉幻觉"）。

（2）幻嗅的病因包括慢性鼻窦炎，神经系统疾病如癫痫、神经退行性疾病，自发性或创伤后颅内出血及精神疾病。

（3）幻嗅病因的临床鉴别将幻嗅分为周围性幻嗅和中枢性幻嗅。

（4）幻嗅的治疗方式可分为药物治疗和手术治疗，治疗方式的选择常取决于潜在病因。

参考文献

[1] Hummel T, Whitcroft KL, Andrews P, et al. Position paper on olfactory dysfunction. Rhinol Suppl. 2017 Mar;54(26):1‒30.

[2] Landis BN, Frasnelli J, Croy I, Hummel T. Evaluating the clinical usefulness of structured questions in parosmia assessment. Laryngoscope. 2010;120:1707‒1713.

[3] Leopold DA, Loehrl TA, Schwob JE. Long-term follow-up of surgically treated phantosmia. Arch Otolaryngol Head Neck Surg. 2002;128:642‒647.

[4] Landis BN, Burkhard PR. Phantosmias and Parkinson disease. Arch Neurol. 2008;65:1237‒1239.

[5] Hirsch AR. Parkinsonism: the hyposmia and phantosmia connection. Arch Neurol. 2009;66:538‒539.

[6] Leopold DA, Schwob JE, Youngentob SL, Hornung DE, Wright HN, Mozell MM. Successful treatment of phantosmia with preservation of olfaction. Arch Otolaryngol Head Neck Surg. 1991;117:1402‒1406.

[7] Leopold D. Distortion of olfactory perception: diagnosis and treatment. Chem Senses. 2002;27:611‒615.

[8] Wilson DA, Xu W, Sadrian B, Courtiol E, Cohen Y, Barnes DC. Cortical odor processing in health and disease. Progr Brain Res. 2014;208:275‒305.

[9] Morrissey DK, Pratap U, Brown C, Wormald PJ. The role of surgery in the management of phantosmia. Laryngoscope. 2016;126:575‒578.

[10] Coleman ER, Grosberg BM, Robbins MS. Olfactory hallucinations in primary headache disorders: case series and literature review. Cephalalgia. 2011;31:1477‒1489.

[11] DiFabio R, Casali C, Giugni E, Pierelli F. Olfactory hallucinations as a manifestation of hidden rhinosinusitis. J Clin Neurosci. 2009;16:1353‒1355.

[12] Ye S, Friedman D. Cryptogenic phantosmia and treatment response with lamotrigine‒a case series. Epilepsy Curr. 2014;14(Suppl):286.

[13] Muffatti R, Scarone S, Gambini O. An olfactory reference syndrome successfully treated by aripiprazole augmentation of antidepressant therapy. Cogn Behav Neurol. 2008;21:258‒260.

[14] Zilstorff K. Parosmia. J Laryngol Otol. 1966;80:1102‒1104.

[15] Markert JM, Hartshorn DO, Farhat SM. Paroxysmal bilateral dysosmia treated by resection of the olfactory bulbs. Surg Neurol. 1993;40:160‒163.

（曹子源）译，（张少杰）校

60 味觉障碍

Sarantis Blioskas

60.1 病例展示

患者女性，42 岁，因腭部 T3N0M0 鳞状细胞癌接受放化疗后首次于耳鼻喉科复诊。大概 1 个月前，患者完成了最后一次放疗，随后开始出现持续性"金属味"的味觉紊乱。患者描述道："所有的东西尝起来都没有味道，平淡无奇，有淡淡的金属味，只有当盐加得过多时，才会有淡淡的味道。"虽然味觉障碍使得患者食欲下降，但其述只有轻微的体重下降。病史采集包括潜在的嗅觉丧失的详细问题，但从患者角度来看，其否认任何症状。临床检查显示有口腔黏膜干燥（口干症），无溃疡或黏膜炎；但发现舌头表面有轻微的红斑。双侧唾液腺检查显示唾液分泌轻度减少。口腔卫生良好，其余头颈部检查无异常。当被告知，通常在放疗 6 个月至 1 年后，味觉就会恢复到先前的水平时，患者感到了放心。一些自我改善味觉障碍的方法包括增加饮水量、经常刷牙、饭前用盐水或姜汁汽水漱口、不要吸烟、选择味道较重的食物，包括柠檬、香料或腌制食物。由于味觉的改变会影响饮食的乐趣，并可能导致营养不良，所以鼓励少食多餐，吃零食，吃外观有吸引力的食物，更偏向于选择高热量、重口味的布丁、酱汁或肉汁。患者还被介绍给一个癌症中心的营养师，以帮助其选择食物。在其后的随访中，患者述其症状得到了逐步的改善。

60.2 背景知识

味觉可以说是最重要的外部感觉系统。味觉降低或是消失的人，比如化疗引起味觉丧失的头颈部肿瘤患者，会迅速发生营养不良，通常需要长期使用鼻胃管进食。

一般来说，味觉可分为甜、酸、咸、苦和鲜味。味觉和嗅觉结合在一起，不同事物的内在气味形成了它们独特的识别，称为"味道"。

因此，与普遍的看法不同，味觉几乎不能提供关于食物特性的信息。相反，特定食物的"味觉"是通过嗅觉和视觉形态实现的，并由鼻后嗅觉来维持。

S. Blioskas (✉)

Otorhinolaryngology, Head & Neck Surgery
Department, 424 General Military Hospital,
Thessaloniki, Greece

© Springer Nature Switzerland AG 2021

M. Stavrakas, H. S Khalil (eds.), *Rhinology and Anterior Skull Base Surgery*,
https://doi.org/10.1007/978–3–030–66865–5_60

就基本解剖结构而言，味觉受体分布在口腔内的几个区域中，包括舌头的各个区域、软腭及咽甚至喉的各个区域。这些受体主要位于味觉细胞玫瑰花蕾状的结构簇中，称为"味蕾"，而在舌部就出现于舌乳头中。因此，有3种味觉的乳头：舌前2/3是菌状乳头，舌后1/3的中间部是轮廓乳头，舌后1/3的两侧是叶状乳头。

味蕾中的受体细胞通过其顶端的微绒毛与溶解在唾液中的食物呈味物质直接接触。味觉传入神经信息传递到味蕾内部的纤维，并通过它们到达颅神经（CN）第Ⅶ、第Ⅸ和第Ⅹ神经的神经节。随后，神经刺激投射到脑干髓质背侧的孤束核，最后再通过丘脑到达岛盖和岛叶味觉皮层、眶额叶皮质、扣带回和杏仁核。

60.3　临床实践

需要指出的是，在因感觉问题而寻求就医的患者中，真正味觉缺陷的只占少数，而大多数都是嗅觉问题。当出现真正的味觉问题时，尽管味觉幻象也会发生，但最常见的还是味觉丧失。

味觉障碍大致可分为：

（1）定量味觉障碍：其中包括味觉丧失（味觉完全丧失），或是味觉减退/味觉敏感（部分味觉丧失/味觉能力增强）。

（2）定性味觉障碍：包括味觉异常和味觉幻象（分别是触发性味觉障碍和永久性味觉障碍）。

（3）其他类型的味觉障碍：通常指味觉失认症（尽管能有效地感觉到味觉刺激，但难以辨认）。

尽管如此，需要强调的是，味觉障碍的类型也不一定与潜在的病因相对应。因此，味觉障碍可归因于不同的一组原因，其中的大多数可导致同样的障碍（如味觉减退）。味觉障碍的潜在病因见表60.1。

在一般人群中，孤立的味觉障碍是很罕见的，因此，临床实践中味觉检测仅局限于专科。以下项目有助于诊断：

（1）患者病史。尽管患者的病史是了解疾病的关键，但需要强调的是，在味觉障碍的情况下，若患者无法对其味觉进行准确的评估或甚至一点也没有注意到味觉障碍，那么，患者的病史对味觉障碍的判断是不可靠的。因此，病史采集应强调关于唾液产生、吞咽问题，头颈部手术史（包括中耳手术史）、创伤等具体问题，最重要的是药物摄入和潜在并存病（如糖尿病、神经系统疾病）。因为嗅觉和味觉联合损伤是常见的，所以关于嗅觉丧失的问题也应包括入内。

（2）味觉测试。味觉测试包括口服化学物质的使用。具有不同的测试方法，通常分为全口测试（评估整体味觉）和区域测试（单独评估特定区域）。前者可能包括液体（三滴法）或品尝片剂或薄片，而后者通常使用味觉条、圆盘滤纸或液体品尝剂。

（3）电味觉测定（EGM）。于1958年首次引入，它将弱阳极电流应用到口腔的特定区域，并测量电味觉阈值。优势包括避免使用化学溶剂，可以测量味觉障碍患者的侧别差异（如评估鼓索神经损伤）及可同时评估味觉和三叉神经系统。电味觉阈值也具有较高的测量的可重复性。缺点包括电味觉测定最常引起的是酸味和咸味，而很多味觉障碍尤其会影响苦味；因此，电味觉测定无法识别临床具体味觉的损伤。再者，电味觉阈值与口腔区域味觉阈值相关，而与整个口腔的化学味觉阈值无关，因此，电味

表 60.1　味觉障碍的病因

病因	特征
年龄	味觉的衰退常比嗅觉的衰退要小得多，味觉通常随着年龄的增长而衰退 随着年龄的增长，对标准刺激的味觉察觉阈值提高，但阈上刺激的下降幅度较小
术后 / 创伤后障碍	主要是定性的改变（味觉扭曲），在头部损伤或耳鼻喉科手术后出现。定量味觉缺陷（味觉丧失、大味觉减退）通常不易发现，因此，其发病率也基本未知 可能并发术后味觉障碍的手术操作通常包括中耳手术（通过鼓膜索神经损伤）、扁桃体切除术和口咽手术（可能是由于第Ⅸ对神经舌支受到干扰）、纤维喉镜检查、气管插管和一般包括舌压迫的操作，最后还有牙科的操作。在同样的概念下，还有接受手术治疗的头颈部肿瘤患者，无论是否接受放疗 至于创伤，功能障碍可能是由于头部损伤及较少见的腐蚀性物质的摄入
神经病学	*周围性*原因包括影响面部但很少影响舌咽神经的综合征，如 Bell 麻痹、神经螺旋体病、带状疱疹、多神经病变和影响下颌下区或颅底的肿瘤 *中枢性*原因包括脑血管疾病、中枢神经系统肿瘤、癫痫、阿尔兹海默症、多发性硬化症和一般的神经退行性疾病，但这些情况下，单独出现味觉障碍是极其罕见的 有定位不清的神经系统原因，如常见的自主神经功能障碍、遗传性共济失调、Machado-Joseph 病、遗传性全身性热痛觉缺失、Guillain-Barre 综合征和 Creutzfeldt-Jakob 病
药物及有毒物质	抗菌药（抗真菌药如两性霉素 B，抗生素如青霉素、甲硝唑和四环素）；抗炎药（双氯芬酸）；降压药（ACE 抑制剂如卡托普利，钙离子通道阻滞剂如氨氯地平、硝苯地平，利尿剂如阿米洛利）；抗高血脂药（他汀类）；神经药物（卡马西平、左旋多巴、阿米替林）；抗肿瘤药（氨甲蝶呤）等 其他有毒物质，包括工业化合物、烟草和酒精，也可能对味道产生不利影响
慢性疾病	各种原因引起的肝衰竭（肝硬化、肝炎、硬化性胆管炎），营养状况（锌、维生素），慢性肾衰竭引起的尿毒症，包括糖尿病和甲状腺疾病在内的内分泌紊乱和自身免疫性疾病（干燥综合征、淀粉样变性）
病毒后 / 特发性味觉障碍	特发性味觉障碍是味觉障碍最常见的诊断类型，它们要么是上呼吸道感染引起的，要么是病因完全未知的；这反映出即使在今天，对这类疾病的临床认识仍很匮乏

觉测定无法准确反应现实世界的味觉体验。

　　（4）磁共振成像。味觉感知的神经检查结果可以通过视觉化的功能磁共振成像呈现。但是，这种模式在临床实践中并没有常规使用。

　　味觉障碍的治疗主要集中在对潜在疾病的治疗。这包括对局部病因和 / 或神经系统疾病的管理，以及所接受的任何药物的彻底更换。自我改善的方法，如口腔卫生、增加水的摄入、人避免气味或味道强烈食物的刺激和少食多餐，这些也都是有用的。系统的治疗方案有限，主要包括应用锌和系统性类固醇与维生素 A 的组合。然而，现有的证据既不令人信服也不模棱两可。尽管如此，在先天性味觉障碍中，锌替代疗法仍然是治疗的首选（通常是 140 mg/d，4 个月）。最后，需要注意的是，许多情况下，自发改善也是有可能的。

总结及作者观点：
（1）味觉可以说是最重要的外部感觉系统，但真正的味觉缺陷在就医患者中仅占少数。
（2）味觉障碍可大致分为定量味觉障碍、定性味觉障碍和混合型味觉障碍。
（3）电味觉测定（EGM）于 1958 年首次出现，涉及对口腔特定区域应用弱阳极电流和测量电味觉阈值。
（4）味觉障碍的治疗主要集中在对潜在疾病的治疗上。

参考文献

[1] Deems DA, Doty RL, Settle RG, et al. Smell and taste disorders, a study of 750 patients from the University of Pennsylvania Smell and Taste Center. Arch Otolaryngol Head Neck Surg. 1991;117:519－528.

[2] Cowart BJ, Young IM, Feldman RS, Lowry LD. Clinical disorders of smell and taste. In: Beauchamp GK, Bartoshuk LM, editors. Tasting and smelling. New York: Academic; 1997. p. 175－198.

[3] Stevens JC, Bartoshuk LM, Cain WS. Chemical senses and aging: taste versus smell. Chem Senses. 1984;9:167－179.

[4] Stevens JC. Detection of tastes in mixture with other tastes: issues of masking and aging. Chem Senses. 1996;21:211－221.

[5] Saito T, Manabe Y, Shibamori Y, Yamagishi T, Igawa H, Tokuriki M, Fukuoka Y, Noda I, Ohtsubo T, Saito H. Long－term follow－up results of electrogustometry and subjective taste disorder after middle ear surgery. Laryngoscope. 2001;111:2064－2070.

[6] Tomita H, Ohtuka K. Taste disturbance after tonsillectomy. Acta Otolaryngol Suppl. 2002;546:164－172.

[7] Gaut A, Williams M. Lingual nerve injury during suspension microlaryngoscopy. Arch Otolaryngol Head Neck Surg. 2000;126:669－671.

[8] Gaylard D. Lingual nerve injury following the use of the laryngeal mask airway. Anaesth Intensive Care. 1999;27:668.

[9] Akal UK, Kucukyavuz Z, Nalcaci R, Yilmaz T. Evaluation of gustatory function after third molar removal. Int J Oral Maxillofac Surg. 2004;33:564－568.

[10] de Graeff A, de Leeuw JR, Ros WJ, Hordijk GJ, Blijham GH, Winnubst JA. Long－term quality of life of patients with head and neck cancer. Laryngoscope. 2000;110:98－106.

[11] Renzi G, Carboni A, Gasparini G, Perugini M, Becelli R. Taste and olfactory disturbances after upper and middle third facial fractures: a preliminary study. Ann Plast Surg. 2002;48:355－358.

[12] Wason S. The emergency management of caustic ingestions. J Emerg Med. 1985;2:175－182.

[13] Kim JS, Choi S. Altered food preference after cortical infarction: Korean style. Cerebrovasc Dis. 2002;13:187－191.

[14] El－Dairy A, McCabe BF. Temporal lobe tumor manifested by localized dysgeusia. Ann Otol Rhinol Laryngol. 1990;99:586－587.

[15] Broggio E, Pluchon C, Ingrand P, Gil R. Taste impairment in Alzheimer's disease. Rev Neurol (Paris). 2001;157:409－413.

[16] Nocentini U, Giordano A, Catriota－Scanderbeg A, Caltagirone C. Parageusia: an unusual presentation of multiple sclerosis. Eur Neurol. 2004;51:123－124.

[17] Deems RO, Friedman MI, Friedman LS, Munoz SJ, Maddrey WC. Chemosensory function, food preferences and appetite in human liver disease. Appetite. 1993;20:209－216.

[18] Fernstrom A, Hylander B, Rossner S. Taste acuity in patients with chronic renal failure. Clin Nephrol. 1996;45:169－174.

[19] Perros P, MacFarlane TW, Counsell C, Frier BM. Altered taste sensation in newly－diagnosed NIDDM. Diabetes Care. 1996;19:768－770.

[20] Moore PA, Guggenheimer J, Etzel KR, Weyant RJ, Orchard T. Type 1 diabetes mellitus, xerostomia, and salivary flow rates. Oral Surg Oral Med Oral Pathol Oral Radiol Endod. 2001;92:281－291.

[21] McConnell RJ, Menendez CE, Smith FR, Henkin RI, Rivlin RS. Defects of taste and smell in patients with hypothyroidism. Am J Med. 1975;59:354－364.

[22] Weiffenbach JM, Schwartz LK, Atkinson JC, Fox PC. Taste performance in Sjögren's syndrome. Physiol Behav. 1995;57:89－96.

[23] Landis BN, Beutner D, Frasnelli J, KB Hi, Hummel T. Gustatory function in chronic inflammatory middle ear diseases. Laryngoscope. 2005;115(6):1124－1127.

[24] Gudziol H, Hummel T. Normative values for the assessment of gustatory function using liquid tastants. Acta Otolaryngol. 2007;127(6):658－661.

[25] Ahne G, Erras A, Hummel T, Kobal G. Assessment of gustatory function by means of tasting tablets. Laryngoscope. 2000;110(8):1396－1401.

[26] Landis BN, Welge－Luessen A, Bramerson A, et al. "Taste strips" – a rapid, lateralized, gustatory bedside identification test based on impregnated filter papers. J Neurol. 2009;256(2):242－248.

[27] Tomita H, Ikeda M, Okuda Y. Basis and practice of clinical taste examinations. Auris Nasus Larynx. 1986;13(Suppl1):S1－S15.

[28] Pingel J, Ostwald J, Pau HW, Hummel T, just T. Normative data for a solution－based taste test. Eur Arch Otorhinolaryngol. 2010;267(12):1911－1917.

[29] Krarup B. Electrogustometry: a new method for clinical taste examination. Acta Otolaryngol. 1958;49:294－395.

[30] Murphy C, Quiñonez C, Nordin S. Reliability and validity of electrogustometry and its application to young and elderly persons. Chem Senses. 1995;20:499－503.

[31] Stillman JA, Morton RP, Hay KD, Ahmad Z, Goldsmith D. Electrogustometry: strengths, weaknesses, and clinical evidence of stimulus boundaries. Clin Otolaryngol. 2003;28:406－410.

[32] Stoll AL, Oepen G. Zinc salts for the treatment of olfactory and gustatory symptoms in psychiatric patients: a case series. J Clin Psychiatry. 1994;55:309－311.

[33] Heckmann JG, Lang JC, Hiittenbrink KB, Hummel T. Facialis (vii): Schmeckstörungen. In: Hopf HC, K o mpf D, editors. Erkrankungen der hirnnerven. Stuttgart: Thieme Verlag; 2006. p. 149－158.

[34] Heckmann SM, Hujoel P, Habiger S, Friess W, Wichmann M, Heckmann JG, Hummel T. Zinc gluconate in the treatment of dysgeusia－a randomized clinical trial. J Dent Res. 2005;84:35－38.

（曹子源）译，（张少杰）校

第九部分：影响鼻腔和鼻窦的
全身性疾病

61　肉芽肿性多血管炎

Mohamed Morsy，Marios Stavrakas

61.1　病例展示

43 岁女性，长期双侧鼻塞、嗅觉丧失、血痂、鼻涕带血。她还有双侧听力下降。她曾经尝试过使用一些局部鼻喷激素和生理盐水鼻腔灌洗，但无明显改善。患者的病史还包括咳嗽、咯血和呼吸困难（尤其是用劲时），以及血尿。外鼻体查显示鞍鼻畸形。前鼻镜检查，鼻黏膜可见多发溃疡及肉芽肿。鼻内镜检查，鼻腔内有较多结痂，鼻中隔与鼻外壁间可见部分粘连。两侧鼓膜明显内陷，显示了典型的分泌性中耳炎图像。喉镜检查显示声门下狭窄。c–ANCA 阳性。肾功能检查提示异常。鼻 – 鼻窦 CT 扫描显示非特异性黏膜增厚和骨破坏的证据。肾活检显示肉芽肿性炎症伴血管炎和坏死。

61.2　背景知识

肉芽肿性多血管炎（Granulomatosis with polyangiitis，GPA），以前被称为 Wegener 肉芽肿，是一种病因不明的全身性自身免疫性疾病。有证据表明 GPA 是一种通过抗中性粒细胞胞浆抗体（ANCA）发挥作用的自身免疫性疾病，其通过刺激白细胞中毒性氧自由基脱颗粒引起组织损伤。其他理论认为 ANCA 可能激活中性粒细胞导致炎症，或 ANCA 和中性粒细胞脱粒产物的循环复合体引发 3 型过敏反应。最近，越来越多的证据表明 GPA 的遗传相关性，尤其是家族相关性，主要与组织相容性复合体（MHC）有关。在基因方面，与 ANCA 特异性具有较强相关性。GPA 的全基因组关联研究表明 PR3-ANCA 与 MHC-Ⅱ、DP（HLA-DP）、丝氨酸肽酶抑制剂 A 类（SERPINA1）和蛋白酶 3（PRTN3）相关，而 MPO-ANCA 与 MHC-Ⅱ、DQ（HLA-DQ）相关。组织学上，GPA 表现为上呼吸道肉芽肿性炎症，伴有中小血管坏死性血管炎和局灶性或增生性肾小球肾炎。一般来说，它会影响鼻、肺和肾脏。当然也可以只发生于鼻部。

M. Morsy
Sheffield Teaching Hospitals NHS Foundation Trust, Sheffield, UK
e–mail: m.morsy@nhs.net

M. Stavrakas (✉)
University Hospitals Plymouth NHS Trust, Plymouth, UK
e–mail: mstavrakas@doctors.org.uk

© Springer Nature Switzerland AG 2021
M. Stavrakas, H. S Khalil (eds.), *Rhinology and Anterior Skull Base Surgery*,
https://doi.org/10.1007/978–3–030–66865–5_61

61.3 临床实践

61.3.1 病史

大多数患者有鼻部症状。高达 90% 的患者会出现鼻部表现，包括鼻塞、结痂、鼻涕带血、鼻出血、嗅觉减退或嗅觉丧失、疼痛、鼻漏或外鼻形态改变。耳科症状并不少见，主要是传导性聋（与分泌性中耳炎相关），甚至感音神经性聋。其中 20% 的患者可能发生声门下狭窄。也可发生下呼吸道症状如咳嗽、咯血和呼吸困难和肾脏症状，如血尿。有趣的是，鼻腔症状的比例为 55%~90%，40%~50% 的患者患有慢性鼻窦炎，急性细菌性或真菌性鼻窦炎并不少见。不同系统的症状比例如下：头颈 73%，下呼吸道 48%，肾脏 20%。在头颈中，高达 80% 的患者鼻部受累，约 50% 的患者气管受累。诊断是基于临床标准，应排除其他 c-ANCA 血管炎，如 Churg-Strauss 综合征［译者注：查格 - 施特劳斯综合征（Churg-Strauss syndrome，CSS），也称为"嗜酸性韦格纳肉芽肿"（EGPA）］。

61.3.2 查体

查体可发现鼻黏膜质脆，且呈溃疡和肉芽增生性改变，常伴有血痂和粘连。可能会有鼻中隔穿孔，在晚期病例中可能因正常鼻内结构丧失使两侧鼻腔融合成一个大腔。鞍鼻畸形也可能由于背侧支撑的丧失而发生。对于耳鼻咽喉外科医师来说，根据病变情况来判断疾病的活动度至关重要，因为这在医疗决策和免疫抑制剂剂量的调整中起着重要的作用。伯明翰血管炎活动评分（Birmingham vasculitis activity score，BVAS）是一种评分工具，对鼻出血 / 结痂 / 溃疡 / 肉芽肿、鼻窦受累、声门下狭窄、传导性听力损失和感音神经性听力损失等 5 个项目进行评分。临床上还可以使用其他目的相同的改进工具，如 ENT/GPA 疾病活动评分（ENT/GPA DAS）和损害评分工具［血管炎损害指数（Vasculitis damage index，VDI）］。

61.3.3 检查

蛋白酶 3（Proteinase 3，PR3）特异性胞浆型 ANCA（c-ANCA）对广泛性 GPA 的敏感性为 90%，特异性为 98%；对只有局部病损的敏感性下降到 50%。10% 的 GPA 患者对髓过氧化物酶（MPO）的 p-ANCA 检测呈阳性，而高达 30% 的患者最初可能 c-ANCA 为阴性。这个结果可能会随着时间的推移而改变，如果几个月后再次检测可能出现阳性结果；因此，c-ANCA 可作为监测疾病活动度的指标。鼻黏膜活检并非总能得到确定的诊断，因此肺和肾的活检能增加确诊的概率。GPA 的组织学诊断显示肉芽肿性炎症、血管炎和坏死。鼻窦的 CT 扫描可能显示非特异性的结果，在疾病的最初阶段可能是正常的。CT 扫描的病理特征包括鼻中隔侵蚀、黏膜增厚和骨改变（图 61.1）。

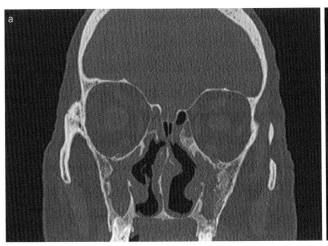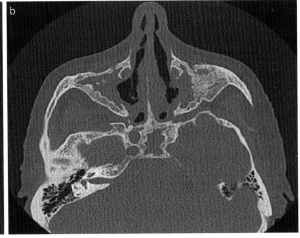

图 61.1　a、b. 既往行双侧中上颌窦开放术的 GPA 患者。上颌窦仍然完全充满炎性软组织，有明显的鼻窦壁骨质增厚。中鼻甲已被侵蚀

61.3.4　治疗

治疗应该是多学科的，包括耳鼻咽喉科、风湿免疫科、肾科和呼吸科。在对 GPA 患者的诊疗，以及对疾病活动的长期随访中，风湿病学团队的参与是必不可少的。作为一种自身免疫性疾病，它是通过类固醇皮质激素和免疫抑制药物进行治疗。使用环磷酰胺将使缓解率进一步提高到 90%，然后使用诸如硫唑嘌呤、氨甲蝶呤和霉酚酸酯等类固醇激素减量剂来进行缓解期的维持治疗。使用单克隆抗体如利妥昔单抗（rituximab）和英夫利昔单抗（infliximab）治疗也有效。

通过生理盐水冲洗鼻腔和局部类固醇激素喷鼻可以改善鼻腔状况，从而缓解鼻腔症状。

在这些患者中，助听器是治疗听力损失的首选，因为鼓室置管治疗 GPA 伴分泌性中耳炎容易导致慢性耳漏的发生。

61.3.5　手术适应证

- 鞍鼻畸形鼻背重建：对 GPA 患者进行鼻畸形的重塑应该是安全有效的，但建议在疾病缓解期后再进行（我们的经验认为缓解期达 1 年以上比较合适）。L 形肋骨软骨移植是一个很好的选择。因为接受外鼻畸形重塑的 GPA 患者的翻修率似乎高于外鼻 – 鼻中隔成形术，因此术前跟患者商讨手术方式的选择，这非常必要。
- 声门下狭窄：上气道内镜检查和定期球囊扩张，向病灶内注射曲安奈德和 / 或喉内激光治疗。
- 最好尽量避免鼻内镜鼻窦手术，因为粘连可能使术后效果更差；同样，鼻中隔穿孔的手术修复也不太可能成功。因此，一般不建议手术，除非认真选择病例和把握手术指征。

61.3.6 随访

需要定期随访以监测疾病活动度，并根据情况更改药物或调整其剂量。如今，联合耳鼻咽喉和风湿免疫科进行随诊越来越受欢迎，因为这样可以减少到医院就诊的次数，且能早期识别复发和评估疾病活动度，从而实现更好的疾病控制。

总结及作者观点：

（1）GPA 是一种以上、下呼吸道肉芽肿性炎症和中小血管坏死性血管炎以及肾小球肾炎为特征的自身免疫性疾病。

（2）以鼻部表现最为常见，包括结痂、粘连、肉芽肿、鼻中隔穿孔、鞍鼻畸形等。

（3）c-ANCA 是一种特异性的检测方法，但在疾病的早期可能是阴性的。

（4）类固醇激素和类固醇激素减量药物是治疗的主要手段。多学科团队（MDT）的方法，尤其是风湿免疫科的参与非常重要的。

（5）一般情况下应该避免手术，只有极少数病例例外——要仔细选择适合手术的病例。

参考文献

[1] Yates M, Watts R. ANCA-associated vasculitis. Clin Med (Northfield Il). 2017;17(1):60.

[2] Geoffrey M, Lubitz BS. Granulomatosis with polyangiitis—a moral impetus for change. JAMA Otolaryngol Head Neck Surg. 2018;144(2):101.

[3] White PD, Rickards H, Zeman AZJ. Time to end the distinction between mental and neurological illnesses. BMJ. 2012;344:e3454.

[4] Kuan EC, Suh JD. Systemic and odontogenic etiologies in chronic rhinosinusitis. Otolaryngol Clin N Am. 2017;50(1):95–111.

[5] Pakalniskis MG, Berg AD, Policeni BA, Gentry LR, Sato Y, Moritani T, et al. The many faces of granulomatosis with polyangiitis: a review of the head and neck imaging manifestations. Am J Roentgenol. 2015;205(6):W619–629.

[6] Singer O, McCune WJ. Update on maintenance therapy for granulomatosis with polyangiitis and microscopic polyangiitis. Curr Opin Rheumatol. 2017;29(3):248–253.

[7] Lally L, Spiera R. Current therapies for ANCA-associated vasculitis. Annu Rev Med. 2015;66:227–240.

[8] Bosch X, Guilabert A, Espinosa G, Mirapeix E. Treatment of antineutrophil cytoplasmic antibody-associated vasculitis: a systematic review. JAMA. 2007;298(6):655–669.

（王天生） 译

62 嗜酸性肉芽肿性多血管炎（EGPA 或 Churg-Strauss 综合征）

Mohamed Morsy，Marios Stavrakas

62.1 病例展示

患者女性，52 岁，鼻部症状渐进性加重，包括双侧鼻塞、涕中带血丝、嗅觉障碍，最终诊断为"变应性鼻炎"。患者自述有迟发性哮喘病史 15 年。近期，开始并发心肌病和周围神经病变的临床表现。鼻内镜检查鼻腔可见息肉。

62.2 背景知识

嗜酸性肉芽肿性多血管炎是一种全身性自身免疫状态，以哮喘、影响中小血管的系统性血管炎和嗜酸性粒细胞增多症（外周和黏膜病变）"三联征"为主要特征。哮喘的特点是起病较晚，同时合并有变应性鼻炎和鼻息肉，可以比血管炎早几年发病。常见的鼻部症状包括鼻塞、嗅觉障碍和清水样鼻涕，这是 95% 的患者最常见的鼻部症状。其他鼻部症状包括打喷嚏、鼻腔结痂和鼻出血。鼻内镜检查发现合并鼻息肉的比例较高（近 60% 的 EGPA 患者合并有一定程度的鼻息肉）。在检查时可以看到破坏性病变，但不像在 GPA 中那么常见。

该疾病分为 3 期，但可能互相重叠：
- 前驱期（致敏期）：鼻和呼吸道症状持续数年。几乎所有的患者都患有哮喘和 / 或变应性鼻炎。
- 嗜酸性粒细胞期：外周血嗜酸性粒细胞 > 10%，在外周血和组织中均有发现。
- 系统性血管炎期：影响心脏、周围神经系统、胃肠道和肾脏。

M. Morsy
Sheffield Teaching Hospitals NHS Foundation Trust, Sheffield, UK
e-mail: m.morsy@nhs.net

M. Stavrakas (✉)
University Hospitals Plymouth NHS Trust, Plymouth, UK
e-mail: mstavrakas@doctors.org.uk

62.3 临床实践

几乎所有患者最初都表现为哮喘和 / 或变应性鼻炎。鼻塞、嗅觉障碍和水样鼻涕是最常见的鼻部症状，但也可出现结痂和鼻出血。

Lanham 标准可用于辅助诊断：

（1）哮喘。

（2）嗜酸性粒细胞峰值＞ 1.5×10^9 /L。

（3）系统性血管炎，累及两个或更多肺外器官。

美国风湿病学会 1990 年 EGPA（Churg– Strauss 综合征）诊断标准要求以下至少 4 项：

（1）哮喘。

（2）嗜酸性粒细胞增多（ ≥ 10%）。

（3）血管炎引起的单发或多发神经病变。

（4）非固定性肺浸润。

（5）鼻窦病变。

（6）活检提示血管外嗜酸性粒细胞浸润。

该诊断方法的敏感性为 85%，特异性为 99.7%。

查体：

诊断性鼻内镜检查通常可以发现鼻息肉。

检查：

抗中性粒细胞胞浆抗体（ANCA）与 3 种血管炎密切相关：GPA，嗜酸性肉芽肿性多血管炎（Churg-Strauss 综合征），显微镜下多血管炎（MPA）。

EGPA 是另一种 ANCA 相关性血管炎，但 p-ANCA（抗 MPO）仅在 31% ~ 50% 的病例中呈阳性。组织学诊断依靠检出血管外嗜酸性肉芽肿和坏死性血管炎，但通过鼻腔活检来确诊的概率通常较低。皮肤、神经、肌肉或肺组织具有较高的阳性检出率。由于并发慢性鼻窦炎（CRS）和鼻息肉，CT 扫描可见鼻窦内广泛的软组织影（图 62.1）。

62.3.1 治疗

同样的，治疗应该是多学科协作，包括耳鼻咽喉科、风湿病科、肾内科、心内科和呼吸内科。免疫抑制是主要的治疗方法，使用类固醇激素和类固醇激素减量药（如硫唑嘌呤和环磷酰胺），也可以使用利妥昔单抗和干扰素 α。局部使用类固醇鼻腔喷雾剂和生理盐水鼻腔灌洗可用于控制鼻部症状。

62.3.2 外科治疗

鼻内镜手术可以切除鼻息肉，以及黏液囊肿。谨慎选择患者和评估手术适应证是很重要的。

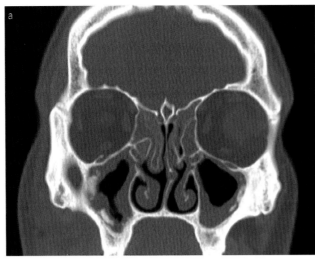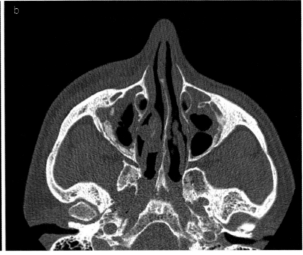

图 62.1　a、b. EGPA。筛窦气房内广泛息肉，导致额窦、蝶窦及上颌窦口阻塞。在上颌窦周围的骨骼增厚，软组织周围钙化，这些改变提示慢性炎症改变

总结及作者观点：

（1）嗜酸性肉芽肿性多血管炎是一类 ANCA 相关性血管炎，如果患者有哮喘、鼻息肉和系统性血管炎的表现，应考虑到此疾病的诊断。

（2）心脏受累是 EGPA 最常见的死亡原因。

（3）治疗应该是多学科协作的，应用类固醇激素和类固醇激素减量药物是主要的治疗手段。

（4）局部类固醇喷雾剂和生理盐水灌洗可用于控制鼻部症状，必要时可经鼻内镜行鼻息肉切除术和黏液囊肿造口术。

参考文献

[1] Groh M, Pagnoux C, Guillevin L. Eosinophilic granulomatosis with polyangiitis (formerly Churg‒Strauss syndrome): where are we now? Eur Respiratory Soc. 2015;46(5):1255‒1258.

[2] Hellmich B, Ehlers S, Csernok E, Gross WL. Update on the pathogenesis of Churg–Strauss syndrome. Clin Exp Rheumatol. 2003;21(6 Suppl 32):S69‒77.

[3] Baldini C, Talarico R, Della Rossa A, Bombardieri S. Clinical manifestations and treatment of Churg–Strauss syndrome. Rheum Dis Clin. 2010;36(3):527‒543.

[4] Oh M‒J, Lee J‒Y, Kwon N‒H, Choi D‒C. Churg‒Strauss syndrome: the clinical features and long‒term follow‒up of 17 patients. J Korean Med Sci. 2006;21(2):265‒271.

[5] Della Rossa A, Baldini C, Tavoni A, Tognetti A, Neglia D, Sambuceti G, et al. Churg‒Strauss syndrome: clinical and serological features of 19 patients from a single Italian Centre. Rheumatology. 2002;41(11):1286‒1294.

[6] Noth I, Strek ME, Leff AR. Churg‒strauss syndrome. Lancet. 2003;361(9357):587‒594.

[7] Ribi C, Cohen P, Pagnoux C, Mahr A, Arène J‒P, Lauque D, et al. Treatment of Churg‒Strauss syndrome without poor prognosis factors: a multicenter, prospective, randomized, open‒label study of seventy‒two patients. Arthritis Rheum Off J Am Coll Rheumatol. 2008;58(2):586‒594.

（宋业勋）译，（王天生）校

63　复发性多软骨炎

Konstantinos Geronatsios

63.1　病例展示

  患者男性，57 岁，因进行性加重的鼻塞 3 个月就诊，伴流涕、以鼻根部为主的中面部疼痛、少量偶发鼻出血、低热、体重减轻和乏力。最初用阿莫西林 – 克拉维酸联合类固醇鼻喷剂治疗 12 天，无好转。1 个月后连续使用头孢呋辛、类固醇鼻喷剂 14 天，口服类固醇（甲泼尼龙）12 天，鼻部症状稍好转。同期鼻窦 CT 提示鼻腔鼻窦黏膜增厚。随后，我们进行了彻底的检查及详细的病史询问，患者只有 6 个月前出现右膝肿胀史，现已完全消退。0° 鼻内镜检查提示：鼻腔黏膜肿胀质脆，伴轻度结痂和鼻分泌物（图 63.1、图 63.2），还有急速进展的鞍鼻畸形。血液学检查提示：WBC、CRP、ESR 和 IgG 升高，轻度贫血，以及 ANA（抗核抗体）、ASMA（抗平滑肌抗体）阳性。患者被收住院，做了鼻腔黏

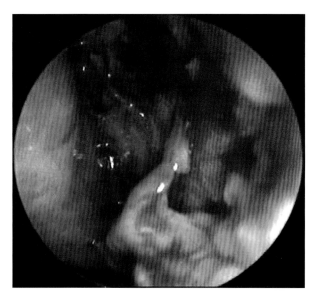

图 63.1　右鼻腔

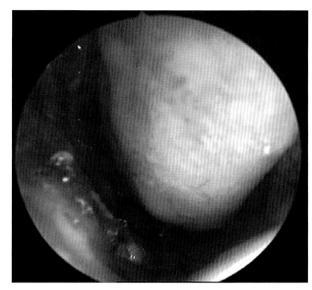

图 63.2　左鼻腔

K. Geronatsios (✉)

ENT–Head and Neck Surgery Consultant, 424

General Military Hospital, Thessaloniki, Greece

© Springer Nature Switzerland AG 2021

M. Stavrakas, H. S Khalil (eds.), *Rhinology and Anterior Skull Base Surgery*,

https://doi.org/10.1007/978–3–030–66865–5_63

膜活检，但没有确诊。住院第 4 天开始，患者感到右耳剧烈疼痛和肿胀，并发展为软骨膜炎。2 天后，他的左耳也出现了软骨膜炎的症状和体征。纯音听阈测试提示双侧中度感音神经性听力下降（图 63.3）。该患者符合 McAdam 复发性多软骨炎 6 项标准中的 3 项，因此被转到风湿免疫科做进一步评估和治疗。

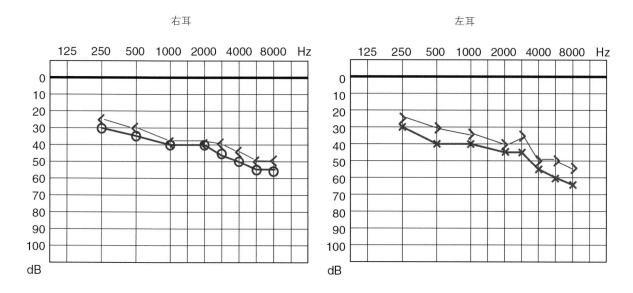

图 63.3 患者纯音听阈测试

63.2 背景知识

复发性多软骨炎（RP）是一种严重的、罕见的、进展性的、多系统自身免疫性疾病。RP 主要累及软骨，包括耳（90%）、鼻（20%～60%）和喉－气管－支气管（50%）。还可累及中耳和内耳（耳蜗和前庭）、眼（20%～60%）、周围关节（33%～70%）、心血管系统（10%～25%）、中枢神经系统（3%）、皮肤－口腔黏膜（36%）和肾脏系统（22%）。

RP 的病因尚不清楚，通常认为 HLA–DR4 与本病有关。此外，还可以检测到软骨特异性自身循环抗体，如抗胶原蛋白 II、IX 和 XI 的抗体。在 RP 引起的呼吸道症状患者中也发现了软骨基质蛋白抗体 –1。

活动性炎性软骨病变的病理特征取决于疾病的阶段。通常我们可见软骨内淋巴细胞、中性粒细胞、浆细胞、嗜酸性粒细胞等炎性细胞浸润。但是随着疾病进展，肉芽组织和纤维化成为其可能的病理特征，有时还伴有 IgG 和补体 C3 的颗粒状沉积。

63.3 临床实践

63.3.1 诊断

RP 可累及多个器官，其异质性和症状的偶发性导致从症状出现到诊断可能需要数年时间。如若放任不管，RP 可能会危及生命。发病的中位年龄为 40~50 岁。

详尽的病史询问和体格检查是必要的。了解症状的渐进性和偶发性对临床医师至关重要。RP 没有特异性的检测方法。血液学检查可能有血沉和 CRP 的升高、贫血、白细胞增多，以及 ANA、ANCA、RF（类风湿因子）阳性。RP 可能与其他自身免疫性疾病相关，如类风湿关节炎、系统性红斑狼疮、强直性脊柱炎、肉芽肿性多血管炎、Churg-Strauss 综合征，以及骨髓异常增生。主要症状取决于累及的系统，具体如下：

- 一般症状：发热、乏力、体重减轻、口腔病变、皮疹。
- 耳部症状：通常双耳廓疼痛、软骨膜炎、肿胀和压痛，外耳道阻塞。
- 呼吸系统：呼吸困难、呼吸窘迫、喘息、呼吸道感染、喘鸣、窒息、气管支气管软化。
- 鼻部症状：鼻塞、呼吸困难、鼻出血、鼻腔肿胀、鞍鼻畸形、鼻软骨炎、鼻底疼痛、鼻溢、鼻中隔穿孔。
- 眼部：巩膜炎、巩膜外层炎、结膜炎、虹膜炎、视网膜病变、视神经炎。
- 心血管：主动脉瓣疾病、心包炎、血管炎、动脉瘤、心律失常、心肌梗死、降主动脉瘤。
- 肌肉骨骼系统：关节炎、关节痛、肌痛。
- 听觉前庭系统：感音神经性听力损失、眩晕、中耳炎、镫骨固定 - 传导性听力损失。
- 中枢神经系统：头痛，精神疾病，Ⅴ、Ⅶ颅神经麻痹，共济失调，偏瘫，癫痫发作。
- 肾脏系统：镜下血尿、蛋白尿、肾小管间质性肾炎、IgA 肾病、肾小球肾炎、膜性肾病。

McAdam 等提出的 RP 的诊断标准如下：
（1）双耳廓复发性软骨炎。
（2）非糜烂性炎性多关节炎。
（3）鼻软骨炎。
（4）眼部炎症。
（5）呼吸道软骨炎。
（6）听觉前庭系统损害。

- 不需要组织学确认。有以上 3 种或 3 种以上的临床特征，即可诊断 RP。
  - Damiani 和 Levine 提出的修正意见如下：
    符合 McAdam 6 个标准中至少 1 个，并经组织学确认，或者符合 McAdam 6 个标准中 2 个并且对皮质类固醇或氨苯砜治疗有阳性反应。

– Michet 等提出 McAdam 标准的另一个修正意见如下：

> 3 个软骨中有 2 个（耳、鼻、喉 – 气管）证实有炎症，或者 3 个软骨有 1 个存在炎症，并包含以下次要标准中的 2 个：听力丧失、前庭功能障碍、血清阴性多关节炎、眼部炎症。

63.3.2 治疗

因复发性多软骨炎罕见且病因不明，其治疗仍存在争议。药物治疗方法各异，主要取决于疾病的活动性和累及系统的数目。

药物治疗包括用于控制疼痛和炎症的非甾体抗炎药、阿司匹林、氨苯砜、秋水仙碱和全身类固醇。还可以使用其他免疫抑制剂作为二线治疗药物，如环磷酰胺、环孢霉素、硫唑嘌呤、氨甲蝶呤（与全身皮质类固醇联用或不联用）。生物制剂如英夫利昔单抗、利妥昔单抗、阿巴西普、阿那白滞素、依那西普和赛妥珠单抗的疗效也在研究中。

有 RP 相关并发症的患者可以考虑进行手术治疗，包括气管切开术、气管成形术、球囊扩张、气管支架、鞍鼻畸形修复、动脉瘤 – 心脏瓣膜修复等。

63.3.3 随访

RP 是一种进展性疾病，通常伴随症状的反复发生。其严重程度和发病率各异，与年龄、性别（男性＞女性）、心脏和气道并发症、多系统疾病、全身性血管炎、恶性血液病及肾脏受累相关。

根据 Trentham 和 Le 的研究，RP 患者的 8 年生存率为 94%。更早期的研究显示其 5 年生存率为 70%，伴系统性血管炎的病例生存率会进一步下降。

总结及作者观点：
(1) 复发性多软骨炎是一种严重的、罕见的、进展性的多系统自身免疫性疾病，如果诊断延误或不治疗，会导致死亡。
(2) 详尽的病史询问和体格检查是诊断的关键。临床医师应该了解这种疾病及 McAdam 标准和修正的 McAdam 标准。
(3) 该疾病的鼻部表现无特异性，在某些情况下鼻中隔活检可能有益处。
(4) 药物治疗仍具挑战，在出现并发症的情况下可以考虑进行手术治疗。

参考文献

[1] McAdam LP, O'Hanlan MA, Bluestone R, Pearson CM. Relapsing polychondritis: prospective study of 23 patients and a review of the literature. Medicine (Baltimore). 1976;55(3):193 - 215.

[2] Damiani JM, Levine HL. Relapsing polychondritis— report of ten cases. Laryngoscope. 1979;89(6):929 - 946.

[3] Michet CJ, McKenna CH, Luthra HS, O'Fallon WM. Relapsing polychondritis: survival and predictive role of early disease manifestations. Ann Intern Med. 1986;104(1):74 - 78.

[4] Borgia F, Giuffrida R, Guarneri F, Cannav ò SP. Relapsing polychondritis: an updated review. Biomedicine. 2018;6(3):84.

[5] Letko E, Zafirakis P, Baltatzis S, Voudouri A, Livir-Rallatos C, Foster CS. Relapsing polychondritis: a clinical review. Semin Arthritis Rheum. 2002;31:384 - 395.

[6] Sharma A, Gnanapandithan K, Sharma K, Sharma S. Relapsing polychondritis: a review. Clin Rheumatol. 2013;32(11):1575 - 1583.

[7] Kobayashi T, Moody S, Komori M, Jibatake A, Yaegashi M. Early stage relapsing polychondritis diagnosed by nasal septum biopsy. Case Rep Med. 2015;2015:1 - 4.

[8] Valenzuela R, Cooperrider PA, Gogate P, Deodhar SD, Bergfeld WF. Relapsing polychondritis: immunomicroscopic findings in cartilage of ear biopsy specimens. Hum Pathol. 1980;11(1):19 - 22.

[9] Arnaud L, Mathian A, Haroche J, Gorochov G, Amoura Z. Pathogenesis of relapsing polychondritis: a 2013 update. Autoimmun Rev. 2014;13(2):90 - 95.

[10] Michet CJ, Schur PH, Romain PL. Clinical manifestations of relapsing polychondritis. 2018.

[11] Mathian A, Miyara M, Cohen-Aubart F, Haroche J, Hie M, Pha M, et al. Relapsing polychondritis: a 2016 update on clinical features, diagnostic tools, treatment and biological drug use. Best Pract Res Clin Rheumatol. 2016;30(2):316 - 333.

[12] Park J, Gowin KM, Schumacher JHR. Steroid sparing effect of methotrexate in relapsing polychondritis. J Rheumatol. 1996;23(5):937 - 938.

[13] Lekpa FK, Kraus VB, Chevalier X. Biologics in relapsing polychondritis: a literature review. Semin Arthritis Rheum. 2012;41:712 - 719.

[14] Lekpa FK, Chevalier X. Refractory relapsing polychondritis: challenges and solutions. Open access Rheumatol Res Rev. 2018;10:1 - 11.

[15] Trentham DE, Le CH. Relapsing polychondritis. Ann Intern Med. 1998;129(2):114 - 122.

（郜 儒）译，（王天生）校

64　结节病

Mohamed Morsy，Marios Stavrakas

64.1　病例展示

患者女性，42 岁，双侧鼻塞，涕中带血，面部疼痛、结痂，鼻尖皮肤发红，出现发声改变与进行性呼吸困难。鼻部检查见鼻黏膜红斑、血痂附着、鼻中隔穿孔及鼻腔肉芽肿样改变。胸片提示双肺门淋巴结肿大。血常规提示高钙血症。

64.2　背景知识

结节病是一种病因不明的以非干酪样坏死肉芽肿为特征的慢性肉芽肿性疾病。可累及肺部、上呼吸道、皮肤和淋巴结。90% 的结节病患者伴有胸部病变的累及，包括肺或肺门淋巴结。Krespi 分期将结节病分为轻度（Ⅰ期）、中度（Ⅱ期）或重度（Ⅲ期）。

64.3　临床实践

鼻部病变的累及较皮肤早数年，表现为双侧鼻塞、涕中带血、面部疼痛、嗅觉丧失及结痂。高达 9% 结节病的患者曾患有鼻部疾病。典型皮损为鼻尖颜色变为典型的紫红色，即冻疮样狼疮，或者皮下结节。累及鼻部病变的患者可能伴有更加严重的全身性疾病，病程更长，且治疗上比未累及鼻部的患者需要更高的剂量。

M. Morsy
Sheffield Teaching Hospitals NHS Foundation Trust, Sheffield, UK
e-mail: m.morsy@nhs.net

M. Stavrakas (✉)
University Hospitals Plymouth NHS Trust, Plymouth, UK
e-mail: mstavrakas@doctors.org.uk

© Springer Nature Switzerland AG 2021
M. Stavrakas, H. S Khalil (eds.), *Rhinology and Anterior Skull Base Surgery*,
https://doi.org/10.1007/978-3-030-66865-5_64

64.3.1 查体

鼻部检查可见鼻中隔穿孔、鼻黏膜红斑伴肉芽肿，可能伴有较多结痂。鼻尖表现为冻疮样狼疮。喉部检查可见主要累及会厌等声门上的病变。

64.3.2 检查

以往曾使用 Kveim 试验诊断结节病，但出于健康和安全方面的考虑，英国已取消该诊断方法。血管紧张素转换酶（ACE）水平升高是结节病主要特征之一。系统性疾病可能表现为血清钙升高。根据疾病进展的不同阶段，胸片可显示双肺门淋巴结病变，或其他异常；组织病理学提示非干酪样肉芽肿；鼻窦 CT 显示慢性鼻窦炎等非特征性表现。

64.3.3 药物治疗

治疗应由包括呼吸科在内的多学科参与，以全身类固醇激素和类固醇激素减量药物为主。鼻部治疗包括鼻灌洗、使用局部类固醇喷雾剂和润滑剂。皮损或喉部病变，则使用病灶内类固醇激素治疗。

64.3.4 外科治疗

应尽量避免鼻成形等手术。但如果患者已缓解数年或出现并发症（如 CO_2 或 Nd:YAG 激光治疗后的鼻腔粘连、鼻狭窄或冻疮样狼疮），则可以考虑手术。必须考虑患者预后的基础上谨慎选择鼻内镜手术。

总结及作者观点：

（1）结节病是一种系统性肉芽肿性疾病，可出现鼻部病损，与其他肉芽肿性疾病累及鼻部的病变类似。

（2）高达 90% 的结节病患者出现肺部累及。

（3）治疗应由多学科参与，治疗方法包括应用类固醇激素类和类固醇激素减量药物。

（4）鼻部症状的控制可使用局部类固醇喷雾剂，生理盐水洗鼻，少数特定病例可考虑鼻内镜手术。

参考文献

[1] Thomas PD, Hunninghake GW. Current concepts of the pathogenesis of sarcoidosis. Am Rev Respir Dis. 1987;135(3):747‒760.

[2] Hillerdal G, Nöu E, Osterman K, Schmekel B. Sarcoidosis: epidemiology and prognosis: a 15‒year European study. Am Rev Respir Dis. 1984;130(1):29‒32.

[3] Krespi YP, Kuriloff DB, Aner M. Sarcoidosis of the sinonasal tract: a new staging system. Otolaryngol Neck Surg.

1995;112(2):221‑227.

[4] Braun JJ, Gentine A, Pauli G. Sinonasal sarcoidosis: review and report of fifteen cases. Laryngoscope. 2004;114(11):1960‑1963.

[5] Fergie N, Jones NS, Havlat MF. The nasal manifestations of sarcoidosis: a review and report of eight cases. J Laryngol Otol. 1999;113(10):893‑898.

[6] Rottoli P, Bargagli E, Chidichimo C, Nuti D, Cintorino M, Ginanneschi C, et al. Sarcoidosis with upper respiratory tract involvement. Respir Med. 2006;100(2):253‑257.

[7] Houliat T, Carrat X, Carles D, Labbe L, Francois JM, Devars F, et al. Otolaryngological manifestations of sarcoidosis. Report of 10 cases and review of the literature. Rev Laryngol. 1998;119(1):19‑23.

[8] Costabel U, Ohshimo S, Guzman J. Diagnosis of sarcoidosis. Curr Opin Pulm Med. 2008;14(5):455‑461.

[9] Baughman RP, Costabel U, du Bois RM. Treatment of sarcoidosis. Clin Chest Med. 2008;29(3):533‑548.

（刘鸿慧）译，（王天生）校

65 可卡因滥用［可卡因引起的中线破坏性损伤（CIMDL）］

Mohamed Morsy，Marios Stavrakas

65.1 病例展示

一名 23 岁男性患者，出现严重鼻部症状，包括双侧鼻塞感、鼻涕带血和呼吸时有口哨声。他有吸食可卡因的记录。鼻内镜检查发现巨大的鼻中隔穿孔和鼻腔其他结构的重塑。他被建议停止使用可卡因，开始使用鼻腔冲洗和鼻用软膏，并被列入进行鼻中隔纽扣置入的治疗者名单中。

65.2 背景知识

长期滥用可卡因可导致肉芽肿性炎症和鼻、鼻窦和腭部的破坏，临床上可能与 GPA 或其他肉芽肿性疾病难以区分。这一过程是由可卡因显著的血管收缩作用引起的，尤其是当它与左旋咪唑混合时。因此，应在所有出现此类症状的患者中寻找鼻内药物滥用史。

65.3 临床实践

65.3.1 临床表现

患者通常为有鼻内毒品滥用史的青少年或青年。症状常为双侧鼻塞、血痂或鼻涕带血。鼻中隔穿孔和鞍鼻畸形常见，中线的鼻和面部也可能发生破坏。

M. Morsy
Sheffield Teaching Hospitals NHS Foundation Trust, Sheffield, UK
e-mail: m.morsy@nhs.net

M. Stavrakas (✉)
University Hospitals Plymouth NHS Trust, Plymouth, UK
e-mail: mstavrakas@doctors.org.uk

© Springer Nature Switzerland AG 2021
M. Stavrakas, H. S Khalil (eds.), *Rhinology and Anterior Skull Base Surgery*,
https://doi.org/10.1007/978-3-030-66865-5_65

65.3.2　查体

鼻腔黏膜明显充血，并伴有大量血痂。鼻中隔破坏伴鼻中隔穿孔是常见的。可能发生中线鼻和面部破坏。其他可能的鉴别诊断包括侵袭性真菌性鼻窦炎、中线致死性肉芽肿（T 细胞淋巴瘤）、鳞癌和GPA。

65.3.3　检查

在这种情况下，ANCA 通常为阳性，PR3 反应性超过 50%，这与 GPA 相似。尽管如此，caspase 3 和 caspase 9 的表达，以及 ANCA 与中性粒细胞弹性蛋白酶的反应性仍存在一些细微的差异，可以区分这两种情况。CIMDL 患者活检标本上的高凋亡细胞指数也可能有助于区分 CIMDL 和 GPA。

如果高度怀疑为可卡因滥用，但未获得鼻内毒品滥用的病史陈述，则在征得患者同意后，可以在尿液或头发样本中进行检测。

65.3.4　药物治疗

停止滥用可卡因应是首先采取的行动。局部鼻腔治疗可缓解症状并防止结痂，如常规生理盐水冲洗和使用凡士林等润肤剂。手术重建往往具有挑战性，且结果不佳。鼻中隔纽扣有助于缓解症状。

总结及作者观点：
(1) 吸食可卡因会导致鼻出现肉芽肿性炎症，这与 GPA 相似。
(2) 长期滥用可卡因可导致中面部受损。
(3) 停止吸食可卡因和生理盐水鼻腔冲洗是主要的治疗方法。
(4) 在停止吸食可卡因后，可以尝试手术修补鼻中隔穿孔，但不同人疗效存在差异。

参考文献

[1] Lee KC, Ladizinski B, Federman DG. Complications associated with use of levamisole-contaminated cocaine: an emerging public health challenge. In: Mayo Clinic Proceedings. 2012. p. 581 - 586.

[2] Schwartz RH, Estroff T, Fairbanks DNF, Hoffmann NG. Nasal symptoms associated with cocaine abuse during adolescence. Arch Otolaryngol Head Neck Surg. 1989;115(1):63 - 64.

[3] Trimarchi M, Bertazzoni G, Bussi M. Cocaine induced midline destructive lesions. Rhinology. 2014;52(2):104 - 111.

[4] Kuriloff DB, Kimmelman CP. Osteocartilaginous necrosis of the sinonasal tract following cocaine abuse. Laryngoscope. 1989;99(9):918 - 924.

（陈玉）译，（王天生）校

66 遗传性出血性毛细血管扩张症

Marios Stavrakas，Manuela Cresswell，Hisham S. Khalil

66.1 病例展示

一名患有遗传性出血性毛细血管扩张症（Hereditary haemorrhagic telangiectasia，HHT）及复发性严重鼻出血的 32 岁女性，经外用药膏及激光消融术后，鼻出血得到部分及暂时缓解。每 3～4 个月，她需要再次入院行全麻下激光消融术。

此患者因为既往的鼻中隔激光消融手术而继发了鼻中隔前端穿孔，导致脓痂形成和出现口哨音，为此她选择了鼻中隔纽扣来闭合穿孔，而非手术修补穿孔。此后，患者注意到鼻出血发生的频率和严重程度均得到了明显改善。在过去的 5 年里，她更换过 2 次鼻中隔纽扣。

66.2 背景知识

HHT 是一种常染色体显性遗传病，具有不同的外显率。此病预计患病率为 1/5000，但存在广泛的地理差异。组织学上，HHT 表现为小静脉扩张和可收缩的弹性纤维缺乏。这些变化也可能导致动静脉畸形（Arteriovenous malformations，AVMs）和毛细血管扩张形成，而上述所有因素都可能导致出血倾向。

M. Stavrakas (✉) · M. Cresswel
University Hospitals Plymouth NHS Trust, Plymouth, UK
e-mail: mstavrakas@doctors.org.uk; Manuela.cresswell@nhs.net

H. S Khalil
University Hospitals Plymouth NHS Trust, Plymouth, UK

Peninsula Medical School, University of Plymouth, Plymouth, UK
e-mail: Hisham.khalil@plymouth.ac.uk

© Springer Nature Switzerland AG 2021
M. Stavrakas, H. S Khalil (eds.), *Rhinology and Anterior Skull Base Surgery*,
https://doi.org/10.1007/978-3-030-66865-5_66

66.3 临床实践

66.3.1 诊断

HHT 患者最常见的临床症状是鼻出血，发生于 98% 的 HHT 人群。其他症状表现为嘴唇、舌、口腔和胃黏膜毛细血管扩张。临床诊断依据采用 Curacao 标准：

(1) 自发性、反复鼻出血。

(2) 鼻、手指、口腔等特征性部位的黏膜毛细血管扩张。

(3) 内脏受累，如肺、肝或脑动静脉畸形（AVMs）。

(4) HHT 家族史（1 级亲属通过相同标准诊断为 HHT）。

1) 确诊病例符合其中 3、4 项。

2) 疑似病例符合其中 2 项。

3) 排除病例符合其中 0 ~ 1 项。

脑和肺 AVMs 可能会造成灾难性甚至危及生命的后果，因此对这些患者的筛查是非常重要的（表 66.1）。以下情况，即使是无症状患者也应该考虑进行治疗。当患者出现胃肠道、肝脏或口腔出血症状时，也需要考虑治疗。

表 66.1 根据临床标准对疑似或确诊 HHT 患者的检查

中枢神经系统受累	·头部 MRI	对儿童进行筛查是必要的，因为中枢系统 AVMs 是高流量的，具有更差的自然进程。MRI 阴性的儿童应在成年后重新检查
肺部受累	·搅拌生理盐水做增强造影剂的经胸超声造影检查 ·胸部 CT ·血管造影	经胸超声造影推荐作为肺部受累患者的初筛工具
胃肠道受累	·上消化道内镜检查（OGD）	除非患者出现了与鼻出血程度不一致的症状或贫血，才考虑行内镜检查
肝脏受累	·多普勒超声 ·腹部 CT	HHT 患者具有肝功能异常或临床症状时需要进一步检查

66.3.2 治疗

考虑到 HHT 患者的出血风险，使用鼻中隔黏膜瓣进行手术治疗是具有挑战性的。患者接受了鼻中隔纽扣置入（图 66.1），随访中她反馈了鼻结痂的改善和鼻出血频率及出血量的显著降低。因为鼻部的不适，鼻中隔纽扣在过去 2 年内更换了 2 次。鼻中隔纽扣置入可减少鼻部气流湍流，保护鼻黏膜避免干燥，以此来避免多次的手术操作。

大多数外科医师对 HHT 采用阶梯治疗方法，主要是根据症状决定，尤其是关注鼻出血的频率和血红蛋白（Hb）下降的情况。

- 保守治疗：

避免诱因，预防鼻腔干燥和结痂，使用生理盐水灌洗、以生理盐水为基础的鼻凝胶、莫匹罗星软膏。

- 药物治疗：

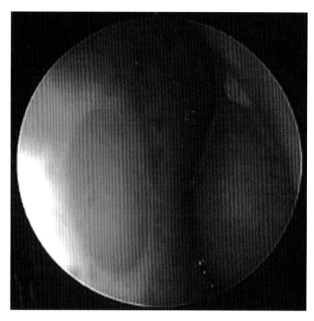

- 局部使用雌激素，目的是诱导鼻中隔的黏膜上皮化生。
- 外用／口服／静注氨甲环酸，旨在稳定凝血块并直接作用于内皮细胞。
- 贝伐珠单抗，一种血管内皮生长因子（VEGF）抑制剂，能影响血管生成。它已经运用于黏膜下注射，并表现出显著的治疗效果。虽然它可能需要反复多次使用，但它能使症状得到控制。

图 66.1　鼻内镜下左鼻腔见鼻中隔纽扣在位，在鼻中隔纽扣覆盖的区域可见毛细血管扩张

- 三苯氧胺，一种抗雌激素的药物，通常用于乳腺癌治疗。

- 外科治疗：
- 凝固／低温消融。
- 激光光凝术。
- 鼻中隔成形术：用全厚皮片或断层皮片等皮肤移植物替代病变黏膜，覆盖在剩余软骨膜上。这已被证明可以降低 57% 的多次激光凝固需要。
- Young 手术：鼻前庭闭合术。治疗虽有效，但外科医师应考虑到包括嗅觉丧失和味觉障碍等并发症的发生。

我们首选的凝血方法是 KTP 激光光凝，其可灵活地到达各异常部位，并利用其波长对血管进行有效消融。如有必要，可分次进行手术以避免鼻中隔穿孔。此外，我们应尽量避免鼻腔填塞，如若需要，我们更倾向使用可吸收填塞材料。

66.3.3　随访

HHT 患者仍需定期随访，必要时需再次行凝血治疗。有时我们更倾向于行分期手术干预和交替鼻腔单侧凝血以预防如鼻中隔穿孔等并发症的发生。

总结及作者观点：

（1）主要组织病理学特征是缺乏可收缩的弹性纤维。

（2）在急诊处理中，精简的设备和可吸收的填塞材料是非常重要的。

（3）治疗需要根据鼻出血的频率和严重程度，以及可用的设备和耳鼻咽喉外科医师的专业知识来确定方案。

参考文献

[1] Lupa MD, Wise SK. Comprehensive management of hereditary hemorrhagic telangiectasia. Curr Opin Otolaryngol Head Neck Surg. 2017;25(1):64–68.

[2] Kjeldsen AD, Vase P, Green A. Hereditary hemorrhagic telangiectasia. A population-based study on prevalence and mortality among Danish HHT patients. Ugeskr Laeger. 2000;162(25):3597–3601.

[3] Guttmacher AE, Marchuk DA, White RI Jr. Hereditary hemorrhagic telangiectasia. N Engl J Med. 1995;333(14):918–924.

[4] Kini SD, Yiu DW, Weisberg RA, Davila JF, Chelius DC. Bevacizumab as treatment for epistaxis in hereditary hemorrhagic telangiectasia: a literature review. Ann Otol Rhinol Laryngol. 2019;128(5):467–471.

[5] Begbie ME, Wallace GMF, Shovlin CL. Hereditary haemorrhagic telangiectasia (Osler–Weber–Rendu syndrome): a view from the 21st century. Postgrad Med J. 2003;79(927):18–24.

[6] Chin CJ, Rotenberg BW, Witterick IJ. Epistaxis in hereditary hemorrhagic telangiectasia: an evidence based review of surgical management. J Otolaryngol Neck Surg. 2016;45(1):3.

[7] Faughnan ME, Palda VA, Garcia-Tsao G, Geisthoff UW, McDonald J, Proctor DD, et al. International guidelines for the diagnosis and management of hereditary haemorrhagic telangiectasia. J Med Genet. 2011;48(2):73–87.

[8] McDonald J, Bayrak-Toydemir P, Pyeritz RE. Hereditary hemorrhagic telangiectasia: an overview of diagnosis, management, and pathogenesis. Genet Med. 2011;13(7):607–616.

[9] Sautter NB, Smith TL. Treatment of hereditary hemorrhagic telangiectasia–related epistaxis. Otolaryngol Clin N Am. 2016;49(3):639–654.

[10] Dupuis-Girod S, Ambrun A, Decullier E, Fargeton A-E, Roux A, Bréant V, et al. Effect of bevacizumab nasal spray on epistaxis duration in hereditary hemorrhagic telangectasia: a randomized clinical trial. JAMA. 2016;316(9):934–942.

[11] Chen S IV, Karnezis T, Davidson TM. Safety of intranasal Bevacizumab (avastin) treatment in patients with hereditary hemorrhagic telangiectasia–associated epistaxis. Laryngoscope. 2011;121(3):644–646.

[12] Rimmer J, Lund VJ. A modified technique for septodermoplasty in hereditary hemorrhagic telangiectasia. Laryngoscope. 2014;124(1):67–69.

[13] Harvey RJ, Kanagalingam J, Lund VJ. The impact of septodermoplasty and potassium–titanyl–phosphate (KTP) laser therapy in the treatment of hereditary hemorrhagic telangiectasia–related epistaxis. Am J Rhinol. 2008;22(2):182–187.

[14] Richer SL, Geisthoff UW, Livada N, Ward PD, Johnson L, Mainka A, et al. The Young's procedure for severe epistaxis from hereditary hemorrhagic telangiectasia. Am J Rhinol Allergy. 2012;26(5):401–404.

（王纤瑶）译，（王天生）校

67　面部疼痛

Marios Stavrakas，Hisham S. Khalil

67.1　病例展示

一位 47 岁的女性患者被转诊到鼻部疾病诊所治疗她的持续性面部疼痛。初步诊断为慢性鼻窦炎，患者进行了一个疗程的鼻内皮质类固醇治疗，无明显改善。她自述疼痛主要表现为鼻梁、鼻根部和眶周处的压迫不适感。无偏头痛或其他头痛病史，患者描述为间歇性鼻塞，但无其他症状。鼻内镜检查及鼻窦 CT 检查均正常，无慢性炎症及其他鼻窦病变。排除头痛和面部疼痛的其他原因后，诊断为面部中段疼痛，开始服用阿米替林 10 mg，每天睡前服用 1 次。这改善了她的症状，除了监测药物治疗的效果和调整剂量外，没有采取进一步的治疗。

67.2　背景知识

67.2.1　病史

病史采集的目的是排除鼻部病变和恶性肿瘤（原发或转移）。许多被诊断为面部疼痛的患者，如果不考虑与慢性鼻窦炎有关，也不考虑其他类型的头痛，我们就会寻找导致面部疼痛或头痛的其他原因。

M. Stavrakas (✉)
University Hospitals Plymouth NHS Trust, Plymouth, UK
e-mail: mstavrakas@doctors.org.uk

H. S Khalil
University Hospitals Plymouth NHS Trust, Plymouth, UK

Peninsula Medical School, University of Plymouth,
Plymouth, UK

© Springer Nature Switzerland AG 2021
M. Stavrakas, H. S Khalil (eds.), *Rhinology and Anterior Skull Base Surgery*,
https://doi.org/10.1007/978-3-030-66865-5_67

67.2.2　体查

头颈部检查包括鼻内镜是必要的，目的是确定任何鼻腔鼻窦疾患、颈部淋巴结病变或颅神经功能丧失。需要非常仔细检查面部是否有任何病变、肿胀或肤色变化。识别接触点，颞下颌关节功能障碍的迹象，口腔和牙科检查可能有助于厘清诊断思路。

67.2.3　检查

鼻窦的 CT 扫描是有帮助的，我们认为有持续性面部疼痛时应该常规进行 CT 扫描。

67.2.4　治疗

阿米替林（Amitriptyline）或去甲替林（Nortriptyline）可用于中面部疼痛。我们从低剂量开始，例如每天（或每晚）1 次，1 次 10 mg，并根据患者的反应调整剂量，通常间隔 2～3 周进行调整。建议关注现有的其他药物可能与它们的相互作用，以及可能带来的潜在副作用。如果治疗无效且决定停药，患者需要听取医师的意见，且建议逐渐减少剂量。更复杂的病例，可能需要神经科医师或疼痛科医师的参与。

耳鼻咽喉外科医师看到的面部疼痛的患者，有相当一部分考虑是鼻腔鼻窦疾患所致。

67.3　临床实践

相当大比例的面部疼痛患者被转到耳鼻喉科做进一步诊断，但未发现任何鼻腔鼻窦疾患。West 和 Jones（2001）发现，他们转诊的患者中，约 25% 的患者鼻内镜检查和鼻窦 CT 检查均显示正常。在这些患者中，最常见的诊断是中面部疼痛。此外，CT 扫描的诊断价值也受到质疑，因为在无症状的患者中也可以看到炎症改变的病灶。

多年来，鼻内接触点一直被认为是导致面部疼痛的潜在原因，但根据最近的研究显示，这似乎并不准确。这些接触点的去除很少能完全消除疼痛，术后某些症状的改善可归因于神经可塑性或认知失调。这与其他研究一致，这些研究支持手术对中面部疼痛患者没有明显帮助，甚至可能使 25% 的患者疼痛加重。

表 67.1 总结了非鼻窦来源的颜面疼痛的鉴别诊断。

其他可能引起口面部疼痛的类型有：舌咽神经痛（类似于三叉神经痛，位于舌咽神经的分布区域）；灼口综合征（口腔和舌头的慢性灼烧感，无任何牙科或医学原发病）；药物过度使用，因头痛长期过度使用止痛剂（特别是麦角胺、曲坦类药物、普通的止痛剂、阿片类药物和复合止痛剂）造成的慢性疼痛和非典型面部疼痛（不符合任何其他诊断的持续性特发性疼痛）。

主要是根据诊断决定药物治疗的方案。难治性病例可以从口腔颌面外科或神经学家的意见中获益。在一些单位，由耳鼻咽喉科和口腔颌面外科医师、神经科医师和麻醉师组成颌面疼痛多学科团队。

表 67.1　常见头痛和面部疼痛类型

病因	特征
偏头痛	常见的头痛类型，以神经、胃肠和自主神经症状为特征。患病率 8.1‰，男女比例为 1:6。约 70% 的患者有阳性家族史。发作时可有或无诱因，症状包括畏光、恐音、视觉障碍、恶心、呕吐、眩晕和疲劳。头痛可为单侧（60%）或双侧（40%），可持续 4~72 h
紧张性头痛	可分为偶发性和慢性持续性。这种头痛的特征是头部普遍受压或紧绷感。这种不适不受活动的影响，恶心、恐声或恐光不是突出症状。相当多（94%）的偏头痛患者同时存在紧张性头痛
集束性头痛	为伴有颅内自主神经过度活跃症状的一种头痛。男女比例 9:1，患病率 0.1%~0.4%，发病年龄一般为 20~40 岁。发作持续数周或数月，然后缓解，使患者数月或数年不感到疼痛，而后疼痛再复发。20% 的人患有 Horner 综合征。恶心和呕吐并不常见。诱发因素：酒精、血管扩张药物、呼吸暂停引起的低氧血症
伴有结膜充血和流泪的持续时间短暂的单侧神经痛样头痛发作	伴有结膜充血和流泪的持续时间短暂的单侧神经痛样头痛发作（SUNCT），其特点是发作持续时间极短（20~120 s），频率高（30~100 次/d）。它们发生在白天，疼痛局限于颅神经Ⅴ的分布。它可能被误认为三叉神经痛，但特征性症状是结膜充血和流泪
颞颌关节紊乱	指的是颞下颌关节周围的一组肌肉和关节紊乱。这是一个常见病，影响 30%~46% 的人口，其中 5%~15% 有疼痛发生。大多数颞下颌关节紊乱表现为耳前疼痛，并伴有肌筋膜疼痛
三叉神经痛	发病率为 3~5/10 万，发病高峰年龄为 50~60 岁。最典型的因素是剧烈的阵发性的尖锐疼痛，严格限制在三叉神经的一个或多个分支。可能会出现轻微的潮红，疼痛几乎总是单侧的。大约 80% 的病例与血管受压有关，多达 5% 的多发性硬化症患者可能出现三叉神经痛
疱疹感染后三叉神经痛	与 HSV 感染相关。主要是受累的皮节区持续的疼痛（通常影响三叉神经的第一节）。可能出现瘢痕、皮肤或毛发色素脱失、烧灼痛或感觉障碍
面中段痛	这是紧张性头痛的一种形式，与其疼痛性质相同但它影响面部，可能累及鼻窦、鼻根、鼻两侧、眶周区域、眶后或脸颊。它被描述为钝痛、压力感或紧绷感。它可以是慢性的，也可以是间歇性的，该区域的皮肤和软组织可能对触摸很敏感

总结及作者观点：

（1）面部疼痛存在多种不同的诊断。

（2）病史和详细的临床检查可以指导临床医师厘清临床诊断思路。

（3）应牢记每种疾病的基本特征，必要时推荐到特定专科进一步诊治。

（4）鼻窦手术不一定能改善面部疼痛，除非有鼻窦病理证实。

参考文献

[1] West B, Jones NS. Endoscopy−negative, computed tomography−negative facial pain in a nasal clinic. Laryngoscope. 2001;111(4):581–586.

[2] Balasubramaniam R, de Leeuw R, Zhu H, Nickerson RB, Okeson JP, Carlson CR. Prevalence of temporomandibular disorders in fibromyalgia and failed back syndrome patients: a blinded prospective comparison study. Oral Surg Oral Med Oral Pathol Oral Radiol Endod. 2007;104(2):204–216.

[3] Velly AM, Look JO, Carlson C, Lenton PA, Kang W, Holcroft CA, et al. The effect of catastrophizing and depression on chronic pain--a prospective cohort study of temporomandibular muscle and joint pain disorders. Pain. 2011;152(10):2377–2383.

[4] Farooq K, Williams P. Headache and chronic facial pain. Contin Educ Anaesth Crit Care Pain. 2008;8(4):138‒142. https://doi.org/10.1093/bjaceaccp/ mkn025.

[5] Harrison L, Jones NS. Intranasal contact points as a cause of facial pain or headache: a systematic review. Clin Otolaryngol. 2013;38(1):8‒22.

[6] Zakrzewska JM. Differential diagnosis of facial pain and guidelines for management. Br J Anaesth. 2013;111(1):95‒104.

[7] Jones NS, Strobl A, Holland I. A study of the CT findings in 100 patients with rhinosinusitis and 100 controls. Clin Otolaryngol Allied Sci. 1997;22(1):47‒51.

[8] Khalil HS. Facial pain. In: Kernick D, Goadsby P, editors. Headache: a practical manual. Oxford: Oxford University Press; 2008.

（陈潇雅）译，（王天生）校

第十部分：眼眶病理学

68 溢泪

Georgios Vakros，Marios Stavrakas，Hisham S. Khali

68.1 病例展示

一名 83 岁女性因双侧溢泪和结膜分泌物就诊。她正在等待行双侧白内障摘除术，需要先进行双侧溢泪和结膜分泌物治疗。在全身麻醉下进行双侧内镜泪囊鼻腔吻合术（DCR）之前，她接受了耳鼻喉科和眼科联合评估。她的症状得到缓解，她能够继续进行白内障手术。

68.2 背景知识

溢泪是由于泪液的产生和排出之间的不平衡而导致的过度流泪。有几种病因会影响这种平衡：泪液过度产生、引流失败，以及泪液去除机制有缺陷。具体病因的识别，需要对泪道系统、眼表和眼睑进行全面评估。只有遵循系统的方法，临床医师才能为患者提供正确的治疗，因为溢泪往往是一种非常复杂的症状，而且往往没有得到妥善治疗。

G. Vakros (✉)
Moorfields Eye Hospital, London, UK
e-mail: georgios.vakros@nhs.net

M. Stavrakas
University Hospitals Plymouth NHS Trust, Plymouth, UK
e-mail: mstavrakas@doctors.org.uk

H. S Khalil
University Hospitals Plymouth NHS Trust,
Plymouth, UK

Peninsula Medical School, University of Plymouth,
Plymouth, UK
e-mail: Hisham.khalil@plymouth.ac.uk

68.2.1 泪道系统的解剖学和生理学

分泌系统

泪腺（LG）是泪腺系统的主要分泌腺。它位于额骨的泪腺窝内，眼眶的上外侧。LG 分为眼眶和眼睑两个叶。这两个叶由上睑提肌腱膜分开。它是一个外分泌腺，排泄泪道穿过提肌腱膜和 Muller 肌后，在结膜囊外侧附缘上方 5 mm 处排空。LG 接受来自三叉神经眼支的感觉神经支配（传入），其传出神经包括交感神经和副交感神经。眼表传入神经激活传出副交感神经，从而刺激眼泪的产生。

68.2.2 引流系统

泪液引流系统起源于位于上、下眼睑边缘内侧的泪点水平。以确保泪液顺利排出，泪液引流系统通常位于泪湖中，与眼球相对。泪点被壶腹包围，使其在眼睑边缘呈肉质隆起。壶腹通向泪小管的垂直段，该段在转弯 90° 之前延伸 2 mm，继续向内侧延伸 8～10 mm，直到它们连接形成共同的泪小管（泪总管），最终连接泪囊。共同小管通过 Rosenmuller 瓣膜与泪囊分离，其功能被认为是防止泪液回流的机制。泪囊位于前、后泪嵴形成的骨窝内。它被内眦包围，内眦包裹着泪囊的前部和后部。部分泪囊在内眦肌腱上方延伸数毫米。其次，泪囊过渡到鼻泪管（NLD），成人的尺寸为 12～18 mm。它在后外侧穿过骨骼，通过下鼻甲下方的开口进入鼻腔。下鼻道部分被黏膜皱襞（Hasner 瓣膜）覆盖，该皱襞位于距外鼻腔30～35 mm 处。

泪道系统中有多个瓣膜，但并非所有瓣膜都有功能。最具临床意义的是 Rosenmuller 瓣膜和 Hasner 瓣膜（防止鼻腔向上反流）。图 68.1 显示了已知的泪液系统瓣膜眼泪在眼轮匝肌的作用下通过眨眼机制扩散到眼表。肌肉将泪水从内侧导入泪点，周围的纤维帮助泪点将泪水泵入泪腺系统。

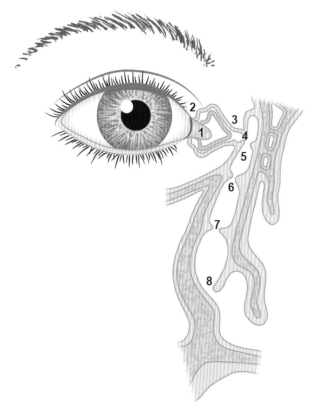

图 68.1　泪道系统瓣膜的解剖：1. Bochdalek。2. Foltz。3. Huschke。4. Rosenmuller 瓣膜。5. 内侧睑韧带。6. Bernard/Krause。7. Tailefer。8. Hasner 瓣膜（改编自 Snell 和 Lemp 的文献）

68.2.3　诊断

溢泪患者需要仔细和系统地评估，以达到准确诊断和提供有针对性的治疗。有重点的病史采集至关重要，因为它可以在临床检查和测试确定诊断的同时，指导确定潜在的病因。

溢泪最常见的原因是泪膜不稳定，表现为干眼综合征。这可能源于睑板腺、位于睫毛后方的油脂分泌腺的功能障碍，导致蒸发性干眼症（EDE），也可能源于与泪腺相关的水、黏液缺乏、杯状细胞功能障碍，导致水缺乏性干眼症［干燥性角结膜炎（KCS）］或混合机制。虽然干眼症的症状多种多样，但大多数患者通常表现为眼部刺激，会出现异物感或烧灼感、瘙痒感，以及间歇性视力模糊和发红。

在有风、有空调或干燥的环境中，以及患者在屋外而不是屋内时，他们的症状往往会恶化。这些类型的患者需要由眼科团队进行评估，因为需要使用裂隙灯检查结膜和角膜表面的荧光素进行评估。

此外，眼睑位置异常也可引起溢泪症状。患者可表现为持续性或间歇性溢泪。眼睑松弛影响正常泪液分配机制的功能，导致泪液聚集和溢出。这可能以内侧睑外翻的形式出现，此时泪点相对于眼表的方向丧失，正常泪点与眼表接触，导致泪点引流失败，从而溢出。此外，睑内翻的存在导致睫毛对角膜的刺激，导致反射性流泪。为了评估荧光素的溢出和正常流量，染料消失试验（DDT）是临床检查的重要部分。

DDT 可用于评估泪腺系统是否有足够的流出物。它对儿童特别有用，因为任何其他测试都需要镇静剂或非常合作的孩子。DDT 是通过在结膜穹隆中滴 1 滴 2% 荧光素或湿润的荧光素条来进行的。检查者观察泪膜分布；最好使用安装在裂隙灯、直接检眼镜或笔式手电筒上的钴蓝光滤光片。观察时间为 5 min，检查者评估染料从泪河的清除率。如果在观察间隔后染料仍然存在，这表明泪道引流阻塞。在存在鼻内阻塞的情况下，DDT 可以正常使用。

为了评估泪道系统的完整性，需要额外开展与引流系统的冲洗有关的测试。在下穹隆滴入 1 滴局部麻醉剂（0.5% 丙氧美卡因或 0.5% 的羟布卡因或 1% 的丁卡因）。如果下泪点狭窄，则用泪点扩张器扩张下泪点，并将 26 号冲洗套管放置在小管系统中。垂直推进 2 mm，然后水平推进 2～3 mm，同时横向牵引下睑以避免小管扭结。然后注射透明生理盐水，并记录有关反流，以及是否存在黏液或荧光素的结果（图 68.2）。提醒患者口咽部有液体感觉。

其他可用于评估泪道系统通畅性的测试包括 Jones Ⅰ 测试和 Jones Ⅱ 测试：

(1) Jones Ⅰ 测试检测生理条件下的泪道系统流出。它以与 DDT 类似的方式进行，唯一的区别是检查者在 2min 和 5min 时在 NLD 口水平的下鼻道中插一根棉签。荧光素在 2～5min 出现表明导管未闭，而没有荧光素则表明存在阻塞，尽管它没有突出显示在哪个水平。

(2) 如果前者为阴性（未检测到荧光素），紧接着就需要进行 Jones Ⅱ 测试。冲洗完结膜穹隆残留的荧光素后，将棉签插入下鼻道处（如果 Jones Ⅰ 测试为阴性，则使用先前的棉签）。然后将 26 号套管插入小管系统，并用生理盐水冲洗系统。如果从鼻子中取出的溶液是清澈的，这表明荧光素（或实际上是患者的眼泪）不能进入泪道流出系统，表明阻塞。如果检索到荧光素，这表明部分 NLD 阻塞（NLDO）。

在正常情况下，上泪小管应该没有或很少有反流。如果在推进冲洗套管时发现困难并且无法冲洗液体，则高度提示完全泪小管阻塞（图 68.2a）。这也将与疼痛有关。如果生理盐水可以成功冲洗，但它从上泪小管回流而没有明显的泪囊扩张，则提示完全泪总管阻塞（图 68.2b）。如果黏液物质回流通过对侧泪点并伴有泪囊扩张，提示完全 NLDO（图 68.2c）。最后，如果在对侧泪点发生一些反流且伴有生理盐水，则诊断为部分 NLD 阻塞或 NLD 狭窄（图 68.2d）。功能性 NLD 阻塞中可能存在未闭泪小管系统。

其他附加测试，在评估解剖和功能方面特别有用。附加测试分别是对比泪囊造影术（DCG）和泪道核素显影术（DSG）。在前者中，通过两个泪小管注射透射染料，然后进行计算机数字减影成像。这提供了关于鼻泪管系统极好的解剖信息，并且对于识别例如泪囊鼻腔吻合术 DCR 失败的问题特别有用。

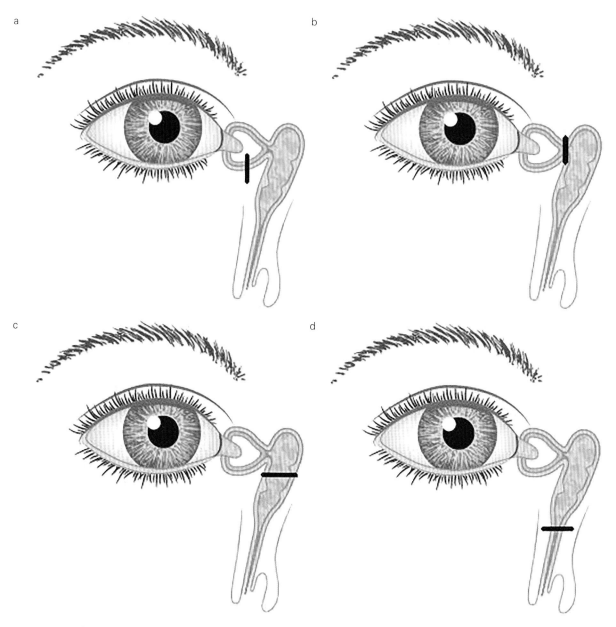

图 68.2　泪道系统阻塞的可能区域（黑线）。a. 泪小管。b. 泪总管。c. NLD。d. 部分梗阻

在 DSG 中，给予患者使用放射性核苷酸滴眼液并进行闪烁扫描以评估泪液流量。

在正常情况下，泪小管和泪囊应分别在 10 ~ 12 s 和 10 ~ 30 min 在鼻腔内可见。这在功能性 NLD 阻塞的情况下很有用，尽管它不提供解剖细节。最后，计算机断层扫描或磁共振成像被用于颅面损伤或先天性畸形或疑似恶性肿瘤的情况，它们还可以提供有关并存的鼻窦或鼻部疾病的信息。

除了临床测试，体格检查体征还可以提供有关溢泪原因的有价值信息，并有助于基本的诊断。测量眨眼率（正常眨眼每 10 s 发生 1 次），以及眼睑是否完全闭合可以引导眼表驱动的溢泪。泪道系统测试的一部分是触诊泪囊是否膨胀。记录是否有任何压痛迹象很重要，因为这可能是急性炎症的迹象。图 68.3 可用作诊断方法的回忆录。

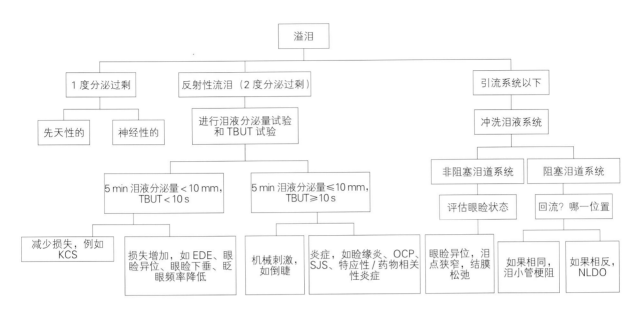

图 68.3　溢泪的诊断（改编自 Price 和 Richard 的文献）。TBUT：泪液破裂时间；KCS：干燥性角膜结膜炎；EDE：蒸发性干眼症；OCP：眼瘢痕性类天疱疮；SJS：Stevens–Johnson 综合征；NLDO：鼻泪管阻塞

68.2.4　治疗

经过仔细评估并得到诊断后，需要确定适当的治疗计划。对于与鼻泪管阻塞相关的溢泪，需要对儿童患者和成人患者采用不同的治疗方法。

在儿童患者中，NLD 阻塞是先天性的，最初的方法是进行蠕动按摩，这可以帮助打开瓣膜（通常与 Rosenmuller 瓣膜或 Hasner 瓣膜的持续瓣膜有关）。不建议反复使用局部抗生素，因为这是无效的，而且结膜炎与活动性感染无关。如果最初的方法失败（如果在 1～2 岁时仍未解决），则需要在全身麻醉下用泪管注射器探查，这在大多数情况下是成功的。如果不成功，这可能是由于解剖异常或在极少数情况下，在探查过程中导致了错误的通道。在这种情况下，用硅胶管原位鼻泪管插管 2～5 个月可以有高达 90% 的成功率。插管的替代方法是球囊导管扩张，它可以作为替代方法。研究表明，与插管相比，成功率为 77%～90%。最后，如果上述所有方法都失败了，并且孩子患有泪囊炎或泪囊囊肿，则需要进行泪囊鼻腔吻合术（DCR）。DCR 可采用鼻内入路和鼻外入路，前者非常成功，而且比外部入路方法简单。在 DCR 失败时，可以进行重复 DCR，但最终取决于 DCG 的结果，因为患者可能需要行结膜泪囊吻合术（CDCR）（罕见）。

在成人患者中，溢泪的最常见原因是反射性流泪（2 度分泌过剩）或与眼睑相关的异常，因此建议转诊至眼整形外科医师或综合眼科医师处进行评估和治疗。需要矫正内翻或外翻；前者需要用外侧角固定术或跗骨带重新插入牵开器，而后者需要用外侧角固定术或跗骨带收紧水平眼睑。此外，在正点性睑外翻的情况下，带或不带眼睑收紧的内侧纺锤体可以非常成功。

在某些患者有狭窄的情况下，尤其是那些先前感染或慢性炎症的患者，如果 NLD 是通畅的，那么三点状成形术可以帮助缓解症状。

在部分梗阻水平处于泪小管或泪总管水平的情况下，初始步骤可以是使用硅胶管插管，该插管在原位保持 2~3 个月并且可能有效。但是，如果完全阻塞，则下一步是 CDCR 并插入 Pyrex 管（琼斯管）或其他类型的管。在泪小管阻塞的情况下，可行球囊泪小管成形术或局部泪小管切除术再吻合或应用泪小管支架，以及行泪管插管（逆行管）的 DCR。

最后，在存在非未闭泪道系统（NLD 阻塞）的情况下，手术选择受闭塞位置的影响。在 NLD 阻塞的情况下，选择的治疗是内镜或外部 DCR。这两种技术都有非常高的成功率，同时它们也有其自身的复杂性和挑战。

表 68.1 说明了这两种方法的优缺点。

表 68.1　鼻内与鼻外 DCR 的比较（改编自 Anijeet 等的文献）

鼻内 DCR	鼻外 DCR
优点	
– 无外部瘢痕	– 更容易进入眼角以外的泪囊
– 可直接进入鼻造口部位，对鼻内解剖结构进行良好的可视化，从而纠正任何鼻内病变	– 泪囊和泪道，以及任何内部病变（如肿瘤）的高度可预测性和良好可视化
– 避免损伤内眦肌腱和轮匝肌，从而保持泪液泵功能	– 泪囊与鼻黏膜精确吻合
– 更短的操作时间，更快的恢复	– 如果有黏液囊肿更好
缺点	
– 成功率略低，尤其是再次手术	– 面部外部瘢痕
– 更难接近泪囊上缘	– 干扰泪液泵功能
– 设备成本较高	– 术后感染 \ 皮肤脓肿
– 更具技术挑战性	

鼻内手术方法如下：

- 使用 0° 内镜。
- 局部浸润麻醉，并用 1∶10 000 肾上腺素神经外科棉片减轻中鼻道充血。
- 后置黏膜瓣抬高暴露泪骨。
- 去除骨头（泪骨和上颌骨的额突）以暴露泪囊。
- 泪小管探查、泪囊切开。
- 应用 O'Donoghue 硅胶管和用于支架的 Watski 套管。
- 皮瓣相应修剪并放回以覆盖暴露的骨头。
- 轻微填塞（如果需要）。

在术后期间，一定要告知患者出血的可能性，并应就此给予明确的指导。此外，使用 Steri-Mar® 喷雾剂等溶液洗鼻（不擤鼻涕）将有助于去除硬块并舒缓鼻气道。口服抗生素的作用是有争议的。含有抗生素 / 类固醇的眼药水通常与鼻类固醇喷雾剂一起用于临床实践。

据报道，鼻外 DCR 的成功率为 89.8%~100%，而鼻内 DCR 的成功率为 74.1%~97%。然而，由于成功率的不同，这些研究在技术和定义上存在差异。影响成功的因素是手术经验、适当的鼻腔造口术、硅胶支架的使用和术后随访。

68.3 临床实践

68.3.1 病史

患者有大多数早晨醒来时有"眼睑黏稠"的病史。她还患有双侧眼睑水肿，影响了她的阅读能力。当暴露在户外的风中时，这是最糟糕的。在注射提示双侧鼻泪管阻塞（NLDO）后，眼科团队建议她考虑进行双侧泪囊鼻腔吻合术。患者有房颤病史，服用低剂量阿司匹林。她没有任何其他相关的既往病史。

68.3.2 查体

患者在泪道诊所接受评估，由耳鼻喉科和眼外科医师进行联合评估。有证据表明双侧泪膜增多，两个泪囊受压后黏液反流。双侧下眼睑有些松弛，但没有外翻。荧光素染料测试后两个结膜囊的染色增加但未能排空。当通过下泪点注射时，泪囊充盈，盐水从上睑泪点延迟反流，反之亦然，有一些黏液。诊断为双侧囊后 NLDO。纤维鼻内镜检查显示鼻中隔有轻微偏曲，但其他方面正常。为患者提供双侧内镜或外部 DCR。她选择了内镜手术，因为双侧手术的持续时间较短。

68.3.3 治疗

内镜 DCR 作为与眼科医师的联合手术进行。术者并未在手术前要求患者停止服用阿司匹林，但要求他们在手术日期前 7 天停用任何其他抗血小板药物，如"氯吡格雷"。

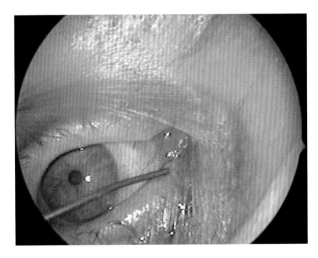

图 68.4 手术时通过下泪点探查

在麻醉室中使用苯卡因喷雾剂（利多卡因和去氧肾上腺素）喷鼻，然后将浸入 1∶100 000 肾上腺素的神经外科棉片填塞于两侧中鼻道。随后用 2% 利多卡因 /1∶80 000 肾上腺素浸润中鼻甲与侧鼻壁的交界处。通过泪道探查证实了这一诊断（图 68.4）。然后是掀起一个矩形黏膜瓣以暴露上颌骨的额突和钩突。

然后使用 Kerrison 钳去除泪囊上方的骨头，辅助使用玻璃体 – 视网膜探针照亮泪囊（图 68.5）。使用角膜切开刀切开泪囊内壁（图 68.6）。然后完全去除内壁的黏膜，而不是抬起皮瓣。然后将 O'Donoghue 硅胶管插入上下泪小管，使用缝合钉、Watski 套管或同时使用以固定，然后轻轻拉动硅胶管穿过眼睛内角的环，以确保它既不太紧也不太松（图 68.7）。如果有出血风险，可使用可吸收纳吸棉。告知患者不要揉眼睛，并给予生理盐水鼻腔冲洗 2 周和使用抗生素眼药水 1 周。患者在 8 周内在耳鼻喉科门诊取出支架，方法是在眼睛内角切断硅胶管的

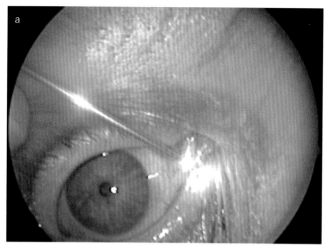
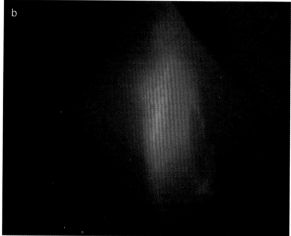

图 68.5　a、b.使用玻璃体 – 视网膜探针照亮右侧泪囊

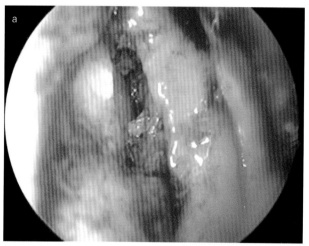
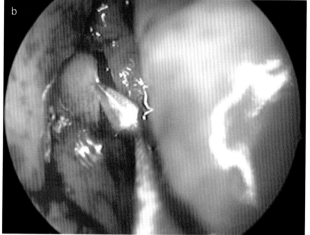

图 68.6　a、b. 去除上方的骨头并使用角膜切开刀切开泪囊的内壁后照亮的右侧泪囊

环，然后在内镜控制下从鼻腔取出支架。

总结及作者观点：

（1）溢泪的治疗最好由眼科医师或在与耳鼻喉科医师联合的泪道诊所进行，具体取决于可用资源。

（2）评估应排除除鼻泪管阻塞以外的多种溢泪原因，包括结膜、角膜和眼睑原因。然后使用探查、注射和荧光素染料测试对鼻泪管阻塞部位进行评估。

（3）内镜 DCR 最适用于累及泪囊或涉及鼻泪管的鼻泪管阻塞病例。它不适用于常见的泪小管（囊前）阻塞。

（4）耳鼻喉科评估对于排除可能导致溢泪的鼻部病变（如鼻肿块），评估鼻腔的通畅性，以及若使用了内镜，评估是否需要进行鼻中隔手术是必不可少的。

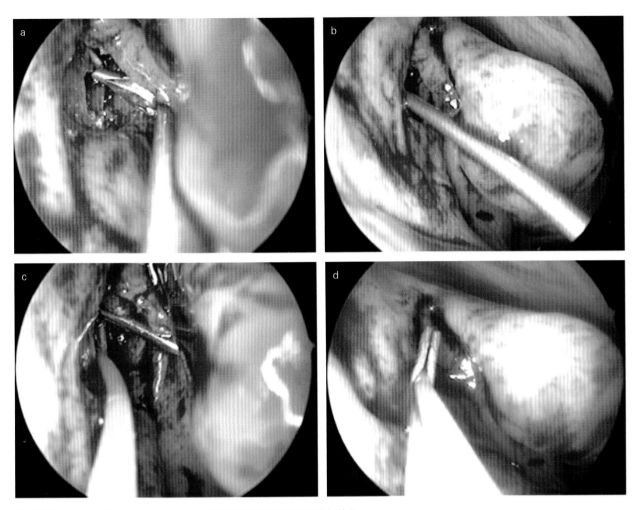

图 68.7　a ~ d. 插入 O'Donoghue 硅胶管并固定管端以避免移位

参考文献

[1] Snell R, Lemp M. Clinical anatomy of the eye. 2nd ed. Malden, MA: Blackwell; 1998.

[2] Price KM, Richard MJ. The tearing patient: diagnosis and management, Ophthalmic Pearls, Eyenet Magazine, June 2009. Accessed 23/08/2020: https://www.aao.org/eyenet/article/ tearing–patient– diagnosis– management.

[3] Anijeet D, Dolan L, Macewen CJ. Endonasal versus external dacryocystorhinostomy for nasolacrimal duct obstruction. Cochrane Database Syst Rev. 2011;1:CD007097.

[4] Maguire J, Murchison A, Jaeger E. Wills eye institute 5–minute ophthalmology consult. 1st ed. Philadelphia, PA: Lippincott, Williams & Wilkins; 2012.

[5] Hausheer J. Basic techniques of ophthalmic surgery. 2nd ed. San Francisco, CA: American Academy of Ophthalmology; 2015.

[6] Yanoff M, Duker JS. Ophthalmology. 4th ed. Edinburgh: Mosby Elsevier; 2014.

[7] Vagge A, Ferro Desideri L, Nucci P, Serafino M, Giannaccare G, Lembo A, Traverso CE. Congenital Nasolacrimal Duct Obstruction (CNLDO): A Review. Diseases (Basel, Switzerland). 2018;6(4):96. https:// doi.org/10.3390/diseases6040096.

[8] Katowiz JA, Goldstein SM, Kherani F, Lowe J. Lacrimal drainage surgery Duane's Ophthalmology: Tasma & Jaeger; 2005.

[9] Yang S–W, Park H–Y, Kikkawa DO. Ballooning canaliculoplasty after lacrimal trephination in monocanalicular and common canalicular obstruction. Jpn J Ophthalmol. 2008;52(6):444 – 449.

[10] Steele EA. Conjunctivodacryocystorhinostomy with Jones tube: a history and update. Curr Opin Ophthalmol. 2016;27(5):439 – 442.

[11] Eustis HS, Nguyen AH. The treatment of congenital nasolacrimal duct obstruction in children: a retrospective review. J Pediatr Ophthalmol Strabismus. 2018;55:65 – 67. https://doi. org/10.3928/01913913–20170703– 08.

[12] Repka MX, Chandler DL, Holmes JM, Hoover DL, Morse CL, Schloff S, Silbert DI, Tien DR. Pediatric Eye Disease Investigator Group Balloon catheter dilation and nasolacrimal duct intubation for treatment of nasolacrimal duct obstruction after failed probing. Arch Ophthalmol. 2009;127:633 – 639.

[13] Sibley D, Norris JH, Malhotra R. Management and outcomes of patients with epiphora referred to a specialist ophthalmic plastic unit. Clin Exp Ophthalmol. 2013;41:231 – 238.

[14] Savino G, Battendieri R, Traina S, Corbo G, D'Amico G, Gari M, Scarano E, Paludetti G. External vs. endonasal dacryocystorhinostomy: has the current view changed? Acta Otorhinolaryngol Ital. 2014;34(1):29 – 35.

[15] Amadi AJ. Endoscopic DCR vs external DCR: what's best in the acute setting? J Ophthalmic Vis Res. 2017;12(3):251 – 253. https://doi.org/10.4103/jovr. jovr_133_17.

（余咏梅）译

69　泪囊炎

Georgios Vakros，Marios Stavrakas， Hisham S. Khalil

69.1　病例展示

一名 75 岁的女士因有 8 个月的鼻外侧壁肿胀病史而被转诊，该肿胀靠近内眦。肿胀大小不一，在前 6 个月有轻微的压痛和不适。患者主诉该部位既往有感染史，经口服抗生素治疗后有效。CT 和 MRI 扫描证实为鼻泪管囊肿，该囊肿导致了先前的泪囊炎发作。发作时使用抗生素治疗，几周后再次就诊，以内镜造口的形式进行最终治疗。患者仍在随访中，无复发。

69.2　背景知识

泪囊炎是发生在泪囊内的炎症，通常是由感染性病因引起的，它可能是鼻泪管阻塞（NLDO）的后遗症。它可分为急性、慢性和先天性，危险因素是面部和头部的结构易感性（面中部异常），以及泪道系统的阻塞性疾病（鼻骨骨折伴鼻中隔偏曲、泪囊肿瘤或囊肿、流出道阻塞例如鼻道狭窄、鼻息肉、慢性鼻炎等）。病因通常是细菌定植，最常见的是表皮葡萄球菌或金黄色葡萄球菌、链球菌以及厌氧菌和革兰阴性菌。在存在阻塞的情况下，泪道系统内缺乏泪液流动和隔离会促进细菌过度生长，表现为泪囊炎。

G. Vakros (✉)
Moorfields Eye Hospital, London, UK
e-mail: georgios.vakros@nhs.net

M. Stavrakas
University Hospitals Plymouth NHS Trust, Plymouth, UK
e-mail: mstavrakas@doctors.org.uk

H. S Khalil
University Hospitals Plymouth NHS Trust,
Plymouth, UK

Peninsula Medical School, University of Plymouth,
Plymouth, UK
e-mail: Hisham.khalil@plymouth.ac.uk

© Springer Nature Switzerland AG 2021
M. Stavrakas, H. S Khalil (eds.), *Rhinology and Anterior Skull Base Surgery*,
https://doi.org/10.1007/978-3-030-66865-5_69

69.3 临床实践

69.3.1 解剖学

参见上一章相关内容。

69.3.2 诊断

急性泪囊炎临床上即可诊断，而且相对简单。如果是急性的，患者的内眦区域会出现剧烈疼痛、红肿，并伴有溢泪或脓性分泌物。触诊该区域，在内眦下方有一个坚硬、触痛的结节（内眦上方的结节高度提示泪囊肿瘤，通常触诊时伴有血迹）。如果患者耐受，泪点可出现脓性分泌物，在某些情况下，泪囊瘘可能发生，导致自发引流。新生儿或婴儿的先天性急性泪囊炎是一种潜在的能危及生命的疾病，因为它有时会表现为眶膈前蜂窝织炎，甚至表现为眶蜂窝织炎，导致脑脓肿、脑膜炎并最终使患者死于全身性败血症。

在大多数情况下，由于诊断可通过临床检查完成，因此无须进行影像学检查。然而，如果表现不典型，则应怀疑炎症病因（结节病、肉芽肿伴多血管炎）并应进行适当的检查（ANA、ANCA、ACE）。CT 扫描可用于评估任何隐匿性恶性肿瘤或骨质异常，尤其是在先前受过创伤的情况下。在这种情况下，DCG 或 DSG 是辅助手段，因为它有助于进行泪道解剖结构评估。鼻泪系统冲洗（见上一章）不适用于急性情况，因为它会给患者带来明显的不适，并且它提供的临床益处微乎其微。

最后，鼻内镜检查可用于评估鼻道是否有肿瘤、下鼻甲肥大以及鼻中隔偏曲，并允许直接观察内鼻道。

69.3.3 治疗

急性泪囊炎的初始干预旨在解决感染。为促进引流，可使用广谱抗生素，如氟氯西林或阿莫西林与克拉维酸，并进行热敷。切开和引流的方式仍然存在争议，因为这种干预方法会促进泪囊瘘的形成。一旦急性期在 DCR（鼻外或鼻内）中得到解决，最终治疗将有助于降低复发性感染的风险。

在慢性泪囊炎中，症状和临床表现是不同的。患者表现为慢性溢泪，可能与复发性或慢性单侧结膜炎有关。这表明存在黏液囊肿，临床上可以通过内眦处出现无痛性肿胀或通过泪囊压力导致出现的黏液脓性泪小管分泌物来诊断慢性泪囊炎。慢性泪囊炎的治疗同样是进行 DCR 手术，不需要长期使用抗生素。

总结及作者观点：
(1) 泪囊炎是一种需要及时治疗的疾病，因为它可能会导致更复杂的眶蜂窝织炎。
(2) 内眦肌腱上方的任何肿块都应提醒医师泪腺肿瘤，尤其是在存在带血的分泌物时。
(3) 病因不明的慢性结膜炎可能是慢性泪囊炎的表现特征，因此需要对鼻泪系统进行诊断性探查或冲洗。
(4) 第一次发作后，如果不进行 DCR，则患者有复发的风险。
(5) 鼻内或外部 DCR 的成功率相似。

参考文献

[1] Maguire J, Murchison A, Jaeger E. Wills eye institute 5-minute ophthalmology consult. 1st ed. Philadelphia, PA: Lippincott, Williams & Wilkins; 2012.
[2] Snell R, Lemp M. Clinical anatomy of the eye. 2nd ed. Malden, MA: Blackwell; 1998.
[3] Hausheer J. Basic techniques of ophthalmic surgery. 2nd ed. San Francisco, CA: American Academy of Ophthalmology; 2015.
[4] Yanoff M, Duker JS. Ophthalmology. 4th ed. London: Mosby Elsevier; 2014.
[5] Anijeet D, Dolan L, Macewen CJ. Endonasal versus external dacryocystorhinostomy for nasolacrimal duct obstruction. Cochrane Database Syst Rev. 2011;1:CD007097.
[6] Barrett RV, Meyer DR. Acquired lacrimal sac fistula after incision and drainage for dacryocystitis: a multicentre study. Ophthal Plast Reconstr Surg. 2009;25(6):455-457.
[7] Salour H, Hatami MM, Parvin M, et al. Clinicopathological study of lacrimal sac specimens obtained during DCR. Orbit. 2010;29(5):250-253.
[8] Huang J, Malek J, Chin D, Snidvongs K, Wilcsek G, Tumuluri K, et al. Systematic review and meta-analysis on outcomes for endoscopic versus external dacryocystorhinostomy. Orbit. 2014;33(2):81-90.

（余咏梅）译

70 眼球突出（突眼症）

Georgios Vakros，Marios Stavrakas，Hisham S. Khalil

70.1 病例展示

一名 30 岁男性出现缓慢性进展性左眼眼球突出 4 周。他主诉眼睛后部有压力感与一些不适，尤其是在极端侧向凝视时。他还主诉有多饮，其余方面都很好，没有任何其他症状。无其他既往病史或任何既往手术史。他没有服用任何常规药物。检查显示 20/20 视力，全色视觉和视野。他有 3 mm 的非轴性、非搏动性眼球突出（正常右眼 20 mm），左侧注视受限。其他眼科检查正常。CT 扫描显示左侧筛窦黏液囊肿。他接受了鼻内引流手术后。眼球突出（双眼 20 mm）得到解决，并恢复了全方位的眼球运动。

70.2 背景知识

眼球突出是由于眼眶病变致眼眶容积减少，导致眼球前部膨出。眼球突出可分为轴向性突眼和偏心性突眼，并且可为单侧突眼或双侧突眼。一般来说，现在的临床医师为了方便或习惯，通常使用术语"突眼症"来描述眼球突出，但是我们应该知道突眼症这个词主要用于甲状腺眼病（TED）。

G. Vakros (✉)
Moorfields Eye Hospital, London, UK
e-mail: georgios.vakros@nhs.net

M. Stavrakas
University Hospitals Plymouth NHS Trust, Plymouth, UK
e-mail: mstavrakas@doctors.org.uk

H. S Khalil
University Hospitals Plymouth NHS Trust,
Plymouth, UK

Peninsula Medical School, University of Plymouth,
Plymouth, UK
e-mail: Hisham.khalil@plymouth.ac.uk

© Springer Nature Switzerland AG 2021
M. Stavrakas, H. S Khalil (eds.), *Rhinology and Anterior Skull Base Surgery*,
https://doi.org/10.1007/978-3-030-66865-5_70

解剖学

眼眶是一个开放的锥形空腔，顶点是视神经管，基部是眼眶边缘。它宽 40 mm，高 35 mm，深 45 mm。眼眶由以下骨骼组成：

- 顶——蝶骨的小翼和额骨的眶部。这与前颅窝和额窦相邻。由于脑脊液脉动，眼眶顶的任何缺陷都会产生搏动性突眼。
- 内侧壁——上颌骨、泪骨、筛骨眶板（筛骨纸板）和蝶骨体。筛骨眶板将筛窦与眼眶隔开，部分神经和血管穿过筛窦，因此眶蜂窝织炎经常与筛窦炎有关。
- 底板——颧骨、上颌骨和腭骨。上颌骨的后内侧部分比前部分薄得多，因此最常发生"爆裂"骨折。眶底下方是上颌窦，因此任何上颌窦癌都会导致眶上移位，而不是眼球突出。
- 外侧壁——蝶骨和颧骨的大翼。外侧壁与颞顶窝和颅中窝相邻。由于其构造，眼球的前半部分突出到外侧眶缘之外，因此容易受到外侧创伤。
- 眶尖——视神经管和眶上裂。视神经管内有视神经及其周围的脑膜和眼动脉及其交感神经丛穿过。眶裂分为上裂和下裂。眶上裂是蝶骨小翼和大翼的开口，其中泪腺神经、额神经和滑车神经（CN Ⅳ），以及动眼神经的上支和下支（CN Ⅲ），鼻睫神经和外展神经（CN Ⅵ）分别由外向内穿过。上眼静脉穿过眶裂的外侧部分并与海绵窦相连。

眼眶壁被称为眶膜的疏松骨膜包围。它从颅骨孔延展到视神经管、眶上裂，以及筛动脉管处的硬脑膜上。其牢固的附着点位于颅缝和各种孔处。眶骨膜在眶尖处较厚，形成一个肌腱纤维环，作为 4 块直肌的共同起点。位于眼眶前部的眶骨膜形成薄膜进入眼睑并形成眶隔。眶隔是最重要的解剖标志，因为它将眼眶内容物与眼睑分开，并作为阻止感染传播的屏障。眶骨膜的一部分还形成上斜肌腱滑车，包围泪囊，并形成鼻泪管的骨膜。眶骨膜的感觉神经支配是通过三叉神经的分支进行的。

球后部肿块倾向于向前推动球体，除非它们起源于与球体相同的平面（锥形眼眶内）。此外，在穿透性创伤的情况下，伤口处脂肪的存在表明眶隔穿孔，并表明了创伤的严重程度，以及与之相关的并发症发生的可能性较高，如眼眶出血以及眶内或眼球残留异物。

70.3　临床实践

70.3.1　诊断

在这种情况下，重要的是从眼科和全身两方面评估患者，因为眼球突出可能是潜在疾病的表现。

与任何疾病一样，需要详细记录临床病史，因为这将有助于形成准确的鉴别诊断。从眼科的角度来看，眼球突出的速度和持续时间至关重要。感染性病因或创伤后的进展将比炎症更快。若有疼痛、视力改变、复视或短暂的视力丧失，应该提醒临床医师，因为需要快速进行干预。同样，在眼眶相关症状是次要特征的情况下，系统回顾应突出全身性的潜在的病变。

临床检查是确认真性眼球突出与假性眼球突出的唯一方法。高度近视，对侧眼球内陷，眼眶浅，对侧上睑下垂，上眼睑回缩和先天性青光眼（眼球扩大通常是由于出生后眼压失控、眼球壁拉伸，导致眼球轴长度异常和角膜变宽）是少数可能使临床医师混淆的原因。一个很好的识别方法是查看旧照片，因为这将有助于识别面部不对称或外观变化。

在真性眼球突出的情况下，可以通过医师从后面向下看来检查患者，以评估角膜顶点是否突出超过眶上缘。客观地说，它是用 Hertel 突眼计测量的，记录下外眦间距离，以及眼球从眶缘突出的实际测量值［以毫米（mm）为单位］用于监测。正常范围为 22～24 mm，但如果两只眼睛之间存在很大的不对称（＞2 mm），则应引起怀疑。此外，测量值会因男性和女性、种族，以及患者的眼睛未居中对齐而有所不同。尽管是测量眼球突出的唯一定量方法，但临床医师之间的差异很大，因此注意检查技术很重要。

其他方面的检查包括：颈部淋巴结或颈部肿块检查，视神经评估［视力、色觉、瞳孔缺陷（包括相对传入瞳孔缺陷）和对抗视野］，眼球运动和眼睑检查；因为这可以提供甲状腺眼病或炎症性眼眶疾病的线索，颅神经检查如面部麻木可以表明鳞状细胞癌的神经性扩散。此外，眼科检查至关重要，需要评估眼睑的功能和结膜血管的外观，因为"螺旋状"外观与结膜充血可能表明颈动脉海绵状瘘（CCF）。此外，眼科专家可以评估角膜完整性和角膜知觉，以及视网膜和视神经的结构功能。最后，需要进行眼外肌的功能检查（被动牵拉测试），因为这将为限制性疾病与神经源性疾病提供重要的依据。

此外，作为检查的一部分，还需要执行一些特殊的操作。当怀疑有眼眶占位性病变（如脑膨出或 CCF 或甲状腺毒症）时，眼球触诊和听诊会有所帮助。此外，检查者可要求患者以俯身抱头姿势屏住呼吸，然后坐直通过 2 mL 注射器的末端吹气（Valsalva 动作），这能够诱发血管病变，如眼眶静脉曲张。任何提示鼻窦疾病的症状都需要 ENT 外科医师进行详细的内镜检查。

眼球突出的原因很多，但一张有用的诊断流程图（图 70.1）有助于鉴别诊断：除了临床检查外，特定的实验室检查可以帮助形成诊断。成人单侧或双侧突眼的首要诊断是甲状腺眼病，因此必须进行甲状腺功能检测，包括 T3、抗甲状腺过氧化物酶抗体和抗甲状腺刺激素受体抗体。其他检查包括全血细胞计数，用于诊断病因是否为感染。若患者有败血症迹象，则必须在开始使用广谱抗生素之前进行血培养。

对于任何潜在诊断不明确的眼球突出症患者，通过影像学检查来明确诊断是必要的，同时影像学检查有助于形成合适的诊疗计划。用 1～3 mm 厚的"切片"对大脑和眼眶进行计算机断层扫描（CT），可以评估眼眶肿块及其与骨性结构（如在骨侵犯的情况下）和周围组织的关系。进行 CT 检查时，强烈建议使用静脉造影剂（如果肾功能允许），因为这将有助于突出炎症过程或突出具有高血管分布或血管充盈的肿瘤。此外，CT 比磁共振成像（MRI）更容易突出肿瘤中的钙化物质。最后，当怀疑 CCF 或任何其他可能累及海绵窦的病变时，CT 静脉造影是首选检查。

MRI 是一种更好的软组织检查方法，其分辨率可提供更好的关于甲状腺眼病、血管病变和大脑疾病的眼外肌形态的解剖信息。 它也可以安全地用于儿童，因为它没有辐射。MRI 同样与静脉造影剂一起使用。对比 MRI 和磁共振血管造影术等其他图像序列可以帮助更好地了解血管病变或炎症病变。

在放射学检查中，眼眶超声的优势在于诊断血管病变，如海绵窦血栓形成中的扩张的上眼静脉或眶腔中前半部分的静脉曲张或病变。与多普勒相结合，它可以提供有关可疑病变血流的信息。表 70.1 列出了 CT 和 MRI 扫描中常见的情况。

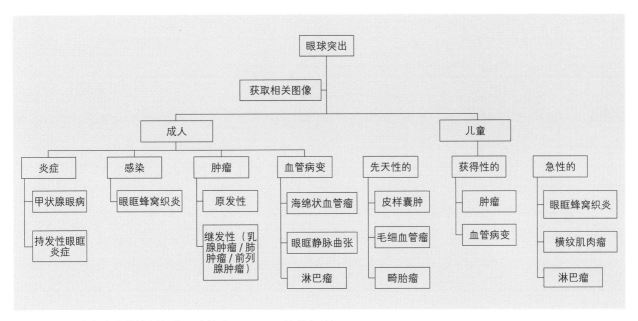

图 70.1 眼球突出症的诊断方法（改编自 Maguire 等的文献）

表 70.1 常见的眼眶病变和放射学相关性（Yanoff and Duker）

CT/MRI 上界线清楚的最常见的眼眶病变	CT/MRI 上界线不清楚的最常见眼眶病变
儿童	
皮样囊肿	毛细血管瘤
淋巴管瘤	眼眶假瘤
视神经胶质瘤	丛状神经纤维瘤
横纹肌肉瘤	白血病浸润
成人	
海绵状血管瘤	眼眶假瘤
纤维神经瘤	白血病浸润
纤维组织细胞瘤	新陈代谢
淋巴增生性疾病	淋巴增生性疾病
神经鞘膜瘤	原发性恶行肿瘤

70.3.2 治疗

治疗方法的目的是治愈潜在疾病或制订计划，以确保患者保持无症状和减少并发症。

反复测量眼球突出、视力和色敏度、瞳孔反应和眼外肌运动，以及视野（如果是甲状腺眼病）对于此类患者的管理至关重要。

药物治疗是大多数情况下的初始方法，在治疗方面的最新进展，特别是对甲状腺眼病的治疗，将在不久的将来改变治疗方案。

人工泪液在眼睛中起到保湿剂的作用，近几十年来，具有各种特性的可用制剂大量增加。无论选择哪种方式，使用的大都是眼药水（羧甲基纤维素或透明质酸或羟丙甲纤维素）或软膏（石蜡基），此类药物的目的是减少因眨眼反射功能障碍和眼泪在眼睛上分布而引起的不适（见"泪漏/溢泪"一章）。润滑剂是无害的，可用于任何眼球突出症。

在 TED 的情况下，耳鼻喉科医师和眼科医师都必须与内分泌科医师协调控制甲状腺异常，因为不受控制的疾病将不可避免地使眼睛状况恶化，甚至可能导致视力丧失。TED 可表现为甲状腺亢进、甲状腺功能减退和甲状腺功能正常。需要评估疾病的活动性，目前有几个用于评估 TED 活动性的分级系统（EUGOGO、CAS）。一般来说，恶化的评分凸显了紧急治疗的必要性。在中度或重度疾病中，静脉类固醇脉冲治疗仍然是主流治疗方法，因为它们的功能具有立竿见影的效果。眼眶照射是一种替代治疗方式，尽管它的效果需要一段时间才能出现，因此它不是威胁视力疾病的首选治疗方法。在威胁视力的疾病中，紧急手术减压的作用很重要。2020 年 1 月，美国食品药品监督管理局（FDA）批准了使用生物制剂替普妥单抗（Tepezza）治疗甲状腺眼病。这些自身抗体与在眼眶成纤维细胞、B 细胞和 T 细胞中过表达的胰岛素样生长因子 1 受体（IGF-1R）以及脂肪细胞和成纤维细胞中的促甲状腺激素受体结合；这一过程在活动性甲状腺眼病中增加。因此，它们通过阻断促炎细胞因子的产生来减弱 IGF 和促甲状腺激素的作用，从而减少水肿、脂肪生成和眼眶内容物的扩张。一旦病情稳定，则可以根据美观或使人衰弱的复视或角膜暴露来建议手术。提供手术的顺序是：眼眶减压（2、3 或 4 壁减压），然后是斜视手术，然后是眼睑手术。这种方法的基本原理是减压手术会改变斜视并影响眼睑位置。因此，并非所有患者都需要所有 3 种类型的手术。

眼眶蜂窝织炎是一种潜在的危及生命的疾病，需要根据全身性脓毒症治疗方案进行早期识别和升级。在确认诊断后（见上文），患者入院接受广谱抗生素治疗（常见的微生物是金黄色葡萄球菌和肺炎链球菌）并接受耳鼻喉科外科医师和眼科医师的联合护理。耳鼻喉科医师参与骨膜下脓肿的治疗或鼻窦感染的引流（筛窦是最常见的），而眼科医师确保良好的眼功能。最初对视觉和视神经功能需要进行严格监测，根据进展情况，监测频率会有所减少。任何令人担心或恶化的迹象出现，都应进行紧急手术。

同样，眼眶（球后）出血是另一种眼/眼眶急诊。通常表现是多发性外伤或广泛面部外伤的一部分，因此任何急诊医师都应在初始阶段就学会处理它。在创伤情况下，眼球突出疼痛、眼眶紧张和眼功能丧失（视力、瞳孔反射和运动受限）应引起临床医师的警惕，并应进行下眦裂和上眦裂的外眦切开术。这需要在患者接受 CT 检查之前就进行，因为治疗延迟可能是灾难性的。然而，如果视力没有受到威胁，则可以给予高渗剂，如静脉注射甘露醇 20% 1 g/kg 超过 45 min 或乙酰唑胺 500 mg 和甲基泼尼松龙 100 mg 用于神经保护。

外眦切开术的步骤如下：

（1）将麻醉剂渗透到涉及外眦和眼睑外侧部分。

（2）用动脉夹挤压外眦角，因为这样可以最大限度地减少出血。

（3）使用 Stevens 剪刀（或任何大剪刀）将外眦切开 5～7 mm（眼角切开术）。

（4）用有齿镊抓住外眦角附近的下睑，轻轻向内拉以进行牵引。感觉到紧绷带状感在眼轮匝肌与结膜之间，切口下缘下方。

（5）用 Stevens 剪刀拨动内眦肌腱，并在可能的情况下通过肌腱向下切开，避开结膜（下眦松解术）。

（6）完全松开肌腱下脚将松开下睑，现在将脱离其附着。

（7）眼角会流出一股鲜血，眼眶会变得不那么紧张，症状逐渐消退，瞳孔反射恢复。

（8）如果眼眶张力仍然存在并且没有缓解出血，可对肌腱上脚重复这个过程。

系统性血管炎（肉芽肿性多血管炎）或特发性眼眶炎症（IOI）可表现为单侧，但最常见的是双侧眼球突出。最初可以使用口服非甾体抗炎药；它们的作用往往是大剂量类固醇的辅助，这些类固醇会在几个月内逐渐减少，直到症状消失。如果症状出现反弹，则需要更长时间的逐渐减量或全身免疫抑制。如果可能的话，并且不会对周围健康组织造成严重损伤，在使用免疫抑制剂之前进行组织活检是很重要的。在对激素抵抗或激素不耐受的患者中，可以使用眼眶放疗作为替代方法。

在与血管异常（静脉曲张、海绵状血管瘤、淋巴管瘤）相关的眼球突出症中，只有在视觉功能受损（视神经减压，表 70.2）或不可接受的外观变化时才需要进行手术干预。在大多数情况下，每年或每半年进行一次视觉功能评估的保守治疗是很好的做法。血管外皮细胞瘤通常在辅助放射治疗的情况下进行大范围的手术切除，如果切除不完全，它可能发生恶变，动静脉畸形要么接受栓塞治疗（介入放射学），要么可以手术切除。

原发性眼眶肿瘤或转移性肿瘤的药物治疗和手术治疗的选择取决患者的年龄，以及肿瘤的类型。治疗决定通常来自癌症多学科团队会议（MDT），因为通常涉及多个专业。根据 Intergroup Rhabdomyosarcoma Study Group 的说法，在儿童中，眼眶横纹肌肉瘤是最常见的恶性眼眶肿瘤，需要尽早切除并进行辅助化疗 / 放疗。

表 70.2　视神经减压术的适应证及手术步骤（Custer）

视神经减压 [a]

· 适应证
  – 创伤性神经病
  – 与视神经病变相关的甲状腺眼病
  – 特发性 ICH 导致的视力丧失
  – 纤维骨病变
  – 肿瘤
  – 黏液囊肿
  – 脑假瘤
  – 缺血性视神经病变
  – 与急性视网膜坏死综合征相关的急性视神经病变
  – 视神经脑膜瘤
  – 骨硬化病

· 潜在效益的确定与病因密切相关。尽管使用手术减压，视神经完全中断的病因都不会恢复，而继发于水肿、血肿或中度骨压缩的病例可能对减压反应良好。

· 技术
  – 筛窦切除术和宽蝶窦造口术
  – 有时需要四手技术，在这种情况下，需要进行后鼻中隔切除术
  – 识别筛骨眶板
  – 切除视神经结节前 0.5 ~ 1cm 的筛骨眶板
  – 如果骨头很厚，使用金刚钻磨薄成蛋壳状
  – 向内减压 180°
  – 注意眼动脉的下内侧走行（15%）
  – 必要时切开 Zinn 鞘和环→超内侧。我们避免在真菌蝶窦炎的情况下切开鞘，以避免发生任何颅内并发症（图 70.2）
  – 视神经减压和眼眶减压可以在指定的情况下同时进行

[a]：手术技巧因外科医师而异

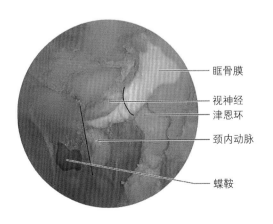

睭骨膜

视神经

津恩环

颈内动脉

蝶鞍

图 70.2　蝶窦视神经的尸体解剖

在成人中，往往会观察到视神经或蝶翼脑膜瘤，如果担心视神经受累，可以通过手术切除。通常与Ⅰ型神经纤维瘤病相关的视神经胶质瘤需要切除。在转移性疾病中，由于肿瘤往往是侵袭性的，通常化疗结合外照射放疗。在极少数情况下广泛切除或切除眼眶内容物是治疗方法。最后，泪腺肿瘤（多形性腺瘤或腺癌、腺样囊性癌）的治疗方法取决于放射学表现（多形性腺瘤是唯一在 CT 上边界清晰的肿瘤）。完整的腺体切除术（多形性腺瘤）或累及任何其他骨骼的根治性眼眶切除术，或在切除后辅助化学/放射治疗是可选择的治疗方法（多形性腺癌或腺样囊性癌或转移）。

总结及作者观点：

（1）眼球突出症是一种临床症状，是一系列病因的表现。

（2）成人单侧或双侧突眼的第一大原因是 TED，儿童是眼眶蜂窝织炎。

（3）发病、持续时间和演变速度可以指导临床医师找到根本原因。

（4）疼痛性眼球突出更多与炎症相关，而无痛性眼球突出是肿瘤性疾病的特征。

（5）在大多数情况下，诊断测试的解释和治疗计划都需要采用多学科方法。

参考文献

[1] Maguire J, Murchison A, Jaeger E. Wills Eye Institute 5-minute ophthalmology consult. 1st ed. Philadelphia, PA: Lippincott, Williams & Wilkins; 2012.

[2] Yanoff M, Duker JS. Ophthalmology. 4th ed. London: Mosby Elsevier; 2014.

[3] Custer PL. Optic nerve sheath decompression. J Cataract Refract Surg. 1993;5(2):113 – 115.

[4] Snell R, Lemp M. Clinical anatomy of the eye. 2nd ed. Malden, MA: Blackwell; 1998.

[5] Hausheer J. Basic techniques of ophthalmic surgery. 2nd ed. San Francisco, CA: American Academy of Ophthalmology; 2015.

[6] Yuen SJ, Rubin PA. Idiopathic orbital inflammation: distributions, clinical features and treatment outcome. Arch Ophthalmol. 2003;121:491 – 499.

[7] Shields JA, Shields CL, Epstein JA, Scartozzi R, Eagle RC Jr. Primary epithelial malignancies of the lacrimal gland: the 2003 Ramon L. Font Lecture. Ophthalmic Plast Reconstr Surg. 2004;20(1):10 – 21.

[8] Henderson JW. Orbital tumors. 3rd ed. New York: Raven Press; 1994.

[9] Wall JR, Lahooti H. Pathogenesis of thyroid eye disease– does autoimmunity against the TSH receptor explain all cases? Endokrynol Pol. 2010;61(2):222 – 227.

[10] Douglas RS, Gupta S. The pathophysiology of thyroid eye disease: implications for immunotherapy. Curr Opin Ophthalmol. 2011;22(5):385 – 390.

[11] Wiersinga W, Žarković M, Bartalena L, Donati S, Perros P, Okosieme O, et al. Predictive score for the development or progression of Graves' orbitopathy in patients with newly diagnosed Graves' hyperthyroidism. Eur J Endocrinol. 2018;178(6):635 – 643.

[12] Epstein O, Perkin D, Cookson J, de Bono DP. Clinical examination. 3rd ed. London: Mosby; 2003.

[13] Migliori ME, Gladstone GJ. Determination of the normal range of exophthalmometric values for black and white adults. Am J Ophthalmol. 1984;98(4):438 – 442.

[14] Dunsky IL. Normative data for Hertel exophthalmometry in a normal adult black population. Optom Vis Sci. 1992;69(7):562 – 564.

[15] Bartalena L, Pinchera A, Marcocci C. Management of Graves' ophthalmopathy: reality and perspectives. Endocr Rev. 2000;21(2):168 – 199.

[16] Wiersinga WM, Bartalena L. Epidemiology and prevention of Graves' ophthalmopathy. Thyroid. 2002;12(10):855 – 860.

[17] Lam AK, Lam CF, Leung WK, Hung PK. Intra-observer and inter-observer variation of Hertel exophthalmometry. Ophthalmic Physiol Opt. 2009;29(4):472 – 476.

[18] Burde RM, Savino PJ, Trobe JD. Proptosis and adnexal masses. In: Clinical decisions in neuro-ophthalmology. 2nd ed. St. Louis:

Mosby; 1992. p. 379 – 416.

[19] Devi B, Bhat D, Madhusudhan H, Santhosh V, Shankar S. Primary intraosseous meningioma of orbit and anterior cranial fossa: a case report and literature review. Australas Radiol. 2001;45(2):211 – 214.

[20] Lin LK, Andreoli CM, Hatton MP, Rubin PA. Recognizing the protruding eye. Orbit. 2008;27(5):350 – 355.

[21] Spence CA, Duong DH, Monsein L, Dennis MW. Ophthalmoplegia resulting from an intraorbital hematoma. Surg Neurol. 2000;54(6):447 – 451.

[22] Smith TJ, Kahaly GJ, Ezra DG, Fleming JC, Dailey RA, Tang RA, et al. Teprotumumab for thyroid–associated ophthalmopathy. N Engl J Med. 2017;376(18):1748 – 1761.

[23] Tepezza (teprotumumab) [package insert]. Lake Forest, IL: Horizon Therapeutics. January 2020.

[24] Lewis CD, Perry JD. Retro bulbar hemorrhage: epidemiology/incidence. Expert Rev Ophthalmol. 2007;2(04):557 – 570.

[25] Shields JA, Shields CL, Scartozzi R. Survey of 1264 patients with orbital tumors and simulating lesions: the 2002 Montgomery Lecture, part 1. Ophthalmology. 2004;111(5):997 – 1008.

[26] Caastillo BV, Kaufman L. Pediatric tumors of the eye and orbit. Pediatr Clin N Am. 2003;50:149 – 172.

[27] Char DH, Miller T, Kroll S. Orbital metastases: diagnosis and course. Br J Ophthalmol. 1997;81(5):386 – 390.

[28] Harris GJ. Orbital vascular malformations: a consensus statement on terminology and its clinical implications. Orbital Society. Am J Ophthalmol. 1999;127(4):453 – 455.

[29] Barham HP, Ramakrishnan VR, Kingdom TT. Optic nerve decompression. In: Atlas of endoscopic sinus and skull base surgery: Elsevier; 2019. p. 157 – 164.

[30] Luxenberger W, Stammberger H, Jebeles JA, Walch C. Endoscopic optic nerve decompression: the Graz experience. Laryngoscope. 1998;108(6):873 – 882.

[31] Sofferman RA. Transnasal approach to optic nerve decompression. Oper Tech Otolaryngol Neck Surg. 1991;2(3):150 – 156.

[32] Robert A, Sofferman RA. The recovery potential of the optic nerve. Laryngoscope. 1995;105:1 – 8.

（余咏梅）译

第十一部分：常规鼻科学

71 鼻中隔成形术：标准方法

Sarantis Blioskas

71.1 病例展示

一名 45 岁的白人男性通过全科医师的推荐到耳鼻喉科就诊，自述双侧鼻塞，左侧明显加重。病史可追溯到 10 多年前，其间鼻腔无明显的分泌物、无头痛或面部疼痛，也无嗅觉减退。他回忆起他在童年时期鼻部受过创伤，但至今未予诊疗，也从未觉得这种情况和鼻塞有关系。经检查，未见明显鼻翼塌陷，Cottle 征为阳性。前鼻镜检查显示鼻中隔向左侧呈 "C" 形偏曲，右侧下鼻甲代偿性肥大（图 71.1、图 71.2）。

鼻内镜证实了上述发现。在获得患者同意后，予全身麻醉下行鼻中隔成形术。对黏膜下鼻中隔软骨部分切除并复位，以及对凸侧软骨进行评分，

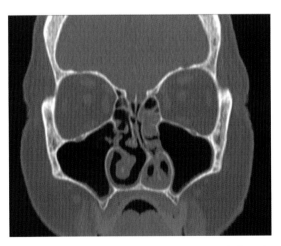

图 71.1 鼻窦 CT（冠状位）显示鼻中隔偏左和右下鼻甲肥大

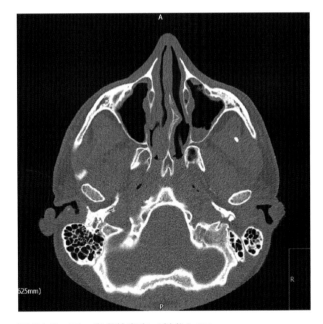

图 71.2 同一患者的鼻窦（轴位）CT

S. Blioskas (✉)
Otorhinolaryngology, Head & Neck Surgery
Department, 424 General Military Hospital,
Thessaloniki, Greece

© Springer Nature Switzerland AG 2021
M. Stavrakas, H. S Khalil (eds.), *Rhinology and Anterior Skull Base Surgery*,
https://doi.org/10.1007/978-3-030-66865-5_71

将鼻中隔软骨部重新对齐至中线。

采用连续贯穿缝合并双侧鼻腔填塞可吸收性材料以避免中隔血肿。术后 2 个月随访，患者鼻腔通气有明显改善。

71.2 背景知识

要理解鼻中隔成形术的基本原理，应该熟悉相关的临床解剖学知识。鼻中隔由鼻中隔软骨部、筛骨垂直板、犁骨和构成鼻中隔框架的结构组成。

鼻中隔软骨部由四方软骨组成，从外科角度来看，需要确定的关键因素是它的尾端和底部侧突，这是软骨与上颌骨连接的增宽区域，蝶骨突是鼻中隔软骨在垂直板和犁骨之间的向后延伸。

筛骨垂直板是一个骨板，上接额骨鼻棘、筛板的下表面，后缘与蝶骨嵴相连，后下接于犁骨。

犁骨是一块后附于蝶骨的四边形骨。它的后缘形成后鼻腔的内侧壁，下缘与上颌骨鼻嵴和腭骨鼻嵴相连。

鼻中隔的"周围结构"构成了鼻中隔框架。它们是前鼻棘、上颌骨鼻嵴和腭骨鼻嵴，以及上颌的平台和翼板。这些结构与鼻中隔相连，了解这些相连结构在鼻中隔手术中是至关重要的。

鼻中隔由黏软骨膜和黏骨膜覆盖（分别用于为软骨和骨性部分）。黏软骨膜由上皮层、固有层和软骨膜组成，软骨膜由两层组成，外层是松散的纤维，内层是紧挨着软骨的密集纤维。在鼻中隔成形术中，将黏软骨膜（和黏骨膜）瓣分离到合适的平面，整个过程都是在黏软骨膜下操作，是该手术的关键步骤，因为它能显著减少术中出血，并将皮瓣撕裂的风险降至最低。

71.3 临床实践

鼻中隔偏曲并不罕见。理想情况下，鼻中隔应该是一个完全笔直的中线结构，但这几乎是不可能的。大多数人都有一定程度的鼻中隔偏曲或弯曲，但这应与因鼻中隔偏曲而有症状的患者加以区分。

鼻中隔偏曲已被认为是各种问题的根源。鼻塞是鼻中隔偏曲患者寻求医疗帮助的主要特征。鼻中隔不规整也会导致鼻型的美观受损。总的来说，当鼻中隔偏曲导致功能性或美学上的变化时，它就变得具有临床意义了。

鼻中隔偏曲的病因通常是先天性的，但也可归因于鼻外伤或医源性原因。通常可通过简单的前鼻镜检查进行诊断。鼻内镜可以提高诊断的准确性，并描绘出前鼻镜忽略的后部的棘突刺或偏曲。影像学检查（以鼻窦 CT 扫描的形式）不是必需的，如果有鼻部病理检查或担心键石区的完整性，可以考虑进行影像学检查。最后，鼻腔测压和声学鼻反射测量可以提供最大鼻塞点的详细情况，并有效区分最有可能通过鼻中隔成形术得到改善的患者。

鼻中隔成形术，联合或不联合鼻甲减容，是最常用的外科手术。鼻中隔成形术涉及多种可能的技术，而且每次都根据患者的需要进行调整，因此不是标准手术，但通常都围绕着几个核心原则：

- 黏膜下切除偏曲的骨或软骨，小心准确识别软骨膜下层，并保持在这一解剖层次操作至关重要，

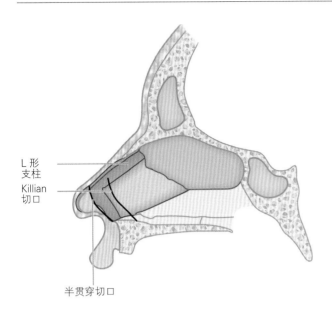

L 形
支柱

Killian
切口

半贯穿切口

图 71.3　半贯穿切口和 Killian 切口。应保留软骨 L 形支柱以保持足够的支撑

自一个多世纪前 Killian 和 Freer 提倡以来，它仍然是一种标准的做法。

- Cottle 和 Loring 所描述的半贯通切口和方法取代了 Killian 切口成为"金标准"（图 71.3）。
- 解决鼻中隔骨和软骨的所有偏曲区域以实现鼻腔通畅的最大改善的意义是明确的。
- 尽管所有偏曲的部分都应该得到理想的处理，但由于鼻中隔、鼻外侧软骨和下鼻甲前端包围的鼻瓣区域对改善鼻塞至关重要，应特别注意最大化开放。
- 鼻中隔成形术不是一种"切除"的过程，而是一种"重塑"的过程。这一原则表明，理想情况下，所有切除的软骨和骨质都应该被修剪或粉碎，重塑，并在分离的黏膜软骨膜瓣之间进行重置。
- 任何手术切除鼻中隔的骨和软骨部分都不应损害鼻腔的稳定性。坚持 L 形支柱原则（在尾侧和背侧保留 1～1.5 cm 的软骨）可以避免鼻尖塌陷和鞍鼻畸形等并发症。它确保了鼻子外观不会有明显的、不必要的美学改变。键石区是鼻中隔背侧部分与鼻骨、筛骨垂直板、鼻外侧软骨的连接处，在提供支撑方面起着至关重要的作用，应避免失稳。
- 没有一种单一的矫正方法可以有效地治疗所有的病例。矫正鼻中隔偏曲的方法多种多样，包括软骨划痕、软骨离断（摇门式）、骨刺切除、缝合等。也有特定的技术来解决特定的问题，如尾侧偏曲（鼻小柱囊袋法、鼻小柱移植物等），背侧偏曲（扩展移植物、鼻外侧软骨与鼻中隔分离技术等）。对这些技术的详细描述超出了本章的范围。但是，需要强调的是，外科医师应该熟悉这些技术中的大部分，以便每次都能够调整方法来适当地处理特定的问题。
- 大多数方法可以通过采取鼻腔入路。然而，复杂的鼻偏曲有时需要采用外入路（开放鼻整形术）。
- 我们可以通过鼻腔填塞（可溶解或不可溶解）或贯穿缝合来避免鼻中隔血肿的形成。可溶解的鼻腔填塞或贯穿缝合对患者有很好的耐受性，这是我们推荐的做法。

尽管鼻中隔成形术是成人中最常见的耳鼻喉手术之一，但其有效性在循证医学方面仍存在争议。数据的水平和质量远远不能令人信服。为了得到一致的意见，需要进一步证明干预的好处；然而，证据的缺乏并没有妨碍鼻中隔成形术作为治疗鼻塞的常规手术而被广泛应用。

由于缺乏客观证据，应该时刻提醒患者手术的潜在风险和并发症。除了未能达到预期的效果外，接受鼻中隔成形术的患者可能会遇到术后出血（这是最常见的并发症），以及鼻中隔血肿、鼻中隔穿孔、嗅觉减退、感染／鼻中隔脓肿、术后疼痛和／或麻木、粘连，甚至暂时视力下降。同样重要的是，鼻畸形（马鞍鼻或鼻尖塌陷）及其随之而来的心理影响，会导致患者生活质量的严重下降。

总结及作者观点：

（1）要理解鼻中隔成形术的原理，应了解相关的临床解剖学知识。

（2）大多数人的鼻中隔都有一定程度的偏曲或弯曲，但这应始终与因鼻中隔偏曲而出现症状的患者加以区分。

（3）通常通过普通前鼻镜检查进行诊断，而鼻内镜可以提高诊断的准确性。鼻腔测压和鼻声反射测量可以提供最大鼻塞点的详细情况。

（4）鼻中隔成形术涉及多种可能的技术，但它通常围绕几个核心原则。

（5）目前的证据并不支持关于鼻中隔成形术总体有效性的坚定结论。

参考文献

[1] Killian G. The submucous window resection of the nasal septum. Ann Otorhinolaryngol. 1905;14:363－393.

[2] Freer OT. The correction of deflection of the nasal septum with minimal traumatism. JAMA. 1902; ⅩⅩⅩⅧ (10):636－642.

[3] Cottle MH, Loring RM. Surgery of the nasal septum— new operative procedures and indications. Ann Otol Rhinol Laryngol. 1948;57:705－713.

[4] Wexler DB, Davidson TM. The nasal valve: a review of the anatomy, imaging, and physiology. Am J Rhinol. 2004;18:143－150.

[5] Becker SS, Dobratz EJ, Stowell N, et al. Revision septoplasty: review of sources of persistent nasal obstruction. Am J Rhinol. 2008;22:440－444.

[6] Gunter JP, Rohrich RJ. Management of the deviated nose. The importance of septal reconstruction. Clin Plast Surg. 1988;15:43－55.

[7] Manoukian PD, Wyatt JR, Leopold DA, Bass EB. Recent trends in utilization of procedures in otolaryngology–head and neck surgery. Laryngoscope. 1997;107(4):472－477.

[8] ENT UK: the British Academic Conference in Otolaryngology (BACO) and the British Association of Otorhinolaryngology－Head and Neck Surgery (BAO–HNS). Nasal Septal Surgery: ENTUK position paper 2010.

[9] Dutch ENT Society. [The ENT Science Agenda] 2013.

[10] Pedersen L, Schiöler L, Finjan S, Davidsson Å, Sunnergren O, Holmberg K, Ahlström Emanuelsson C, Hellgren J. Prognostic factors for outcome after septoplasty in 888 patients from the Swedish National Septoplasty Register. Eur Arch Otorhinolaryngol. 2019;276(8):2223－2228. https://doi.org/10.1007/ s00405–019– 05440– 6.

[11] van Egmond MMHT, Rovers MM, Tillema AHJ, van Neerbeek N. Septoplasty for nasal obstruction due to a deviated nasal septum in adults: a systematic review. Rhinology. 2018;56(3):195－208.

[12] Dąbrowska–Bień J, Skarżyński PH, Gwizdalska I, Łazęcka K, Skarżyński H. Complications in septoplasty based on a large group of 5639 patients. Eur Arch Otorhinolaryngol. 2018;275(7):1789－1794.

（韩　星）译，（张少杰）校

72 鼻中隔成形术：内镜方法

Sarantis Blioskas

72.1　病例展示

　　一名 32 岁女性，因双侧鼻塞，偶有清鼻涕及鼻后滴漏，由全科医师处转至耳鼻喉科就诊。该患者曾尝试用其全科医师开出的鼻用类固醇和口服抗生素进行治疗，导致部分症状暂时缓解，因此转诊接受进一步治疗。在检查中，前鼻镜和纤维鼻内镜发现双侧 Ⅲ 级息肉和一个使右侧中鼻道狭窄的鼻中隔嵴突。鼻窦的 CT 扫描证实了慢性鼻窦炎伴息肉，以及鼻中隔向右偏曲。给予最大限度药物治疗，治疗完成后随访 1 个月。她报告治疗后症状复发，鉴于此，她选择了功能性鼻内镜鼻窦手术和鼻内镜鼻中隔成形术。讨论了所有的风险和并发症，患者同意手术。与传统鼻中隔成形术相比，在同时进行鼻内镜鼻窦手术的情况下，内镜下鼻中隔成形术是首选。术后 6 周对患者进行随访，患者报告其鼻塞、鼻后滴漏、嗅觉丧失等症状明显改善。术后给予长期鼻用类固醇和鼻腔冲洗。

72.2　背景知识

　　鼻中隔偏曲是鼻塞最常见的病因之一，通过鼻中隔成形术对其进行手术矫正是一种广泛的常规做法。尽管传统方法是"金标准"，但内镜技术的出现在总体上改变了鼻腔手术。因此，尽管它们的主要适应证仍然是鼻窦手术，但内镜无论是作为单独矫正中隔偏曲的方法还是作为功能性鼻内镜鼻窦手术的辅助技术都是越来越受欢迎。鼻内镜下鼻中隔成形术于 1991 年由 Lanza 和 Stammberger 的开创性工作首次提出，从那时起，提出多种内镜技术，每一种都有其优点和局限性。

　　传统的鼻中隔成形术通常被称为"头灯"鼻中隔成形术，它是在直接观察下使用窥鼻器进行的。因此，在可视化方面存在固有的局限性，特别是在处理后中隔不规则时由于视野狭窄和照明有限而尤为明显。此外，由于窥鼻器的插入会导致正常鼻解剖结构的扭曲，因此鼻侧壁结构与鼻中隔偏曲之间的对比关系并不总是容易确定的。使用鼻内镜可以有效地绕过部分缺陷。

S. Blioskas (✉)
Otorhinolaryngology, Head & Neck Surgery
Department, 424 General Military Hospital,
Thessaloniki, Greece

© Springer Nature Switzerland AG 2021
M. Stavrakas, H. S Khalil (eds.), *Rhinology and Anterior Skull Base Surgery*,
https://doi.org/10.1007/978-3-030-66865-5_72

72.3 临床实践

鼻内镜鼻中隔成形术因其独特的优势而越来越受欢迎。与所有的内镜手术一样，主要的好处是更好地显示鼻中隔畸形。这种可视化的改进是通过结构的放大、改善照明和更容易进入狭窄区域来实现的。由于这些独特的特点，内镜方法允许施行更保守和微创的手术，从而将潜在的不良后果降至最低。在这一概念中，对黏骨膜和黏骨膜的解剖是在持续和密切的可视化下进行的，黏膜破裂可以立即被识别，而且它们的大小受到精细解剖的控制。

鼻内镜鼻中隔成形术的一个明显优势是其将术中图像传输到显示器的能力，这使得更多的围观者，包括受训者和 / 或医学生能够看到手术图像，并且当住院医师近距离进行手术时，上级医师也能够检查手术过程。因此，它是一种优秀的教学工具。这一点尤其重要，因为由于受训者视觉接触有限，该传统手术的学习曲线较长。

最后，鼻内镜鼻中隔成形术使用与功能性鼻内镜鼻窦手术相同的标准器械。由于这两种手术通常结合在一起，由于鼻中隔偏曲可能会影响进入中鼻道，因此内镜下鼻中隔成形术在鼻内镜鼻窦手术之前联合进行，可以用最少的时间完成并改善手术效果。

在手术技术方面，传统鼻中隔成形术建立的大部分核心原则仍然适用于鼻内镜手术。在黏软骨膜下平面进行黏膜下分离仍是可行的方法。然而，半贯穿切口很少使用，通常是直接在偏曲前方采用 Killian 切口。其原因是内镜增加了可视化，从而弥补了入路不宽敞的固有缺点。一旦黏膜瓣被掀起，可以用 Jansen–Middleton 咬骨钳以扭转的方式切除部分软骨和骨间隔（理想情况下是能够重新回植）。在功能性鼻内镜鼻窦手术，可考虑常规使用动力系统。通过将黏膜瓣返回中线并检查双侧鼻气管，同时触诊残留偏曲区域，可以评估手术矫正的充分性（图 72.1 ~ 图 72.6）。

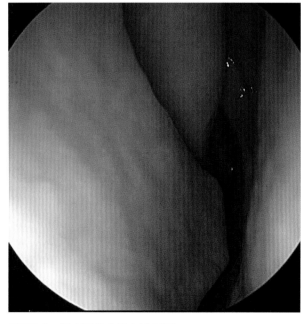

图 72.1　鼻中隔偏曲的内镜视图

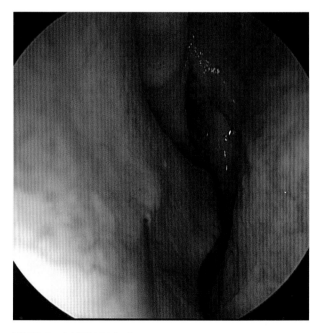

图 72.2　局部浸润麻醉

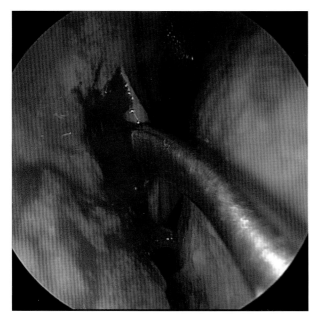

图 72.3　Killian 切口及抬起黏膜骨膜瓣

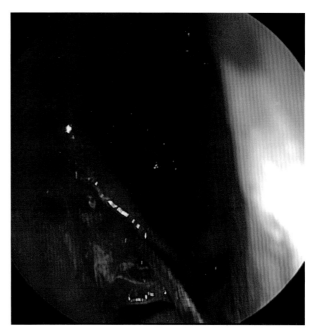

图 72.4　抬起皮瓣，分离并切除对侧软骨

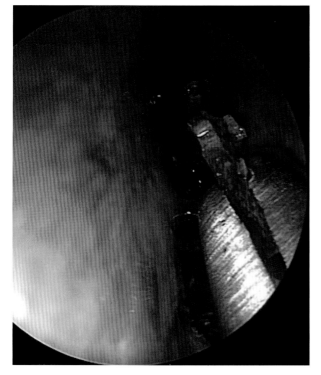

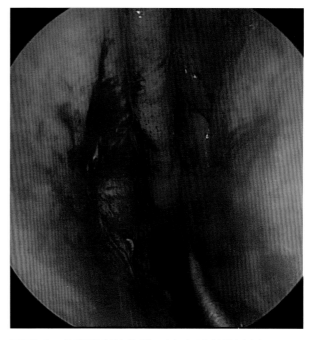

图 72.6　将黏膜瓣放回原位，用可吸收缝线闭合切口

图 72.5　切除鼻中隔偏曲部分

　　通过鼻内镜方法，一种特殊的技术成为可能，特别是定向鼻中隔成形术的概念。在没有较大偏曲的情况下，这种改良对于解决孤立性鼻中隔畸形（如棘突）特别有用。它包括在内镜下直接在待处理的棘突的前端做切口，分离抬起上、下黏膜瓣。

　　通过动力系统或切割器切除畸形，并重新复位皮瓣。定向鼻中隔成形术导致非常有限的分离，这确保了更快的术后愈合、更少的并发症和更短的手术时间。此外，由于避免了前交叉纤维，便于剥离。在相同的概念中，定向鼻中隔成形术可以包括一个后置切口，直接位于要处理的重点偏曲的前方，以达到相同的优势。最后，同样的微创方法也可以应用于治疗鼻中隔穿孔。

从循证医学角度评估的主要问题是内镜和传统鼻中隔成形术之间的比较。在临床结果方面，虽然通常缺乏数据，但文献似乎表明内镜鼻中隔成形术优于传统方法。Chung 等在发表的最大病例系列中报道了 112 例鼻中隔成形术患者中 70% 的患者鼻塞完全消退，另外 20% 的患者在 13 个月的平均随访中获得部分改善。其他作者也报告了良好的结果。除了单独评估内镜鼻中隔成形术的有效性外，比较两种手术方法的结果至关重要。这些报告显示了相似的患者结果、手术结果和相似的手术时间。

就术后并发症方面而言，鼻内镜鼻中隔成形术和头灯鼻中隔成形术的并发症相同，包括鼻出血、瘢痕和结痂、鼻中隔血肿、鼻中隔穿孔、粘连形成、牙齿麻木、脑脊液漏、鼻中隔偏曲残留导致的持续性鼻塞。在一篇已发表的最大病例系列中，4.3% 的患者报告了短暂性牙痛或嗅觉减退，而鼻出血或鼻中隔血肿的发生率低于 1%，鼻中隔穿孔的发生率为 3.4%，粘连形成率为 2.6%。其他作者也报道了类似的结果，这些比例与文献中报道的传统头灯鼻中隔成形术的比例相当。

大量的研究描述了每种技术的个人经验，以及大量的比较临床结果的研究，证明了当今缺乏管理共识。如果我们要努力强调内镜鼻中隔成形术的适应证和禁忌证，相关的适应证将包括更多的鼻中隔后部偏曲（不涉及鼻中隔尾端）、孤立的局灶性棘突、翻修病例、鼻中隔穿孔，以及在需要改善鼻窦入路时联合内镜鼻窦手术进行的手术。另一方面，内镜鼻中隔成形术的禁忌证包括必须采用开放式鼻中隔成形手术的情况（例如背侧偏曲和歪鼻），以及严重的尾部偏曲。这些禁忌证背后的基本原理是，如果采用开放式入路，内镜增加可视化的相对优势被削弱，因为后者也可以通过头灯提供足够的空间和可视化。此外，当在尾端鼻中隔区（太靠前）进行手术时，控制内镜的挑战可能构成一个显著的缺点。

最终，外科医师应该接受这两种技术的培训，以便利用每种方法提供的独特优势，并根据中隔畸形的位置和严重程度，以及患者个人的需要决定手术方法。此外，使用内镜和直接可视化相结合的方法应该始终保留在他们的手术设备中。

总结及作者观点：

（1）传统方法是"金标准"，内镜技术的出现已经彻底改变了鼻外科手术。

（2）与所有内镜手术一样，它的主要优点是能更好地显示鼻中隔偏曲。

（3）大多数为传统鼻中隔成形术确立的核心原则仍然适用于内镜手术。

（4）内镜鼻中隔成形术的相关适应证包括后侧偏曲、孤立的局灶性棘突、翻修病例、鼻中隔穿孔，以及需要改善鼻窦入路时的内镜鼻窦手术。禁忌证包括需要施行开放式腹鼻中隔成形术和严重的鼻中隔尾端偏曲的患者。

参考文献

[1] Lanza DC, Kennedy DW, Zinreich SJ. Nasal endoscopy and its surgical applications. In: Lee KJ, editor. Essential otolaryngology: head and neck surgery. 5th ed. New York: Medical Examination; 1991. p. 373–387.

[2] Stammberger H. Special problems. In: Hawke M, editor. Functional endoscopic sinus surgery: the Messerklinger technique. Philadelphia, PA: BC Decker; 1991. p. 432–433.

[3] Castelnuovo P, Pagella F, Cerniglia M, Emanuelli E. Endoscopic limited septo–plasty in combination with sinonasal surgery. Facial Plast Surg. 1999;15:303–307.

[4] Sautter NB, Smith TL. Endoscopic septoplasty. Otolaryngol Clin North Am. 2009;42(2):253–260.

[5] Hwang PH, McLaughlin RB, Lanza DC, et al. Endoscopic septoplasty: indications, technique, and results. Otolaryngol Head Neck Surg. 1999;120(5):678–682.

[6] Raynor EM. Powered endoscopic septoplasty for septal deviation and isolated spurs. Arch Facial Plast Surg. 2005;7(6):410–412.

[7] Lanza DC, Farb Rosin D, Kennedy DW. Endoscopic septal spur resection. Am J Rhinol. 1993;7:213–216.

[8] Chung BJ, Batra PS, Citardi MJ, Lanza DC. Endoscopic septoplasty: revisitation of the technique, indications and outcomes. Am J Rhinol. 2007;21:307–311.

[9] Durr DG. Endoscopic septoplasty: technique and outcomes. J Otolaryngol. 2003;32:6–9.

[10] Getz AE, Hwang PH. Endoscopic septoplasty. Curr Opin Otolaryngol Head Neck Surg. 2008;16:26–31.

[11] Stewart M, Smith T, Weaver E, et al. Outcomes after nasal septoplasty: results from the nasal septoplasty effectiveness (NOSE) study. Otolaryngol Head Neck Surg. 2004;130:283–290.

[12] Hong CJ, Monteiro E, Badhiwala J, et al. Open versus endoscopic septoplasty techniques: a systematic review and meta–analysis. Am J Rhinol Allergy. 2016;30:436–442.

[13] Garzaro M, Dell'Era V, Riva G, Raimondo L, Pecorari G, Aluffi VP. Endoscopic versus conventional septoplasty: objective/subjective data on 276 patients. Eur Arch Otorhinolaryngol. 2019;276(6):1707–1711. https://doi.org/10.1007/s00405–019–05393–w.

[14] Champagne C, Ballivet de Régloix S, Genestier L, Crambert A, Maurin O, Pons Y. Endoscopic vs. conventional septoplasty: a review of the literature. Eur Ann Otorhinolaryngol Head Neck Dis. 2016;133(1):43–46.

（韩　星）译，（张少杰）校

73 鼻甲肥大：鼻甲手术

Sarantis Blioskas

73.1 病例展示

一位 26 岁女性患者主诉双侧鼻塞，尤其在病毒性感冒、流清水样涕并伴有偶发喷嚏时更为严重，因此由其全科医师处转诊到耳鼻喉科。该患者尝试使用了全科医师开具处方的鼻内类固醇和抗组胺药，鼻腔分泌物和喷嚏有所缓解，但是鼻塞症状没有得到明显改善，这让她难以入睡，并且患者的整体健康状况和生活质量出现了下降。在检查中，前鼻镜和纤维内镜显示患者有过敏性鼻炎和双侧下鼻甲明显肥大，鼻中隔没有偏曲，鼻翼无塌陷。对患者进行了皮肤点刺试验，结果提示尘螨过敏。考虑到患者已经尝试了几个疗程的抗过敏药物，对其鼻塞的改善甚微，建议患者在全身麻醉下进行鼻甲减容手术。该手术采用单极电灼针（20 W）对双侧下鼻甲进行表面线性透热，术后无须进行鼻腔填塞，使用盐酸洗必泰和硫酸新霉素鼻膏及生理盐水喷雾剂继续治疗。患者在治疗 6 周后复查，她反馈鼻塞和睡眠质量有显著改善。

73.2 背景知识

鼻甲是由 3 个骨架（下甲骨、中甲骨、上甲骨）组成，向鼻腔的外侧壁突出。这些弯曲的骨在组织学上由 3 层组成：黏膜、固有层和骨质。假复层纤毛柱状上皮覆盖黏膜表面，尤其是下鼻甲的前缘被复层的鳞状上皮覆盖。纤毛上皮不断摆动，使黏膜层不断从鼻腔前部向鼻咽推进，确保上呼吸道的清洁和过滤功能。此外，鼻甲可最大限度地扩大鼻内有效表面积，以湿润和加热吸入的空气。

固有层包含松散的结缔组织和复杂的动脉、静脉和静脉窦阵列，整体上类似于勃起组织。黏膜下丰富的海绵状神经丛和多个动静脉吻合处的血液循环造成鼻甲血管交替收缩和扩张，因此每 2~7 h 就会出现一次鼻甲勃起组织的充血和缓解，称为鼻循环。这个循环是由来自翼腭神经节的神经的自主纤维决定的。因此，一般来说，交感神经活动减少或副交感神经活动增加都会导致鼻塞。

鼻甲肥大是鼻塞最常见的原因之一，高达 20% 的人群可因继发性鼻甲肥大而患有慢性鼻塞（图 73.1）。

S. Blioskas (✉)
Otorhinolaryngology, Head & Neck Surgery
Department, 424 General Military Hospital,
Thessaloniki, Greece

© Springer Nature Switzerland AG 2021
M. Stavrakas, H. S Khalil (eds.), *Rhinology and Anterior Skull Base Surgery*,
https://doi.org/10.1007/978-3-030-66865-5_73

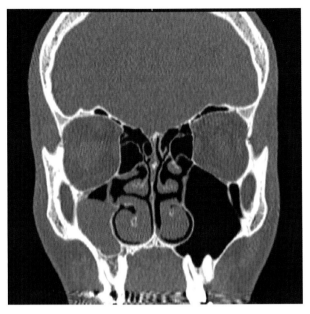

图 73.1　双侧下鼻甲肥大

下鼻甲被认为在鼻塞的整体发展中起着重要作用，因为它的前部分位于鼻瓣区，提供了大约 50% 的总气道阻力；因此，即使是下鼻甲勃起组织的轻微充血也会导致显著的阻力。

另一方面，鼻甲在鼻塞中的作用除了物理性外，也可以是功能性的。因此，即使存在正常通畅的气道，鼻腔吸入的空气与鼻甲黏膜的接触程度低时，也会导致主观上的阻塞感。因此，在试图通过手术治疗鼻甲肥大时，保持正常黏膜功能是至关重要的。

73.3　临床实践

鼻甲肥大有多种原因，包括导致长期鼻甲肥大产生慢性鼻塞的疾病，如过敏性鼻炎、血管运动性鼻炎或慢性肥厚性鼻炎。在鼻中隔偏曲中也可以看到代偿性肥大，特别是在鼻中隔凸起的另一侧鼻腔。上呼吸道感染和药物或激素也可引起鼻甲功能障碍，通常是间歇性或暂时性的。同样，鼻甲充血在平卧位往往表现为夜间两侧交替充血，特别是在老年人中。最后，由于整个成年期逐渐骨化导致的解剖学上的鼻甲增大被认为是一种少见的鼻甲肥大。

在诊断方面，通常通过前鼻镜和鼻内镜很容易诊断鼻甲肥大。鼻声反射测量提供了一种客观的方法来评估鼻阻塞，特别是鼻瓣区功能。但是要牢记，鼻甲肥大很少是一种孤立的疾病，因此诊断通常包括诊断引起鼻甲肥大的潜在疾病，如过敏性和非过敏性鼻炎、血管运动性鼻炎、慢性肥厚性鼻炎等。

鼻甲肥大的一线治疗包括药物保守治疗，如果没有禁忌证，应在手术干预前首选药物治疗进行尝试。鼻血管对拟交感神经药物极为敏感；因此局部应用 α 受体激动剂如羟甲唑啉和去氧肾上腺素可治疗短期鼻阻塞，但是要考虑反复用药后以药物性鼻炎形式出现的反跳性血管扩张。组胺是一种有效的鼻腔血管扩张剂，作用于鼻内 H1 受体的抗组胺药可阻止 H1 受体与组胺的结合，从而扩张静脉窦。白三烯受体拮抗剂和鼻内类固醇也被认为是鼻阻塞药物治疗中的基石。然而，如果药物治疗不能缓解阻塞症状，则应尝试在保持正常鼻腔生理的同时减少鼻甲的大小。

虽然有许多方法可用于鼻甲减容，但对于最佳和最有效的方法尚无共识。替代的方法通常是在全身麻醉下进行的鼻甲手术，包括减少下鼻甲黏膜下组织的体积和厚度，在某些情况下，也可以包括骨质切除，用以治疗潜在的骨质肥大。

- 电烙术（透热疗法）。电烧灼既可以直接应用于黏膜，也可以应用于黏膜下平面。线性透热疗法〔通常称为下鼻甲透热（DITS）〕是指以线性方式在鼻甲黏膜表面使用单极透热针治疗，而黏膜下鼻甲烧灼可使用单极或双极探针电极，通过下鼻甲前缘插入黏膜下，并一直推进到后缘。黏膜下透热疗法旨在通过纤维化和伤口挛缩减少鼻甲体积，同时保留鼻甲黏膜。然而，由于电灼烧可产生接近 800 ℃ 的高温，黏膜下热损伤可能会损害鼻甲血管，使鼻甲有严重缺血的风险。相反，线性透热虽然在这一方面有优势，但更易损伤周围黏膜和纤毛功能（图 73.2 ~ 图 73.4）。

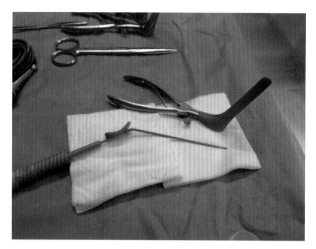

图 73.2　Abbey 透热针和 Killian 绝缘器；s 内镜

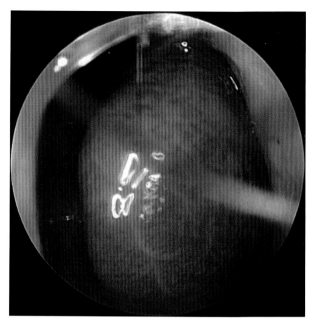

图 73.3　肥厚性下鼻甲的内镜检查

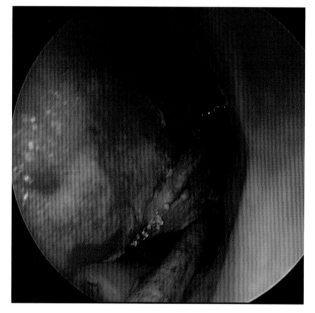

图 73.4　用于鼻甲减容的线性烧灼术

- 射频消融术。该方法是通过离子搅动和增加组织温度诱导组织减少，以及通过局部黏膜下传输低频能量使组织汽化。在鼻甲的一个点或多个点插入一个特殊的电极，并将能量输送到深层黏膜，通过在可控的温度下使组织温度上升到 60～90 ℃，从而引起热损伤，以防止周围组织损伤。与电灼术一样，纤维化和伤口收缩导致组织体积缩小，但射频消融术更精确、更有针对性。在同样的概念中，等离子消融是一种射频消融形式，它利用双极电极之间产生的射频电流产生的等离子场来消融软组织，对周围的健康组织造成最小的热损伤。

- 冷冻疗法。冷冻疗法需要在下鼻甲表面应用冷冻探针。冷冻疗法诱导细胞内冰晶的形成，并由于杯状细胞膜内存在大量的水而导致杯状细胞进一步破坏，且可通过在 –85 ℃左右冷冻 60～75 s 来实现组织缩小。冷冻疗法对非变应性鼻炎有效，但在变应性鼻炎患者中效果不佳。并且效果在大多数情况下也是短暂的，黏膜破坏和瘢痕形成可能会影响鼻塞的缓解。

- 激光手术。减少肥大鼻甲容积的激光有 CO_2 激光、氩气激光、KTP 激光、Nd：YAG 激光、Ho：YAG 激光和二极管激光等。原则上，激光是控制软组织凝血病的极佳工具，因为激光产生的热量会导致周围组织凝固，鼻甲结疤，从而使鼻甲体积缩小。激光应用对黏液纤毛清除的影响存在广泛争议。虽然一些人主张对上皮细胞的不可逆转的损伤会降低鼻黏膜清除能力，但其他研究表明没有长期影响。

- 鼻甲手术。治疗鼻甲肥大有多种手术技术，包括鼻甲切除术、鼻甲外移、鼻甲骨黏膜下切除术、使用或不使用动力系统的鼻甲成形术，从更大的意义上讲，甚至连翼管神经切除术也可以列在同一类别中。

- 鼻甲切除术（下鼻甲切除术）在 20 世纪的前 25 年成为最常用的鼻外科手术之一。然而，灾难性的术后后遗症，包括术后萎缩性鼻炎、"继发性"臭鼻症和"空鼻综合征"（ENS），已经引起了严重的关注，这种方法实际上已经被放弃了，取而代之的是更为保守的技术。
- 早在 1904 年，Killian 就提出了鼻甲外移的方法。它被广泛用作鼻中隔成形术的辅助手术，因为它是一种快速、保守、功能保留的方法，几乎没有副作用，尽管结果相当有限。
- 鼻甲骨黏膜下切除术于 1910 年左右提出，作为更激进技术的替代方法，后来在 20 世纪 50 年代由 House 改进，20 世纪 80 年代由 Mabry 再次改进，并引入了术语"鼻甲成形术"。该手术的主要原理是保持外黏膜完整，去除黏膜下组织和鼻甲骨。这项技术可以是手动的，也可以用动力系统（吸切器）。在下鼻甲的前端做垂直切口，钝性分离软组织与鼻甲骨。使用咬切钳或电动吸切器［吸切器辅助下鼻甲成形术（MAIT）］在去除或不去除黏膜下软组织的情况下切除鼻甲骨。注意不要切穿黏膜，然后将黏膜复位。

尽管技术多种多样，无论如何，需要强调的是，鼻甲手术的基石仍然是在保护鼻腔生理功能的同时拓宽鼻气道。此时提及一种名为"空鼻综合征"的医源性疾病是明智的。在这种情况下，下鼻甲黏膜大幅度缩小（主要是在鼻甲切除术后）后，尽管鼻腔客观上通常很宽，但黏膜表面积的缺乏导致了反常的鼻阻塞，这种情况并不少见。因此，尽可能保留正常功能的鼻甲黏膜是成功解决鼻甲肥大的先决条件。

总结及作者观点：

(1) 鼻甲肥大是鼻阻塞最常见的原因之一，高达 20% 的人口可继发鼻甲肥大而患慢性鼻塞。

(2) 鼻甲肥大有多种原因，包括导致永久性鼻甲肥大产生慢性鼻塞的条件，如过敏性鼻炎、血管运动性鼻炎，或慢性肥厚性鼻炎。

(3) 鼻甲肥大的一线治疗包含药物保守治疗，如果没有禁忌证，应在手术干预前首先尝试药物治疗。

(4) 虽然鼻甲减容有很多选择，但对于最佳和最有效的技术还没有达成共识。

(5) 无论如何，需要强调的是，鼻甲手术的基石仍然是在保护鼻腔生理功能的同时拓宽鼻气道。

参考文献

[1] Amedee RG, Miller AJ. Sinus anatomy and function. In: Bailey BJ, Calhoun KH, Healy GB, et al., editors. Head and neck surgery - otolaryngology. 3rd ed. Philadelphia: Lippincott-Raven; 2001. p. 321 - 328.

[2] Younger RA. Illusions in rhinoplasty. Otolaryngol Clin N Am. 1999;32(4):637 - 651.

[3] Seeger J, Zenev E, Gundlach P, Stein T, Muller G. Bipolar radiofrequency-induced thermotherapy of turbinate hypertrophy: pilot study and 20 months' follow-up. Laryngoscope. 2003;113(1):130 - 135.

[4] Berger G, Balum-Azim M, Ophir D. The normal inferior turbinate: histomorphometric analysis and clinical implications. Laryngoscope. 2003;113(7):1192 - 1198.

[5] Adkinson NF, Middleton E. Middleton's allergy: principles and practice. 7th ed. Philadelphia, PA: Mosby/ Elsevier; 2009.

[6] Fradis M, Malatskey S, Magamsa I, Golz A. Effect of submucosal diathermy in chroni nasal obstruction due to turbinate enlargement. Am J Otolaryngol. 2002;23(6):332 – 336.

[7] Salzano FA, Mora R, Dellepiane M, et al. Radiofrequency, high–frequency, and electrocautery treatments vs partial inferior turbinotomy: microscopic and macroscopic effects on nasal mucosa. Arch Otolaryngol Head Neck Surg. 2009;135(8):752 – 758.

[8] Coste A, Yona L, Blumen M, et al. Radiofrequency is a safe and effective treatment of turbinate hypertrophy. Laryngoscope. 2001;111(5):894 – 899.

[9] Sapci T, Sahin B, Karavus A, Akbulut UG. Comparison of the effects of radiofrequency tissue ablation, CO2 laser ablation, and partial turbinectomy applications on nasal mucociliary functions. Laryngoscope. 2003;113(3):514 – 519.

[10] Bhattacharyya N, Kepnes LJ. Clinical effectiveness of coblation inferior turbinate reduction. Otolaryngol Head Neck Surg. 2003;129(4):365 – 371.

[11] Hartley C, Willatt DJ. Cryotherapy in the treatment of nasal obstruction: indications in adults. J Laryngol Otol. 1995;109(8):729 – 732.

[12] Siegel GJ, Seiberling KA, Haines KG, Aguado AS. Office CO2 laser turbinoplasty. Ear Nose Throat J. 2008;87(7):386 – 390.

（李圣彬）译，（张少杰）校

74 鼻中隔病变

Sarantis Blioskas

74.1 病例展示

一名 52 岁男性因鼻梁疼痛、鼻塞和偶有鼻腔分泌物 6 月余就诊。患者自述有由于鼻部皮肤增厚、潮红、持续充血以及丘疹和脓疱导致的长期鼻部畸形病史。患者的鼻梁显得扁平且肿大（图74.1）。通过便携式鼻内镜检查发现一个源自鼻中隔后段的巨大肿块，向双侧鼻腔突出（图 74.2）。MRI 扫描显示以鼻中隔为中心的浸润性肿块，肿块向前侵犯鼻部软组织，以及上颌脂肪层。肿物在轴向平面上测量，横径为 5.9 cm × 3 cm（图74.3、图 74.4）。肿块有侵袭性的临床表现，伴有鼻中隔骨质破坏。在麻醉下对病变进行活检，组织病理学检查提示高度不典型增生和鳞状细胞癌。经过头颈部 MDT 团队的会议讨论，患者在接受诱导化疗后，接受了内镜下病变切除（内镜下鼻中隔切除术）。

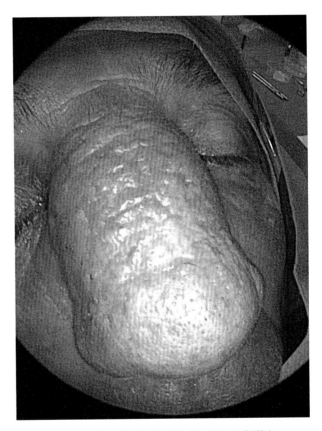

图 74.1 病理因素引起的鼻背部皮肤变化和鼻增宽

74.2 背景知识

鼻中隔是鼻部解剖的重要组成部分，是支撑鼻部整体的主要结构。与大多数鼻部的结构不同，鼻中隔只有一个，但鼻中隔可以分为骨性部分和软骨性部分，包括位于后上方的筛骨垂直板、后下的犁骨和

S. Blioskas (✉)
Otorhinolaryngology, Head & Neck Surgery
Department, 424 General Military Hospital,
Thessaloniki, Greece

© Springer Nature Switzerland AG 2021
M. Stavrakas, H. S Khalil (eds.), *Rhinology and Anterior Skull Base Surgery*,
https://doi.org/10.1007/978-3-030-66865-5_74

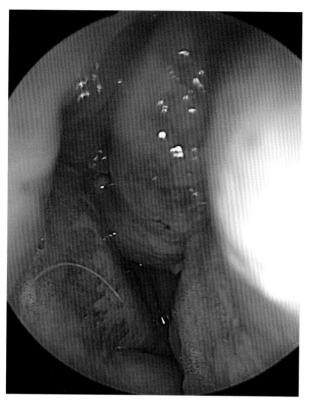

图 74.2　内镜显示的鼻中隔病变

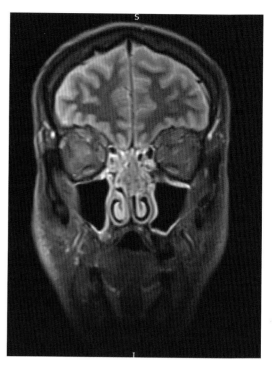

图 74.3　增强 MRI 扫描显示肿块累及鼻中隔

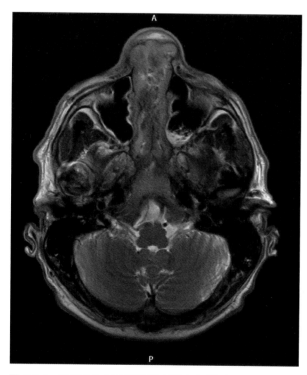

图 74.4　轴位 MRI 显示的鼻中隔病变范围

从前到后的鼻中隔（四边形）软骨。骨和软骨都被骨膜和软骨膜所覆盖。

一般来说，鼻中隔的肿瘤和病变很少见。良性和恶性鼻中隔病变均源自鼻黏膜的上皮细胞，或鼻中隔的神经、血管，或直接来源于软骨和骨性部分本身。尽管绝大多数微小黏液腺和浆液腺位于鼻腔侧壁，但源自这类结构的肿瘤如多形性腺瘤可起源于鼻中隔。

就解剖标志而言，应始终牢记鼻中隔海绵体的存在。它位于前中隔，由黏膜下的结缔组织组成。这一不连续的解剖区域可表现为可疑病变，应注意与鼻中隔肿胀相鉴别。

74.3　临床实践

90% 以上的鼻中隔肿瘤都是恶性的（表 74.1）。

表 74.1 鼻中隔病变

恶性病变	
鳞状细胞癌	虽然鼻中隔原发鳞状细胞癌仅占鼻腔恶性肿瘤的 9%，但它们是最常见的鼻中隔恶性肿瘤，占了病例总数病变的一半以上。由于缺乏特异性临床特征，因此对其提高警惕性是有必要的。该疾病最好的治疗方法是广泛的手术切除和同时修复缺损。在较大的肿瘤中，使用医用黏合剂或骨锚定假体植入可以达到外形美容的效果
恶性黑色素瘤	鼻腔原发性恶性黑色素瘤占所有黑色素瘤的比例不到 1%。最常见的鼻腔内原发部位是鼻中隔，其次是下鼻甲和中鼻甲。它是一种高度侵袭性的肿瘤，预后不良。尽管这种类型的肿瘤极具侵袭性，但其早期症状是非特异性的，所以当高度怀疑该疾病时早期确定诊断就显得至关重要。鼻腔中存在色素性病变应考虑恶性黑色素瘤的可能，并通过病理活检明确诊断。与所有黑色素瘤病例一样，扩大切缘的完全切除是主要治疗方法；然而，由于诊断不及时和邻近关键的解剖结构（如颅底和眼眶），扩大切缘切除通常无法实现，所以通常将放射治疗作为主要或辅助治疗方式，但结果并不理想
腺样囊性癌	腺样囊性癌通常起源于主要和次要唾液腺中的浆液 / 黏液性唾液组织，在鼻腔中很少见。当它出现在鼻腔时，可能比出现在其他头颈部位的预后更差。腺样囊性癌通常是一种生长缓慢的肿瘤，症状不具有特异性；因此它可以在出现明显症状之前就已经生长成很大的肿瘤。腺样囊性癌可通过血行播散，肺是最常见的转移部位，神经周围也是最常见的转移部位，腺样囊腺癌嗜神经性具有特征性，也是局部复发率高的原因。腺样囊性癌的淋巴转移极为罕见
转移性肾细胞癌	肾细胞癌是第三常见的转移到头颈部锁骨下区域的肿瘤，但转移至鼻腔的机制尚不清楚。尽管肾细胞癌倾向于形成多转移病灶，但鼻转移则通常是单发的。由于肿瘤有丰富的血管分布，鼻出血是最常见的症状。因为术中出血可十分严重，这成为活检诊断过程中的一个难题。主要治疗方法包括肾切除术后孤立转移灶的切除。也可以使用白细胞介素 2 或干扰素 α 的全身免疫疗法。由于肾细胞癌通常被认为是放射抵抗的肿瘤，故放射治疗几乎没有效果
黏液表皮样癌	黏液表皮样癌是涎腺中最常见的恶性肿瘤。在组织学上可将黏液表皮样癌分为低度、中度、高度恶性。组织学分型影响治疗方法：对于低度恶性黏液表皮样癌，提倡单纯手术切除；对于高度恶性肿瘤，术后需要进行放射治疗。具有淋巴转移时，还应采用适当的颈淋巴清扫和 / 或术后放疗

其他恶性肿瘤还包括移行细胞癌、网状细胞肉瘤、腺癌、软骨肉瘤、骨肉瘤、间变性癌、组织细胞淋巴瘤、疣状细胞癌、神经内分泌癌、癌性多形性腺瘤

良性病变	
血管纤维瘤	血管纤维瘤通常位于靠近蝶腭孔上缘的鼻腔后外侧壁。但它们很少发生在除鼻咽部之外的区域，当发生在鼻咽部之外区域时被称为鼻咽外血管纤维瘤（ENAs）。ENAs 最常见的部位是上颌窦，起源于鼻中隔的很少见。ENAs 在文献中被报告为病例报道，因为它们是相当罕见的，而且与鼻咽血管纤维瘤相比，它们的解剖位置，生物学行为和临床特征（症状、年龄和性别倾向）都有不同，因此很难不怀疑它们是否应该被单独归类。鼻中隔血管纤维瘤可发生于鼻中隔前 1/3、骨软骨交界处或筛骨垂直板。首发症状通常是单纯的鼻出血或伴有鼻塞，以及边界清楚的小叶结节状肿块，由完整的黏膜覆盖进入鼻腔，具有缓慢生长但局部侵袭的模式。尽管鼻中隔血管纤维瘤不常见，但在鉴别鼻出血原因时仍应考虑它，尽管它们在临床诊断上具有一定的困难，但依旧不能放松警惕。诊断时应与小叶毛细血管瘤和鼻窦型血管外皮细胞瘤进行鉴别。可用 CT 扫描和磁共振成像（MRI）确定肿瘤的位置和范围，手术前应通过动脉造影评估血供是否丰富，以便决定是否进行血管栓塞术。首选的治疗方法是手术切除病变，主要通过内镜和鼻腔进路，加或不加术前血管栓塞术。术后复发少见。由于具有大量出血的风险，应避免在门诊活检
神经鞘瘤；Schwannoma 细胞瘤	神经鞘瘤是一种良性的、生长缓慢的神经源性肿瘤，起源于任何有髓神经纤维鞘。25%~45% 的神经鞘瘤发生在头颈部，第Ⅷ颅神经（前庭 – 耳蜗神经）是最常见的部位，其他潜在的部位包括头皮、面部、腮腺、舌头、软腭、咽、咽旁间隙、喉、气管、中耳、内外耳道和颈部。这其中只有 4% 的病变累及鼻腔和鼻窦，且鼻中隔神经鞘瘤是最罕见的。这种病变几乎总是单发的，主要发病年龄为 25 ~ 55 岁，没有任何种族或性别的倾向性。发病率从高到低的部位依次是鼻中隔后段、鼻中隔中段和鼻中隔前段，这些肿瘤起源于支配鼻中隔血管的交感神经，支配鼻中隔黏液腺的副交感神经，或支配至鼻中隔的感觉神经(鼻腭神经和筛前、后神经)。症状和体征取决于病变的部位和进展程度，可包括鼻塞、嗅觉障碍、鼻顶外观畸形、头痛和鼻出血。鼻中隔神经鞘瘤通常表现为息肉样外观，没有任何明显的特征。CT 扫描结果也不具特异性。磁共振成像（MR）在鉴别肿瘤类似方面的价值大于 CT，包括 T2 增强的靶征和束征。然而，鼻中隔神经鞘瘤的诊断主要依靠病理活检或完全切除肿块。由于神经鞘瘤具有潜在恶变的可能，所以鼻中隔神经鞘瘤的首选治疗方法是手术切除。手术可选择外部入路（鼻侧切开联合筛窦外切除、Caldwell–Luc 入路、面中翻）或内镜鼻腔手术，其中内镜手术在大多数情况下已经取代了开放性手术。这种术式效果好，术后复发很少，但还需要更多的证据来证明安全边界大小和肿瘤复发率之间的潜在关系

多形性腺瘤	多形性腺瘤主要发生于主要唾液腺，但也有一小部分发生在鼻腔、鼻窦、鼻咽、口咽、下咽和喉部，最常发生的上呼吸道部位是鼻腔。尽管绝大多数微小的黏液和浆液性腺体位于鼻腔侧壁和鼻甲，但最常发生的部位是鼻中隔。鼻腔内多形性腺瘤是一种非常罕见的、生长缓慢的肿瘤，发病年龄为 30～60 岁，女性略为多见。尽管是良性肿瘤，但鼻中隔多形性腺瘤可发展为某些恶性表型（癌性多形性腺瘤）。典型的临床表现包括单侧鼻塞、鼻出血、鼻畸形、鼻涕和黏脓性鼻漏。鼻腔多形性腺瘤外观为单侧粉灰色肿块，呈息肉样，表面光滑，质地坚实或柔软。具有清晰的病理组织学边缘的手术切除通常被认为是治疗的首选。手术方法包括鼻内镜下肿瘤切除、外鼻成形术、中面部病灶切除术和鼻侧切开术。手术方式的选择取决于病变的大小和位置。鼻腔内多形性腺瘤的复发率比其他主要的涎腺肿瘤的复发率低。临床随访仍需排除恶性肿瘤的可能，降低局部复发率
软骨瘤	软骨瘤是边界清晰的良性病变，由透明的软骨组织组成。这种病变多见于成人的手和脚，只有 10% 的软骨肿瘤发生在头颈部（最常见位置的是喉部和蝶筛区）。鼻中隔软骨瘤极为罕见。尽管软骨瘤属于良性肿瘤，但也具有局部侵袭性，而且在切除后也容易复发。软骨瘤也可有肉瘤样改变的倾向。它们的鼻腔症状取决于肿瘤的位置、大小和生长速度。鼻软骨瘤的特点是生长缓慢，不会引起疼痛，因此通常是偶然发现的。触诊时，软骨瘤一般无痛、固定、坚韧。在 CT 图像上，它们是边界清楚的均质肿块，在 MRI 图像上，软骨瘤 T2 的信号强度高于 T1。活检是唯一的确诊方法。鉴别诊断应包括分化良好的软骨肉瘤，病理科医师有时可能难以区分这两者。局部切除是广泛被认可的治疗方法，由于软骨瘤倾向于肉瘤性改变，因此强烈建议长期随访
乳头状瘤（外生性/内翻性）	组织病理学上，鼻窦乳头状瘤可分为 3 种亚型：内翻性乳头状瘤、柱状细胞乳头状瘤和外生性乳头状瘤。外生性乳头状瘤主要发生在鼻中隔，而其他类型几乎都发生在鼻侧壁或邻近的鼻窦。鼻中隔乳头状瘤也被称为真菌样乳头状瘤，也被称为鼻中隔乳头瘤、外翻性乳头状瘤、乳头状瘤病和 Ringertz 肿瘤。大多数文献一致认为，真菌样乳头状瘤的恶变是罕见的，对于罕见的鼻中隔内翻性乳头状瘤是否属于真正的内翻性乳头状瘤，或者是否应该与鼻侧壁和鼻窦的内翻性乳头状瘤区分开来，尚存争议。然而，这些患者的临床进展表明，鼻中隔内翻性乳头状瘤的表现类似于鼻腔其他部位的内翻性乳头状瘤，需要广泛的手术切除和密切的随访（图 74.5）

其他良性病变包括肌上皮瘤、纤维性组织细胞瘤、腺瘤样错构瘤

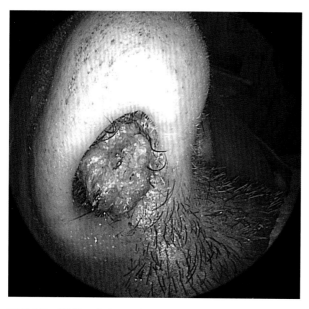

图 74.5　附着于鼻中隔前部的外生性乳头状瘤

总结及作者观点：

（1）鼻中隔良恶性病变均来源于鼻腔黏膜的上皮细胞、鼻中隔的神经及血管，或直接源自软骨和骨质。

（2）90% 以上的鼻中隔肿瘤为恶性。

（3）良性病变包括血管纤维瘤、神经鞘瘤、多形性腺瘤、软骨瘤和乳头状瘤（外生性/内翻性）。恶性病变包括鳞状细胞癌、恶性黑色素瘤、腺样囊性癌、转移性肾细胞癌和黏液表皮样癌。

参考文献

[1] Fradis M, Podoshin L, Gertner R, Sabo E. Squamous cell carcinoma of the nasal septum mucosa. Ear Nose Throat J. 1993 Mar;72(3):217‑221.

[2] Young JR. Malignant tumours of the nasal septum. J Laryngol Otol. 1979 Aug;93(8):817‑833.

[3] DiLeo MD, Miller RH, Rice JC, Butcher RB. Nasal septal squamous cell carcinoma: a chart review and meta‑analysis. Laryngoscope. 1996 Oct;106(10):1218‑1222.

[4] Lazzeri D, Agostini T, Giacomina A, Giannotti G, Colizzi L, De Rosa M, Massei P, Pantaloni M. Malignant melanoma of the nasal septum. J Craniofac Surg. 2010 Nov;21(6):1957‑1960.

[5] Bizon MJ, Newman RK. Metastatic melanoma of the ethmoid sinus. Arch Otolaryngol Head Neck Surg. 1986;112:664‑667.

[6] Sivaji N, Basavaraj S, Stewart W, Dempster J. Adenoid cystic carcinoma of the nasal septum. Rhinology. 2003 Dec;41(4):253‑254.

[7] Doğan S, Can IH, Sayn M, Ozer E, Bayz U, Yazici G, Samim EE. The nasal septum: an unusual presentation of metastatic renal cell carcinoma. J Craniofac Surg. 2009 Jul;20(4):1204‑1206.

[8] Alazzawi S, Sivalingam S, Raman R, Mun KS. Mucoepidermoid carcinoma of the nasal septum. Ann Saudi Med. 2015;35(5):400‑402.

[9] LeLiever WC, Bailey BJ, Griffiths C. Carcinoma of the nasal septum. Arch Otolaryngol. 1984 Nov;110(11):748‑751.

[10] Pothula VB, Jones HS. Verrucous squamous carcinoma of the nasal septum. J Laryngol Otol. 1998 Feb;112(2):172‑173.

[11] Iacovou E, Chrysovergis A, Eleftheriadou A, Yiotakis I, Kandiloros D. Neuroendocrine carcinoma arising from the septum. A very rare nasal tumour Acta Otorhinolaryngol Ital. 2011;31:50‑53.

[12] Freeman SR, Sloan P, de Carpentier J. Carcinoma ex‑pleomorphic adenoma of the nasal septum with adenoid cystic and squamous carcinomatous differentiation. Rhinology. 2003 Jun;41(2):118‑121.

[13] Garcia‑Rodriguez L, Rudman K, Cogbill CH, Loehrl T, Poetker DM. Nasal septal angiofibroma, a subclass of extranasopharyngeal angiofibroma. Am J Otolaryngol. 2012 Jul‑Aug;33(4):473‑476.

[14] Mohindra S, Grover G, Bal AK. Extranasopharyngeal angiofibroma of the nasal septum: a case report. Ear Nose Throat J. 2009 Nov;88(11):E17‑19.

[15] Min HJ, Hong SC, Kim KS. Nasal Septal Schwannoma: advances in diagnosis and treatment. J Craniofac Surg. 2017 Jan;28(1):e97‑e101.

[16] Park EH, Lee SS, Byun SW. A schwannoma in the nasal septum. Eur Arch Otorhinolaryngol. 2008 Aug;265(8):983‑985.

[17] Jassar P, Stafford N, Macdonald A. Pleomorphic adenoma of the nasal septum. J Laryngol Otol. 1999;113(5):483‑485.

[18] Mackie T, Zahirovic A. Pleomorphic adenoma of the nasal septum. Ann Otol Rhinol Laryngol. 2004;113:210‑211.

[19] Ozturan O, Degirmenci N, Yenigun A. Chondroma of the nasal tip. J Craniofac Surg. 2013 Mar;24(2):e153‑155.

[20] Chien CY, Tai CF, Ho KY, Lee KW, Kuo WR, Wang LF. Nasal septum chondroma: a case report. Kaohsiung J Med Sci. 2005 Mar;21(3):142‑145.

[21] Kelly JH, Joseph M, Carroll E, Goodman ML, Pilch BZ, Levinson RM, Strome M. Inverted papilloma of the nasal septum. Arch Otolaryngol. 1980;106:767‑771.

[22] Buchwald C, Franzmann MB, Jacobsen GK, Juhl BR, Lindeberg H. Carcinomas occurring in papillomas of the nasal septum associated with human papilloma virus (HPV). Rhinology. 1997;35:74‑78.

[23] Kim SB, Kwon JH. Myoepithelioma of the nasal septum. J Craniofac Surg. 2017 Oct;28(7):e653‑654.

[24] Xiao Z, Zhou L, Xu L, Liang F, Tian L, Jiang L, Ren G, Deng J. 38‑year‑old woman with nasal congestion: a rare case of septum‑originated benign fibrous histiocytoma. Medicine (Baltimore). 2019 Jun;98(23):e15815.

[25] Park IH, Lee HC, Lee HM. Respiratory epithelial adenomatoid hamartoma originating from nasal septum. Clin Exp Otorhinolaryngol. 2013 Mar;6(1):45‑47.

（贠 露）译，（韦嘉章）校

75　鼻中隔穿孔：手术修复

Sarantis Blioskas

75.1　病例展示

患者女性，37 岁，因鼻塞、复发性鼻出血和鼻结痂就诊于耳鼻喉科。1 年前，患者行鼻中隔成形术＋下鼻甲电凝＋右侧软骨棘突切除术，术后报告结果良好，但术后 2 个月，鼻塞复发，结痂较前加重。患者既往史无特殊，无药物滥用或鼻内药物治疗病史，无吸烟史。经鼻内镜检查，在方形软骨中部发现两个直径＜ 0.3 cm 的穿孔，周边有少许的结痂，其余的鼻黏膜无糜烂。头颈部其余部分检查未见明显异常，血液检查没有发现潜在血管炎或肉芽肿性疾病（c–ANCA/p–ANCA/PR3 阴性）。由于穿孔的大小和位置，患者被告知可以行手术矫正或安装鼻间隔纽扣，预计手术矫正效果良好。患者选择了前者，在全身麻醉下，在鼻内镜下切开抬高穿孔处的黏骨膜瓣，边缘重新缝合修复。术后放置硅胶夹板并留置 3 周。2 个月后患者回院复诊，患者对结果很满意。

75.2　背景知识

一般认为，鼻中隔穿孔是相当常见的，有研究报道其患病比例为总人口的 0.9%。然而，应该注意的是，鼻中隔穿孔患者是一个高度多样化的群体，从不知道自己穿孔的患者（在常规临床检查中偶然发现的）到患有严重反复鼻出血和鼻部症状的患者，他们的生活质量明显下降。因此，最初的挑战是区分哪些患者需要进行额外检查和手术治疗。

理论上，鼻中隔穿孔可以发生在鼻中隔的任何部位，然而，它们绝大多数发生在鼻中隔的前部。中隔前部由四边形软骨形成，其被黏骨膜覆盖。根据具体原因，通常的病理生理过程涉及黏膜层和黏膜下层软骨膜的缺血性损伤。由于软骨一般没有血管，其营养主要依靠其浅面覆盖的软骨膜的血管供应，软骨膜的破坏导致软骨逐渐坏死。这个过程最终导致隔膜穿孔。一旦穿孔形成，黏膜会迅速在被破坏的软骨边缘上皮化，并且这个过程会阻止正常愈合过程中缺损的闭合。

S. Blioskas (✉)

Otorhinolaryngology, Head & Neck Surgery
Department, 424 General Military Hospital,
Thessaloniki, Greece

© Springer Nature Switzerland AG 2021
M. Stavrakas, H. S Khalil (eds.), *Rhinology and Anterior Skull Base Surgery*,
https://doi.org/10.1007/978–3–030–66865–5_75

75.3 临床实践

鼻中隔穿孔可能由不同的潜在原因引起。图 75.1 总结了可能导致鼻中隔穿孔的潜在因素。就症状学而言，鼻中隔穿孔可以从无症状到最终发生严重的鼻不稳定和畸形。

通常情况下，边缘愈合良好的穿孔不会引起任何问题，它们可能是偶然发现的。尽管如此，有时穿孔会导致鼻腔气流的改变，从而引起恼人的口哨声。此外，穿孔周边广泛的结痂可导致严重的鼻塞，而结痂的逐渐剥离则可导致缺损的进行性扩大。在同样的情况下，清除聚集在穿孔边缘的结痂、干燥分泌物可导致复发性鼻出血。鼻腔卫生差和慢性感染性分泌物可导致持续性软骨膜炎，从而导致感染及穿孔的进行性扩大。这种扩大可能会损害鼻中隔的支撑作用，导致侧壁塌陷、鼻尖塌陷及鞍鼻畸形。

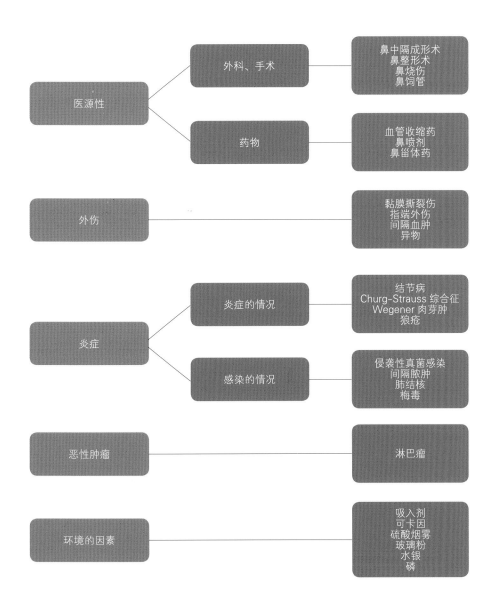

图 75.1　鼻中隔穿孔的原因分析

在手术修复之前，完善鼻中隔穿孔相关的诊断性检查，目的在于明确潜在的病因。诊断应包括：

- 采集病史：虽然穿孔可能会被忽视，但病史应有鼻塞、鼻呼吸时可听见的哨声、鼻结痂、鼻出血和大量鼻涕。还应询问有无鼻外科手术，包括烧灼、既往鼻部创伤或异物中隔损伤、可卡因使用、血管收缩剂或鼻类固醇的过度使用，以及过度清理鼻结痂。

- 临床评估：软性或硬性鼻内镜检查在评估中隔穿孔方面非常有用。内镜检查可以提供有关穿孔大小（甚至通过纸尺测量）和位置（前或后，高或低）的信息。穿孔的大小和位置可能影响手术修复的选择。此外，愈合良好或结痂和周围溃疡的存在可能决定下一步的检查（活检）和治疗的选择。

- 实验室检查：在筛查某些炎症时，实验室结果是必不可少的。因此，升高的抗中性粒细胞胞浆自身抗体（c-ANCA）可指向 Wegener 肉芽肿（目前称为 c-ANCA 血管炎），特别是当结合高血沉（ESR）和类风湿因子（RF）时。血清血管紧张素转换酶（ACE）和血钙水平升高可提示结节病，而核周染色抗中性粒细胞胞浆抗体（p-ANCA）和外周血嗜酸粒细胞增多可提示 Churg-Strauss 综合征。

- 活检：对于溃疡、结痂和炎性穿孔，从穿孔周围进行活检是一种选择，以排除 T 细胞淋巴瘤。文献表明，只有临床上恶性穿孔才考虑进行活检。应避免穿孔上缘的活检，因为它会增加缺损处的垂直直径，增加了闭合的难度。

- 影像学：影像学不是诊断的重要组成部分。鼻窦 CT 扫描可以有助于寻找并存的鼻窦疾病，而胸部 X 线片可显示纵隔胸腺区的结节病。

在手术修复方面，应该始终强调，穿孔修复是有选择性的，会存在失败的风险，保守的修复方法可以最大限度地减少症状。然而，小穿孔的成功修复率高于大穿孔，因此决定进行早期手术修复具有理论上的优势。

成功率可能受到各种因素的影响。首先，在尝试修复之前，应先处理致病因素。这对于可卡因使用引起的穿孔尤其重要，在这种情况下，应该确定患者已经放弃使用可卡因。同样，患者应放弃长期使用鼻内血管收缩剂，对于 c-ANCA 血管炎患者，应推迟手术，直到系统治疗达到疾病缓解。在保证上述条件的前提下，手术的成功还与穿孔的大小和位置，剩余的软骨和瘢痕及肉芽组织的存在有关。

在手术方法上，既可以采用鼻内镜入路，也可以采用鼻整形手术。一般情况下，小于 5 mm 的缺损可以通过鼻内入路闭合，虽然 2 cm 以下的中等大小的穿孔也可以用这种入路成功修复。当使用鼻内入路时，黏膜瓣被抬高，并用缝合线缝合（图 75.2、图 75.3）。通常可以在黏软骨膜瓣之间插入移植物，以加强修复，如骨、软骨、骨膜和脱细胞同种异体真皮移植物。硅橡胶夹板通常放置并保存 2～3 周。

外部或开放性鼻部成形术提供了更好的入路术野，通常用于较大的缺损。它涉及一个标准的倒 V 形鼻小柱切口。黏软骨膜瓣上提至穿孔区域，位于其后部和下方。上颌骨嵴和鼻底包括在皮瓣中、横向延伸至下鼻甲骨插入鼻腔外侧壁（剥离从侧面延伸至下鼻甲骨与鼻腔外侧壁的附着处）。在下鼻甲附着点下方的外侧切口取双蒂黏软骨膜瓣，向内侧推进以关闭穿孔。通过横向切开从鼻棘延伸的黏膜，双蒂皮瓣穿过前鼻槛到达鼻腔侧壁，转换为旋转皮瓣，用于术中出现额外的中隔穿孔。对于更大的缺损，也可以利用黏软骨膜从下外侧软骨的下表面分离，并从穿孔上方的区域重新放置黏软骨膜。同样，可以在黏软骨膜瓣之间插入移植物。暴露的鼻底区域被留下来重新生长直至黏膜化，如上所述，将硅胶夹板常

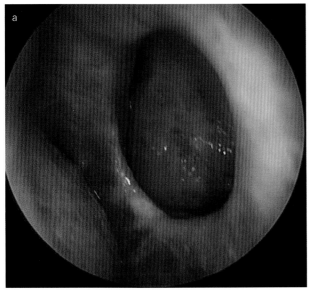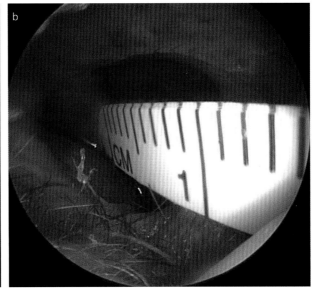

图 75.2 a、b. 术中测量的鼻中隔穿孔

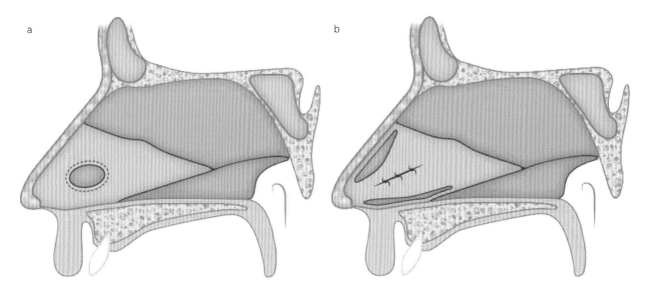

图 75.3 a、b. 作者对相对较小的间隔穿孔所采用的技术

规放置在鼻中隔上。

> 2 cm 的穿孔不太可能用鼻内皮瓣有效治疗。对于这种情况下，选择以下方案：

(1) 带蒂下鼻甲瓣。它可以通过鼻内入路进行，在尾部穿孔时尤其有用。在下鼻甲的后下方切开，然后抬起一块包括黏膜和黏膜下层（必要时还包括骨）的黏膜瓣。将黏膜瓣远端向前拉，劈开，缝合鼻中隔穿孔处。此瓣手术需要在 3 周后进行二次手术，以切断其蒂部。可以在门诊在局部麻醉下进行分割。

(2) 前筛动脉为蒂的鼻中隔黏膜瓣（Castelnuovo 皮瓣）。鼻中隔前部穿孔的内镜修补可通过以筛前动脉为蒂的单侧鼻中隔瓣完成。该皮瓣的后缘沿鼻中隔垂直成形，距中鼻甲腋后 0.5 ~ 1.0 cm，沿鼻底延伸至下鼻道后部侧壁。然后，转向与鼻中隔平行，直到到达下鼻道的前部。在这一点上，它垂直于鼻中隔，到达穿孔的下缘。这一操作可形成了一个较大的由筛前动脉供血的上方旋转推进瓣，但对侧的穿孔未被覆盖（图 75.4）。

（3）隧道状唇下黏膜连接。该手术使用口腔黏膜，切开同侧颊黏膜，保留系带附近的黏膜完整。将蒂部内侧皮瓣抬起，并形成中线唇下鼻腔瘘，以便该瓣可以被送入鼻腔内，并在先前抬高的中隔软骨膜瓣之间穿行。

（4）面动脉颊肌黏膜瓣。该皮瓣可用于治疗高达 4 cm 的穿孔。供区是紧挨着面部动脉的颊黏膜，延伸到下颊龈沟。黏膜连同血管一起被切除，然后穿过骨膜下进入梨状孔，并在那里缝入穿孔处。对侧可植皮或使其自行长肉芽。

（5）前臂桡侧游离皮瓣。该皮瓣以桡动脉为基础，与面动脉吻合，缝合于鼻中隔穿孔处。

（6）阶段性组织扩张。分期组织扩张，然后在 2 周后修复重建缺损。

（7）鼻中隔后段切开术。鼻中隔后段切开术已被报道为治疗鼻中隔大穿孔的一种简单的替代方法，可解决其症状。沿后缘高应力点的去除可能解释了为什么鼻中隔后段切开术是一种有效的治疗选择。

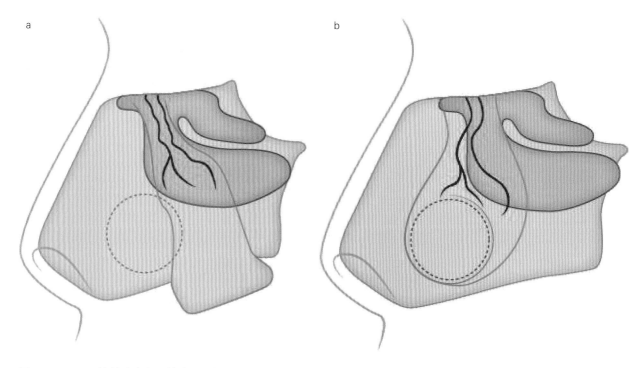

图 75.4　a、b. 筛前动脉为蒂的鼻中隔瓣

总结及作者观点：

(1) 鼻中隔穿孔相当常见，其症状可以从无症状到严重的鼻部不稳定和畸形等。

(2) 鼻中隔穿孔可由不同的潜在原因引起。

(3) 诊断性检查包括详细的病史、鼻内镜检查、实验室检查，必要时进行活检。

(4) 在手术修复方面，应该始终强调，鼻中隔穿孔修复是选择性的，有失败的风险，保守的替代方案可以最大限度地减少症状。对于手术技术，可以采用鼻内入路或开放鼻整形方法。

参考文献

[1] Oberg D, Akerlund A, Johansson L, et al. Prevalence of nasal septal perforation: the Sko ¨ vde population–based study. Rhinology. 2003;41(2):72－75.

[2] Kridel RW. Septal perforation repair. Rhinoplasty and septoplasty, part II. Otolaryngol Clin N Am. 1999;32(4):695－724.

[3] Diamantopoulos II, Jones NS. The investigation of nasal septal perforations and ulcers. J Laryngol Otol. 2001;115(7):541－544.

[4] Murray A, McGarry GW. The clinical value of septal perforation biopsy. Clin Otolaryngol Allied Sci. 2000 Apr;25(2):107－109.

[5] Kridel RW. Considerations in the etiology, treatment, and repair of septal perforations. Facial Plast Surg Clin North Am. 2004;12:435－450.

[6] Pedroza F, Patrocinio LG, Arevalo O. A review of 25-year experience of nasal septal perforation repair. Arch Facial Plast Surg. 2007;9:12－18.

[7] Tasca I, Compadretti GC. Closure of nasal septal perforation via endonasal approach. Otolaryngol Head Neck Surg. 2006;135(6):922－927.

[8] Fairbanks DN. Closure of nasal septal perforations. Arch Otolaryngol. 1980;106(8):509－513.

[9] Friedman M, Ibrahim H, Ramakrishnan V. Inferior turbinate flap for repair of nasal septal perforation. Laryngoscope. 2003;113(8):1425－1428.

[10] Castelnuovo P, Ferreli F, Khodaei I, Palma P. Anterior ethmoidal artery septal flap for the management of septal perforation. Arch Facial Plast Surg. 2011 Nov–Dec;13(6):411－414.

[11] Tardy ME. Practical suggestions on facial plastic surgery－how I do it. Sublabial mucosal flap: repair of septal perforations. Laryngoscope. 1977;87(2):275－278.

[12] Heller JB, Gabbay JS, Trussler A. Repair of large septal perforations using facial artery musculomucosal (FAMM) flap. Ann Plast Surg. 2005;55:456－459.

[13] Barry C, Eadie PA, Russell J. Radial forearm free flap for repair of a large nasal septal perforation: a report of a case in a child. J Plast Reconstr Aesthet Surg. 2008;61(8):996－997.

[14] Otto BA, Li C, Farag AA, Bush B, Krebs JP, Hutcheson RD, Kim K, Deshpande B, Zhao K. Computational fluid dynamics evaluation of posterior septectomy as a viable treatment option for large septal perforations. Int Forum Allergy Rhinol. 2017 Jul;7(7):718－725.

（张　恒）译，（翁敬锦）校

76 鼻中隔穿孔：鼻中隔纽扣

Sarantis Blioskas

76.1 病例展示

　　一名 30 岁的警官因经鼻吸气时发出恼人的哨鸣音而被转介至耳鼻喉科，此症状患者和他的伙伴都能明显感觉得到。患者没有任何其他鼻腔症状主诉，如鼻塞、流涕、反复鼻出血或其他耳鼻喉科相关症状。他否认有任何潜在相关的疾病史、既往药物滥用史、鼻腔用药或手术史，否认吸烟史。患者描述他在对镜查看鼻腔时发现了一个在鼻中隔前段的"洞"，但他已不记得首次发现的确切时间。该患者曾是一名武术运动员，鼻部曾有多次严重外伤史。由于受伤后并没有及时接受规范的医学检查及治疗，因此无法得知这是否与鼻中隔穿孔有着直接联系。前鼻镜和便携式鼻内镜检查均发现 > 1cm 的前中隔穿孔（图 76.1）。尽管之前没有做过任何保守治疗，但穿孔周边没有结痂或出血，鼻黏膜光滑完整。头颈部其余部分的检查未见明显异常。由于主诉的症状是哨鸣音，患者可以选择进行手术矫正（因为矫正方式基于穿孔的大小和位置，因此效果有保障）或者安装鼻中隔纽扣。患者选择了后者，鼻中隔纽扣被修剪至适当尺寸在全身麻醉下安装至穿孔处。在手术后 2 个月的随访中，患者对治疗效果感到满意。

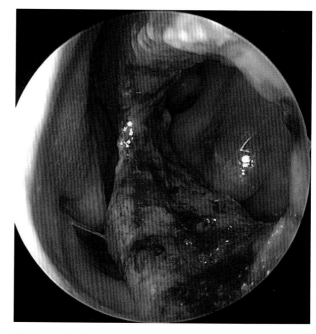

图 76.1　鼻中隔前端大穿孔

S. Blioskas (✉)

Otorhinolaryngology, Head & Neck Surgery
Department, 424 General Military Hospital,
Thessaloniki, Greece

© Springer Nature Switzerland AG 2021
M. Stavrakas, H. S Khalil (eds.), *Rhinology and Anterior Skull Base Surgery*,
https://doi.org/10.1007/978-3-030-66865-5_76

76.2　背景知识

在前一章中阐述了鼻中隔穿孔的病理生理学、症状学和诊断检查，请读者在开始学习本章之前对其进行复习。

不论鼻中隔穿孔的病因如何，哨鸣音、结痂和反复鼻出血仍然是患者最关切的问题。置入鼻中隔纽扣是一种理想的手术替代治疗方法，因为它是一个快速、低成本、微创的手术，具有较好的疗效和较低的失败率。此外，与传统的矫正手术相比，鼻中隔纽扣置入的优势在于，即使未能达到患者的期望值，纽扣也可很容易地取出，且患者的不适感很低。

76.3　临床实践

关于保守治疗，改善鼻腔卫生是鼻中隔穿孔的最早期的处理。一切可导致鼻中隔穿孔扩大的因素，如药物滥用、血管收缩剂的使用、反复性鼻外伤甚至吸烟等，均应先消除，同时建议患者应避免频繁地进行鼻内镜下清理。

常规使用生理盐水冲洗鼻腔或定期经蒸汽吸入加湿可改善鼻黏膜状况，有助于减少结痂。定期使用以凡士林为基础的鼻外涂药膏，可防止结痂物质的干燥和硬化，从而缓解鼻塞和不适症状。当出现明显的黏膜炎症时，使用抗生素软膏更为合适。单纯的保守治疗并不能完全缓解穿孔部位的疼痛、干燥和结痂等症状。

在穿孔逐渐扩大的风险持续存在，且长期保守治疗最终未能解决患者不适症状的情况下，患者可以选择鼻中隔纽扣置入。预制纽扣通常由软硅胶制成，由一个可折叠轴心连接着两个柔性圆盘组成——这使得它们能够适应鼻中隔本身的弯曲与不规则。鼻中隔纽扣有不同的尺寸，可以在全身或局部麻醉下置入穿孔处。

可以使用不同的操作方法来辅助纽扣的正确放置。鼻内镜实时图像可以很好地引导纽扣的放置并最大限度地减少插入创伤或发生移位的概率。大多数时候，用鳄鱼钳、杯状钳或枪状镊折叠圆盘的一侧推动通过或拉过穿孔。纽扣的凸缘应该位于缺损游离缘上方的区域，下方与鼻底连接。其他放置技术包括"缝合花环"技术，或在一个圆盘上做垂直切口，并像开瓶器那样将其旋转穿过穿孔（图 76.2）。

尽管商品化的纽扣有各种尺寸，但由于鼻中隔穿孔的形状通常是不规则的，可能难以准确地确定鼻中隔纽扣的尺寸。太小的鼻中隔纽扣可能会脱落，而鼻中隔纽扣太大，与穿孔位置重叠过多可能导致鼻塞和结痂。因此需要测量每个穿孔的大小并将纽扣修剪至适当的大小。内镜下的简单标尺非常有帮助，而其他测量方法也是有用的。对于非常大的穿孔，选择一般商品化纽扣并不合适，存在着移位和无法改善症状的高风险，因而选择定制个体化的纽扣更为合适。影像学成像可以辅助鼻中隔纽扣的定制，而现代 3D 打印技术的使用可以提供最佳的置入嵌合性。当上述鼻中隔纽扣均无法解决问题时，可以考虑同时置入两个纽扣。

鼻中隔纽扣在置入后可以长时间保持在原位，但是这个时间长短很大程度上取决于患者的依从性、

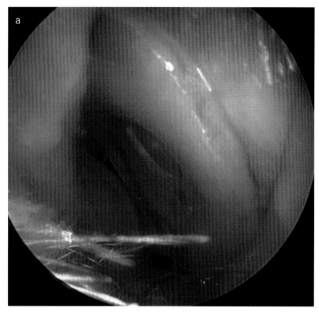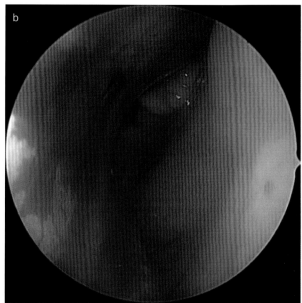

图 76.2　a、b. 硅胶鼻中隔纽扣置入后的内镜照片

良好的鼻腔卫生和对纽扣适当的护理。仍然需要使用生理盐水鼻腔冲洗和凡士林软膏涂抹，以确保置入的纽扣不会受到结痂和反复感染的破坏。

　　然而不幸的是，鼻中隔纽扣与多种并发症有关。虽然它们通常用于治疗复发性鼻出血，但在某些情况下，它们本身就会增加鼻出血的概率。如前所述，通过细致的护理，聚集在置入纽扣周围的痂皮可以清除。鼻中隔纽扣的大小不合适会导致鼻内疼痛、鼻底肉芽组织增生、慢性不适症状乃至纽扣脱落，尤其是在打喷嚏后。最后，上下运动可能导致穿孔边缘的持续侵蚀和鼻中隔缺损的持续扩大。一般来说，鼻中隔纽扣置入的禁忌证是有急性软骨感染、慢性鼻中隔疾病（Wegener 肉芽肿）、肿瘤和极大的穿孔。鼻中隔纽扣取出的适应证包括慢性疼痛或不适症状，过度结痂和鼻出血，生物膜定植导致的感染，需要调整纽扣的大小尺寸或需要清洁和维护。

　　关于长期的临床效果，一项具有里程碑意义的研究显示，在 45 例患者当中，纽扣取出率为 67%，大穿孔和鼻中隔切除术导致的鼻中隔穿孔与预后不良有关。除打鼾之外的症状评分改善率为 55%，但主要鼻部症状的症状评分改善率为 70%。一项关于鼻中隔穿孔修复术的荟萃分析显示，总成功率为 65%，并发症的报告很少，在 706 例中只有 1 例真菌感染和 9 例非特异性感染。

总结及作者观点：

（1）置入鼻中隔纽扣是一种理想的可替代传统手术的治疗手段，它是一种快速、低成本、微创的手术，具有良好的效果和较低的失败率。

（2）关于保守治疗，改善鼻腔卫生是鼻中隔穿孔最早期的处理。鼻中隔纽扣在置入后可长时间保持原位，但是这个时间长短很大程度上取决于患者的依从性、良好的鼻腔卫生和对纽扣的适当护理。

（3）文献报道总的成功率为 65%，并发症较少。

参考文献

[1] Watson D, Barkdull G. Surgical management of the septal perforation. Otolaryngol Clin N Am. 2009;42(3):483–493.

[2] Cohn JE, Soni RS, Chemakin K, Terk AR. Novel technique for nasal septal button insertion: the sutured rosette. Clin Otolaryngol. 2019 May 2; https://doi. org/10.1111/coa.13354.

[3] Abbas J, Anari S. Septal button insertion: the two-forcep screw technique. Laryngoscope. 2013 May;123(5):1119–1120.

[4] Ashraf N, Thevasagayam MS. Sizing a nasal septal button using a methylene blue-marked template. Clin Otolaryngol. 2015 Aug;40(4):402.

[5] Redleaf MI, Fyler EA, Frodel JL Jr, Hoffman HT. Custom septal button. Otolaryngol Head Neck Surg. 1993;108:196–198.

[6] Price DL, Sherris DA, Kern EB. Computed tomography for constructing custom nasal septal buttons. Arch Otolaryngol Head Neck Surg. 2003;129:1236–1239.

[7] Onerci Altunay Z, Bly JA, Edwards PK, Holmes DR, Hamilton GS, O'Brien EK, Carr AB, Camp JJ, Stokken JK, Pallanch JF. Three-dimensional printing of large nasal septal perforations for optimal prosthetic closure. Am J Rhinol Allergy. 2016;30:287–293.

[8] Illing E, Beer H, Webb C, Banhegyi G. Double septal button: a novel method of treating large anterior septal perforations. Clin Otolaryngol. 2013 Apr;38(2):184–186.

[9] Døsen LK, Haye R. Silicone button in nasal septal perforation. Long term observations. Rhinology. 2008 Dec;46(4):324–327.

（谢思芳）译，（韦嘉章）校

77 鼻前庭感染

Sarantis Blioskas

77.1 病例展示

一名 26 岁女性到医院急诊室就诊，主诉鼻酸痛 5 天，疼痛主要位于左侧鼻前庭并放射到鼻背和左上颌区。患者自述有鼻塞、左鼻腔结痂，以及逐渐加重的左侧鼻前庭红肿和充血并累及左脸颊，也有明显的左侧鼻腔脓性分泌物。患者左侧鼻前庭压痛明显，前鼻镜和便携式鼻内镜检查提示鼻前庭毛囊炎，鼻背的疖被痂皮及黏液脓性分泌物所覆盖。鼻拭子微生物学培养出甲氧西林敏感的金黄色葡萄球菌（MSSA）。其余的头颈部检查和颅神经检查未见明显异常，也无菌血症或神经受累的证据。血液检查提示符合预期的 WBC 和 CRP 升高。患者接受局部莫匹罗星软膏外涂和生理盐水冲洗，以及静脉注射氟氯西林（1g QDS）的联合治疗。最初的鼻前庭蜂窝组织炎的扩散并累及面部是明显的，接受治疗 24 h 后压痛和局部红肿临床症状得到显著改善。患者改用口服抗生素 2 周，临床治疗过程顺利。

77.2 背景知识

鼻前庭是鼻腔的最前部，是一个具有特征性结构和特定功能的器官。鼻前庭几乎完全由其一半的鼻小柱包围，侧面由鼻翼包围，内界是可活动的鼻中隔和鼻小柱，上界是鼻前庭齿龈嵴，后方界由位于上颌骨齿槽突的皮肤包围，它的下限是鼻腔（外鼻腔）。因此，它被鼻软骨所包围，并由复层鳞状角化上皮细胞覆盖。在前庭里有毛发结构能过滤吸入的灰尘和其他物质。在鼻前庭内，上皮细胞失去角化特性，在延伸进入鼻腔前转变为典型的呼吸道上皮细胞，因此，鼻前庭是呼吸道首先与外界空气接触的区域。

鼻前庭炎是由金黄色葡萄球菌（S.aureus）引起的有毛发生长的鼻前庭局部感染。该区域是适宜金黄色葡萄球菌生长的生态位，据估计在一般人群中的感染率为 20%。前庭的上方和后方都有一个嵴，构成鼻阀，在该处皮肤与鼻黏膜相延续。显然，葡萄球菌在此处相对缺乏肌体防御和 / 或抵抗局部细菌

S. Blioskas (✉)
Otorhinolaryngology, Head & Neck Surgery
Department, 424 General Military Hospital,
Thessaloniki, Greece

© Springer Nature Switzerland AG 2021
M. Stavrakas, H. S Khalil (eds.), *Rhinology and Anterior Skull Base Surgery*,
https://doi.org/10.1007/978-3-030-66865-5_77

的环境中繁衍生息。虽然迄今为止还没有研究调查过鼻前庭炎的发病率或患病率，但它似乎是一种常见的疾病，尤其是在老年人中。

虽然一般而言，鼻前庭炎是一种轻微的感染，但关键在于可能会出现的潜在并发症，这些并发症可以非常严重，甚至危及生命。鼻前庭炎可伴有面部的蜂窝组织炎和脓肿形成，需要立即引流。在此情况下，中面部的血管供应解剖特征就变得至关重要。外科解剖学显示，面静脉和内眦静脉与眼上静脉和海绵窦之间的无瓣静脉系统连接具有重要临床意义。面静脉也可通过眼下静脉和翼状静脉丛与海绵窦相沟通。因此，鼻前庭区的感染可能会扩散到静脉壁并向颅内传播，导致海绵窦血栓形成和相关的颅内并发症。有鉴于此，鼻前庭和中面部皮肤通常被称为"危险区域"。

77.3 临床实践

鼻前庭炎是成年人中的一种常见感染。有证据表明发病率在两性之间没有差异，但有趣的是，似乎鼻前庭炎和脓肿形成倾向于发生在右侧。这可能与人们用右手挖鼻腔较多有关。尽管人们认为儿童的擤鼻涕和挖鼻腔更多见，而认为儿童的鼻前庭炎患病率较高，而事实上鼻前庭炎在儿童期通常很少见。

就病因而言，鼻前庭炎可自发发生，但也有一些因素可起作用，包括轻微的局部损伤，如挖鼻、拔毛、过度擤鼻涕和鼻类固醇的局部使用。据推测，引起炎症的关键病理生理事件是上皮破损为感染提供了入口。涉及癌症的患者应该单独分类。全身性抗肿瘤治疗，如紫杉醇和 VEGF 相关治疗，容易导致鼻前庭感染。这些患者的鼻腔上皮更容易被破坏，更容易发生定植细菌的过度生长。然而，除了影响上皮细胞分裂并导致免疫抑制的癌症治疗之外，肿瘤靶向治疗不仅与皮肤和指甲感染率的增加相关，还增加了发生鼻前庭炎的风险。其他易感因素还包括：环境因素（如低湿度、pH 改变），个体因素（如吸烟、免疫抑制），药物使用（如使用利尿剂、异维 A 酸），手术，感染（如单纯疱疹 / 带状疱疹），以及系统性红斑狼疮等系统性疾病。

就临床症状而言，鼻前庭炎通常表现为鼻前庭和鼻尖部的剧烈疼痛、充血和肿胀。前鼻腔和鼻中隔前段覆盖着厚厚的黄色痂皮，鼻尖触诊或前鼻镜检查时有明显压痛也是典型的表现。症状还包括溃疡、局部轻微出血和小脓肿形成。一个独特的诊断体征是鼻尖皮肤出现红斑和水肿，通常称为 Rudolph 征（Rudolph，The Red-Nosed Reindeer）。全身症状和体征不典型，可包括发烧和全身乏力。

诊断从询问病史和基本头颈部检查开始。鉴别诊断是必要的，但临床症状很明显，所以通常很快就可以做出临床诊断。需要行前鼻镜和电子鼻内镜检查以了解感染的严重程度。在治疗开始前，常规取鼻拭子进行细菌培养。大多数阳性结果为培育出 MSSA，因为金黄色葡萄球菌在健康个体中的鼻腔定植率约为 30%。然而，随着社区获得性 MRSA（CA-MRSA）在全球范围内的传播，结果可能会有所不同，因为皮肤和软组织感染（SSTI）是 CA-MRSA 最常见的临床表现。培养结果具有重要的临床意义，因为 CA-MRSA 相关鼻前庭炎有着更复杂的临床进展过程，因此需要采取更为积极的治疗。实验室检查结果通常显示炎症标志物（WBC、CRP）升高。除非怀疑有颅内并发症，否则影像学检查对鼻前庭炎的诊断少有帮助。在海绵窦血栓形成的情况下，发热、头痛、化脓、眼球突出和颅神经Ⅲ、Ⅳ、Ⅴ和Ⅵ麻痹应引起注意，应进行 MRI 和 CT 静脉造影。

鼻前庭炎的治疗通常是局部治疗，至少对于局部皮肤感染的轻症病例是如此。莫匹罗星软膏外涂是最有效的治疗选择。局部治疗后 12 h 内，疼痛和充血逐渐改善。局部治疗还包括清理鼻前庭的所有痂皮，局部应用冷敷、润肤剂和 / 或其他局部药物（如瑞他帕林、多孢菌素、氯己定、生理盐水）。如果出现范围更广的感染迹象，应开始全身应用抗生素。药物一般包括抗葡萄球菌药物，如氨氯西林或氟氯西林，可口服或静脉注射。对于出现面部蜂窝织炎、免疫功能低下或糖尿病患者，以及存在其他危险因素（如血液高凝状态）的患者中，应考虑采用上述更积极的方法。如果局部脓肿形成，需要进行手术引流。大多数鼻前庭炎可在门诊进行治疗。然而在病情复杂严重的情况下，如蜂窝织炎、脓肿形成，以及对保守治疗无效的情况下，则需要住院进行治疗。这当然也包括怀疑有颅内并发症如海绵窦血栓形成的情况。如怀疑有面部感染相关的颅内并发症，需要密切监测或住院治疗。然而有证据表明，这些并发症一方面通过适当的治疗可以避免，另一方面也是罕见的，因为这些并发症只作为病例报告出现在现代文献中。对于颅内静脉血栓形成的病例，通常考虑使用肝素抗凝，以防止进一步的血栓形成并减少感染性栓塞的发生率。

总结及作者观点：

（1）鼻前庭炎是一种主要由金黄色葡萄球菌引起的局部感染。

（2）虽然一般来说，鼻前庭炎是一种轻微的感染，但其关键在于可能出现潜在的并发症，这些并发症可以非常严重，甚至危及生命。关于感染的途径，鼻前庭和中面部皮肤通常被称为"危险区域"。

（3）鼻前庭炎通常表现为鼻前庭和鼻尖的剧烈疼痛、红肿（Rudolph 征）。

（4）鼻前庭炎的治疗通常是局部治疗，至少对于轻症患者是如此。如果出现更为广泛的感染迹象，应使用全身抗生素治疗。

参考文献

[1] Kluytmans J, van Belkum A, Verbrugh H. Nasal carriage of Staphylococcus aureus: epidemiology, underlying mechanisms, and associated risks. Clin Microbiol Rev. 1997;10(3):505–520.

[2] Dahle KW, Sontheimer RD. The Rudolph sign of nasal vestibular furunculosis: questions raised by this common but under-recognized nasal mucocutaneous disorder. Dermatol Online J. 2012;18(3):6.

[3] van Dissel JT, de Keizer RJ. Bacterial infections of the orbit. Orbit. 1988;17:227–235.

[4] Rohana AR, Rosli MK, Nik Rizal NY, et al. Bilateral ophthalmic vein thrombosis secondary to nasal furunculosis. Orbit. 2008;27:215–217.

[5] Janfaza P, Cheney ML. Superficial structures of the face, head, and parotid region. In: Nadol JP, JB GRJ, Fabian RL, Montgomery WW, editors. Surgical anatomy of the head and neck. Lippincott Williams & Wilkins; 2001. p. 29–32.

[6] Ruiz JN, Belum VR, Boers-Doets CB, et al. Nasal vestibulitis due to targeted therapies in cancer patients. Support Care Cancer. 2015;23:2391–2398.

[7] Lipschitz N, Yakirevitch A, Sagiv D, Migirov L, Talmi YP, Wolf M, Alon EE. Nasal vestibulitis: etiology, risk factors and clinical characteristics a retrospective study of 118 cases. Diagn Microbiol Infect Dis. 2017 Oct;89(2):131–134.

[8] DeLeo FR, Otto M, Kreiswirth BN, Chambers HF. Community-associated methicillin-resistant Staphylococcus aureus. Lancet. 2010;375:1557–1568.

[9] Conners GP. Index of suspicion. Case 1. Nasal furuncle. Pediatr Rev. 1996;17:405–406.

[10] Rohana AR, Rosli MK. Bilateral ophthalmic vein thrombosis secondary to nasal Furunculosis. Orbit. 2008;27:215–217.

（谢思芳）译，（韦嘉章）校

第十二部分：术后并发症

78 眼球损伤

Marios Stavrakas，Hisham S. Khalil

78.1 病例展示

1 例原发性慢性鼻窦炎（CRS）合并鼻息肉患者，36 岁，男性，拟行功能性鼻内镜下鼻息肉切除术。术前，该患者接受了鼻窦 CT 扫描以辅助制订计划。FESS 是由一名实习生在高年资医师的监督下进行的。当施行右侧中鼻道上颌窦开窗及前组筛窦切除术时，脂肪在损伤及穿透眶纸板后突出于鼻腔内。这位资深外科医师立即接手，继续进行手术。检查患者的眼睛，避免使用动力器械在这个区域进一步手术。术后，医师向患者解释了情况，他恢复得很顺利。

78.2 背景知识

如上所述，如果损伤了眶纸板，关键是要立即识别。在我们的临床实践中，最为重要的是避免任何进一步在脂肪脱出区域使用动力系统。不加控制地剥离可能导致眶内容物的进一步损伤，如出血或损伤内直肌或上斜肌。评估瞳孔和眼眶也很重要，确保眼睛没有肿胀或眼眶血肿。手术结束时，最好稍填塞鼻腔，材料选择可溶解填充物。术后应向患者说明情况，指导患者避免擤鼻涕，并提醒患者眼眶周围可能有淤血。术后观察眼睛，如果有任何关于视力或眼肌麻痹 / 复视的问题，需要早期进行眼科评估。如果患者接受修正性手术，术前需要重新进行鼻窦 CT 扫描。

M. Stavrakas (✉)
University Hospitals Plymouth NHS Trust,
Plymouth, UK
e-mail: mstavrakas@doctors.org.uk

H. S Khalil
University Hospitals Plymouth NHS Trust,
Plymouth, UK

Peninsula Medical School, University of Plymouth,
Plymouth, UK
e-mail: Hisham.khalil@plymouth.ac.uk

© Springer Nature Switzerland AG 2021
M. Stavrakas, H. S Khalil (eds.), *Rhinology and Anterior Skull Base Surgery*,
https://doi.org/10.1007/978-3-030-66865-5_78

78.3 临床实践

鼻窦与眼眶的距离非常近，尤其是筛窦，这种解剖关系使眶内容物在鼻内镜手术中有损伤的风险。鼻内镜手术中的眼球损伤可导致眼眶血肿或损伤内直肌或上斜肌。这通常是继发于眶纸板的破坏，此时，眼眶脂肪脱出到鼻腔。这可以通过按压眼球来证实，这种操作可以在疑似眼眶穿透的区域传递运动。尽管努力进行修复损伤，一旦肌肉损伤后会导致复视。如果眶纸板被意外击穿，我们应该避免使用动力系统，以防止对眶内容物造成进一步的损伤。少数患者术后会出现眶周淤血，并随时间的推移而好转。

视神经损伤是一种罕见的并发症，可能导致术后视力直接丧失，或视力逐渐下降。它可以由神经的直接损伤（如在 Onodi 气房）或间接损伤引起。我们应该在术中和术后检查瞳孔，如果瞳孔在手术过程中迅速扩大，就应该怀疑视神经损伤（无论是由于眼球缺血还是由于支配眼球运动的神经损伤）。此外，术后严重视力丧失伴有瞳孔反应迟钝和相对传入瞳孔缺损表明了视神经损伤。在这种情况下，我们必须尽快联系眼科医师。

避免任何损伤眶纸板是最好的预防方法。术前外科医师必须花足够的时间研究影像学，术中确定眶纸板的位置。如果怀疑有小裂缝，眼球按压试验是确认这种类型损伤的一种方法。当然，在某些情况下解剖是复杂的，影像引导也有助于防止此类问题的发生。

总结及作者观点：

（1）眼眶外伤可导致严重的后遗症；因此，预防是解决这个问题的最好方法。

（2）仔细的研究解剖（Onodi 气房、眶纸板缺损）是极其重要的。

（3）在眶纸板周围进行细致的切除，特别对于经验欠缺的内镜外科医师，也将有助于避免任何灾难性的并发症。

（4）眼科团队的早期介入和对视力恶化的持续评估是视神经损伤处理的第一步。

参考文献

[1] May M, Levine HL, Mester SJ, Schaitkin B. Complications of endoscopic sinus surgery: analysis of 2108 patients - incidence and prevention. Laryngoscope. 1994;104:1080 - 1083.

[2] Rene C, Rose GE, Lenthall R, Moseley I. Major orbital complications of endoscopic sinus surgery. Br J Ophthalmol. 2001;85(5):598 - 603.

[3] Stankiewicz JA, Lal D, Connor M, Welch K. Complications in endoscopic sinus surgery for chronic rhinosinusitis: a 25-year experience. Laryngoscope. 2011;121(12):2684 - 2701.

[4] Tabaee A, Hsu AK, Shrime MG, Rickert S, Close LG. Quality of life and complications following image-guided endoscopic sinus surgery.

（古庆家）译

79 腺样体切除术后出血

Marios Stavrakas，Hisham S. Khalil

79.1 病例展示

一名在当天早些时候接受腺样体切除术的 7 岁女孩，术后被带回急诊室。当她的父母发现她有少量的鼻出血时，他们很担心。根据 ALS 协议，患者最初在急诊室接受评估。所有观察结果正常，血红蛋白（Hb）未见明显下降。医师决定把患者带回手术室，在麻醉下进行检查（EUA），腺样体切除术后出血停止。术后患者恢复顺利，次日出院。

79.2 背景知识

当处理这样的患者时，根据 APLS/ATLS 原则，临床医师应采用系统的评估方法。重要的是要让孩子保持冷静，并简要记录病史，重点是发病时间、出血持续时间、手术日期、手术技术（如果知道）和初次手术干预的指征，询问凝血障碍和其他可能影响我们努力止血的医疗问题也很必要的。临床医师应设法保持患者的稳态，补充足够的液体，并密切监测观察结果。下一步要做的决定是关于外科干预止血的必要性和时机。在作者所在单位，我们倾向于采用与原发性腺样体切除术相同的技术，即使用单极电凝疗法。出血通常来自异常的血管或残余的腺样体淋巴组织。在极端情况下，当出血无法停止时，一种选择是进行后鼻腔填塞，让孩子继续插管，并尝试解决其他因素，如凝血障碍。氨甲环酸是一种有用

M. Stavrakas (✉)
University Hospitals Plymouth NHS Trust,
Plymouth, UK
e-mail: mstavrakas@doctors.org.uk

H. S Khalil
University Hospitals Plymouth NHS Trust,
Plymouth, UK

Peninsula Medical School, University of Plymouth,
Plymouth, UK
e-mail: Hisham.khalil@plymouth.ac.uk

© Springer Nature Switzerland AG 2021
M. Stavrakas, H. S Khalil (eds.), *Rhinology and Anterior Skull Base Surgery*,
https://doi.org/10.1007/978-3-030-66865-5_79

的辅助剂，可以在没有任何禁忌证的情况下使用。

79.3 临床实践

咽的上 2/3 由咽升动脉供应，这通常是腺样体切除术后出血的责任血管。在某些情况下，异常的血管会导致出血。这是一个罕见的并发症（发生于约 0.5% 的腺样体切除术），主要发生在手术当天。凝血障碍的儿童可能有更高的延迟出血的风险，需要在术后期间密切监测。我们应该注意详细地采集病史，以识别凝血障碍。如果需要的话，还要进行适当的术前检查。当患者被麻醉时，检查鼻后间隙以排除任何肿瘤（如血管纤维瘤），但也要检查是否有异常血管。

处理这种并发症的方法应该是系统的、彻底的。根据 ATLS/APLS 指南初步评估，应遵循有关操作的指示。在全身麻醉下，清除所有的血块，寻找任何正在出血的血管或残余腺样体组织。首选做法是使用鼻咽镜和电凝止血。如果这样做不成功，可以选择填充后鼻腔。这很可能需要在重症监护室留观，因为儿童不能很好地忍受后鼻腔填塞。至于取出填塞物的时间，为 4~12 h 后（过夜），随后进行止血评估。如果怀疑有凝血问题，临床医师必须征求血液学专家的意见。最后，如果以上方法都不能达到足够的止血效果，我们应该考虑请介入科会诊。

总结及作者观点：

（1）外科医师需要根据 ATLS/APLS 原则对患者进行仔细评估，并在进入手术室前做好稳定病情的安排。

（2）我们遵循循序渐进的方法，我们的首要目标是在手术室中止血。如果出血持续，可采取其他措施。

（3）如果怀疑有凝血/全身性疾病，必须考虑血液科或儿科协助治疗。

参考文献

[1] Tzifa KT, Skinner DW. A survey on the management of reactionary haemorrhage following adenoidectomy in the UK and our practice. Clin Otolaryngol Allied Sci. 2004;29(2):153‑156.

[2] Warad D, Hussain FTN, Rao AN, Cofer SA, Rodriguez V. Haemorrhagic complications with adenotonsillectomy in children and young adults with bleeding disorders. Haemophilia. 2015;21(3):e151‑155.

[3] Windfuhr JP. An aberrant artery as a cause of massive bleeding following adenoidectomy. J Laryngol Otol. 2002;116(4):299‑300.

[4] Windfuhr JP, Chen YS, Remmert S. Hemorrhage following tonsillectomy and adenoidectomy in 15,218 patients. Otolaryngol‑Head Neck Surg. 2005;132(2):281‑286.

（古庆家）译

80 眼眶血肿

Marios Stavrakas，Hisham S. Khalil

80.1 病例展示

一名 42 岁的男子被眼科转诊到耳鼻喉科行右侧眶内、眶外病变活组织检查（图 80.1、图 80.2）。患者已有视觉症状，预期患者有眶内出血／血肿。患者同意接受外眦切开术和松解术。患者没有出现任何明显的出血，并且通过去除眶纸板来减压。组织学证实为低度恶性淋巴瘤。

80.2 背景知识

眼眶血肿是鼻内镜手术的一个严重并发症，如果不及时采取措施，可能会导致失明。它可以是由静脉或动脉出血引起的，这取决于损伤的区域。因此，当眶纸板和眶周被突破时，我们可以看到静脉血肿，当筛前动脉（很少是筛后动脉）被切断并缩回眶内时，则

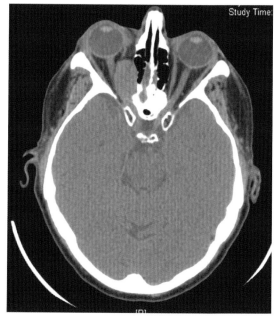

图 80.1 鼻窦轴位 CT 显示眶内、眶外肿瘤

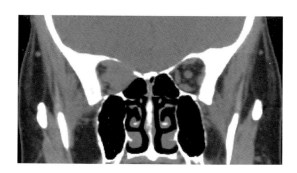

图 80.2 鼻窦冠状面 CT 扫描显示相同病变

M. Stavrakas (✉)
University Hospitals Plymouth NHS Trust,
Plymouth, UK
e-mail: mstavrakas@doctors.org.uk

H. S Khalil
University Hospitals Plymouth NHS Trust,
Plymouth, UK

Peninsula Medical School, University of Plymouth,
Plymouth, UK
e-mail: Hisham.khalil@plymouth.ac.uk

© Springer Nature Switzerland AG 2021
M. Stavrakas, H. S Khalil (eds.), *Rhinology and Anterior Skull Base Surgery*,
https://doi.org/10.1007/978-3-030-66865-5_80

形成动脉血肿。

眶内少量血液（低至 5 mL）可将眶内压急剧增加到危险水平，对视力造成严重后果。缓慢的静脉血肿可能永远不会积累足够的血液造成影响（60 ~ 90 min 的窗口期）。相反，动脉血肿积累得更快，可以在 15 ~ 30 min 将颅内压提高到危险水平。因此，在手术过程中，尤其是在使用动力器械时，眼睛要保持暴露状态，并监测瞳孔的扩张或眼球的运动情况。潜在眼眶血肿的一些体征包括瘀斑、眼睑水肿伴闭眼、眼球突出、血肿、触诊时眼球严重坚硬、瞳孔扩大。如果外科医师在鼻内镜手术中有顾虑，他们应该停止手术并在必要时清除任何填充物。如果血肿扩大，就需要立即向眼整形外科医师寻求帮助。在紧急情况下，鼻窦外科医师应该立即进行外眦切开术和下眦松解术。如果有足够的专业知识，外科医师也应该通过内镜对眶进行减压。在眼科医师的指导下，术后需要定期观察眼睛。

80.3 临床实践

80.3.1 病史

眼眶血肿更容易发生在内镜下切除涉及眼眶的肿瘤的手术中。如果患者的眶纸板已被其他病变或手术破坏，如黏液囊肿、弥漫性鼻息肉病或以前的内镜鼻窦手术，风险会更高。

80.3.2 查体

预防眼眶血肿的最佳方法是在内镜鼻窦手术期间定期观察眼球，如果外科医师预计眼眶血肿的风险很高，就计划进行选择性眦切开术和下眦切开术，就像本例患者一样。眼圈淤血、结膜下出血、眼球突出和眼内压增高都是眼眶血肿和眼眶损伤的征象。一旦患者通过外眦切开术 / 内镜眼眶减压稳定后，患者全身麻醉恢复后需要进行全面的眼科评估。

80.3.3 检查

仔细评估术前影像学可以帮助预测眼眶血肿的高风险，就像本例眶内肿瘤患者一样（图 80.1、图 80.2）。如果发生眼眶血肿，在急诊治疗和眼科评估后，术后 CT 扫描对评估眼眶损伤程度很重要。

80.3.4 治疗

眼眶血肿发生时麻醉医师应及时提醒，以降低全身性血压。降低眶内压的药物治疗包括静脉注射甘露醇和乙酰唑胺（一种碳酸酐酶抑制剂）。手术台的头部也被抬高以减少静脉出血，进一步的治疗包括外眦切开术 / 下眦切开术和眶减压，这取决于外科医师的专业知识。建议眼科医师尽早介入。

总结及作者观点：

（1）与大多数并发症一样，预防和仔细的术前准备是避免眼眶血肿的关键。

（2）同样，我们推荐一种循序渐进的方法：识别→求助（眼科医师，资深鼻科医师）→外眦切开术 & 下眦松解术 +/– 药物治疗→必要时取出填充物→眶减压（内镜入路与外入路）→术后护理。

参考文献

[1] May M, Levine HL, Mester SJ, Schaitkin B. Complications of endoscopic sinus surgery: analysis of 2108 patients – incidence and prevention. Laryngoscope. 1994;104:1080 – 1083.

[2] Rene C, Rose GE, Lenthall R, Moseley I. Major orbital complications of endoscopic sinus surgery. Br J Ophthalmol. 2001;85(5):598 – 603.

[3] Stankiewicz JA, Lal D, Connor M, Welch K. Complications in endoscopic sinus surgery for chronic rhinosinusitis: a 25-year experience. Laryngoscope. 2011;121(12):2684 – 2701.

（古庆家）译

81 鼻中隔成形术并发症

Marios Stavrakas，Hisham S. Khalil

81.1 病例展示

一名 38 岁的女性患者由她的全科医师处紧急转诊至作者所在医院。在过去的 1 周内，她出现了红斑，鼻尖周围有压痛。拭子显示假单胞菌大量生长。10 年前，患者在其他地方使用同种异体移植做过鼻中隔成形术。我们的首要任务是移除受感染的移植物，并向患者解释，这可能会损害鼻尖的支撑，影响她鼻子的形状，最终可能需要修复手术。经闭合式入路成功取出假体，患者恢复良好，无须进一步修正。

81.2 背景知识

鼻中隔成形术是一种复杂的手术，有几种潜在的并发症，术后畸形导致翻修手术的病例占 5% ~ 15%（表 81.1）。除了结构、功能或美学问题外，最重要的是考虑这种并发症可能对患者产生的心理影响。表 81.1 给出了与此操作相关的并发症的简要概述。

我们认为，只要仔细选择患者、详细的术前咨询、采用回授法和周密的术前计划，就可以避免表中许多并发症的发生。评估任何鼻整形候选人的身体畸形恐惧症，这是至关重要的。如有必要，向临床心理学家征求意见。移植材料的选择也是需要考虑的重要因素（我们更喜欢自体软骨移植或辐照肋骨移

M. Stavrakas (✉)
University Hospitals Plymouth NHS Trust,
Plymouth, UK
e-mail: mstavrakas@doctors.org.uk

H. S Khalil
University Hospitals Plymouth NHS Trust,
Plymouth, UK

Peninsula Medical School, University of Plymouth,
Plymouth, UK
e-mail: Hisham.khalil@plymouth.ac.uk

© Springer Nature Switzerland AG 2021
M. Stavrakas, H. S Khalil (eds.), *Rhinology and Anterior Skull Base Surgery*,
https://doi.org/10.1007/978-3-030-66865-5_81

表 81.1 鼻中隔成形术术后最常见并发症的基本特点

并发症类型	特点
感染	鼻中隔脓肿、中毒性休克综合征、泪囊炎、颅底创伤后颅内感染、移植物感染、对缝合材料的反应
移植物相关的并发症	感染、挤压、异物反应
功能的	改善鼻气道功能失败、残存的鼻中隔、鼻阀狭窄、鼻翼塌陷
心理的	
结构—审美	鹦鹉嘴样鼻畸形 = 鼻额角深 骨背过度切除，鼻背软骨突出 鼻尖下垂→鼻背至鼻尖的弯曲轮廓 过度切除鼻背－鞍鼻畸形，驼峰鼻切除术 / 开放性鼻顶畸形导致鼻梁变宽 由于鼻尖支撑结构的变形和无法修复而尖端失去支撑导致鼻翼塌陷
伤口愈合问题	

植）和术后护理。

81.3　临床实践

81.3.1　病史

鼻中隔成形术作为一种手术，其复杂性与许多潜在的并发症有关。病史应集中在既往手术（原发 / 翻修）、并发症类型（感染 / 功能 / 美观）和手术时间（原发 / 继发）。我们不应该忘记探讨心理影响，因为有时这是患者的主要问题。

81.3.2　查体

检查、触诊和前鼻镜检查通常足以确定问题。如果主要症状是鼻塞，鼻内镜检查可以给我们提供更多的信息。我们需要评估皮肤包膜（声音破裂 / 感染 / 异物反应）、鼻阀区域（塌陷）和鼻中隔（血肿 / 脓肿）。此外，我们应该评估鼻尖的支撑，并经常检查鼻子是否有任何明显的畸形（圆喙、鞍鼻、宽背、不对称）。

81.3.3　检查

如果感染，要取拭子。PNIF 或鼻测压法均可作为评估鼻气道通畅程度的辅助手段。我们认为拍照是必要的，特别是计划进行翻修手术。

81.3.4 治疗

治疗取决于并发症的类型，鼻整形翻修术仍然是主要的手术选择之一，其技术细节超出了本书的范围。

总结及作者观点：
(1) 仔细地选择患者和术前计划可以使临床医师避免不利的结果。
(2) 我们提倡在咨询、筛查身体畸形障碍和设定现实的期望之间留出冷静期，这些应该通过回授法来确认，随后提供明确的文件。
(3) 在进行鼻整形手术之前，外科医师应该接受充分的培训，不仅要避免任何并发症，而且要能够纠正任何异常。

参考文献

[1] Rettinger G. Risks and complications of rhinoplasty. Laryngorhinootologie. 2007;86(Suppl 1):1–14.

（古庆家）译